Josef Bäuml

Psychosen aus dem schizophrenen Formenkreis

Ein Ratgeber für Patienten und Angehörige

Ein Leitfaden für professionelle Helfer

Eine Einführung für interessierte Laien

2., aktualisierte und erweiterte Auflage

Josef Bäuml

Psychosen

aus dem
schizophrenen Formenkreis

- Ein Ratgeber für Patienten und Angehörige
- Ein Leitfaden für professionelle Helfer
- Eine Einführung für interessierte Laien

2., aktualisierte und erweiterte Auflage

Unter Mitarbeit von
W. Kissling, G. Pitschel-Walz, P. Buttner, K. Schlag,
I. Peuker-Schulz, M. Welschehold
J. Kammerer-Ciernioch, M. Rauscher

Mit 17 Abbildungen und 16 Tabellen

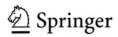 Springer

Priv.-Doz. Dr. med. Josef Bäuml
Facharzt für Psychiatrie und Psychotherapie
Klinik und Poliklinik für
Psychiatrie und Psychotherapie
Klinikum rechts der Isar
Technische Universität München
Ismaninger Str. 22
81675 München

ISBN-13   978-3-540-43646-1   Springer Medizin Verlag Heidelberg

Bibliografische Information der Deutschen Nationalbibliothek
Die Deutsche Nationalbibliothek verzeichnet diese Publikation in der Deutschen Nationalbibliografie; detaillierte
bibliografische Daten sind im Internet über http://dnb.d-nb.de abrufbar.

Springer Medizin Verlag
springer.de

© Springer Medizin Verlag Heidelberg 2008

Planung: Renate Scheddin
Projektmanagement: Renate Schulz
Lektorat: Christine Bier, Nußloch
Zeichnungen: Claudia Styrsky, München
Layout und Einbandgestaltung: deblik Berlin
Satz: medionet Publishing Services Ltd. Berlin

SPIN: 10525078

Gedruckt auf säurefreiem Papier   2126 – 5 4 3 2 1 0

*Meiner Frau Christine
und unseren Kindern
Josef, Magdalena und Georg
gewidmet.*

Danksagung

Ich möchte mich bei all jenen Patienten und Angehörigen ganz herzlich bedanken, von denen ich im Rahmen zahlreicher Gespräche und Begegnungen lernen durfte, was es heißt, sich mit seinem Lebensschicksal auseinanderzusetzen, sich der Herausforderung durch die Krankheit zu stellen und nicht zu resignieren. Dass das oft nicht leicht ist, ist mir sehr bewusst. Umso mehr gilt allen Betroffenen – Patienten und Angehörigen – meine Bewunderung. Ihr Beispiel führt mir immer wieder vor Augen, dass nicht der perfekt funktionierende Mensch allein das Maß aller Dinge ist, sondern dass vor allem jene Haltung die Größe eines Menschen ausmacht, die auch eine Krankheit nicht nur als Last, sondern als Schicksal versteht, das getragen und bewältigt werden muss. Eine derartige Haltung können nur Menschen zeigen, die eine sehr starke innere Kraft haben.

Weiterhin möchte ich allen Kolleginnen und Kollegen ganz herzlich danken, die mich bei der Ausarbeitung der ursprünglichen Informationsbroschüre, die diesem Buch zugrunde liegt, beraten und unterstützt haben: Herrn Prof. Dr. Dr. Wolfram Bender, Herrn Prof. Dr. Rolf Engel, Herrn Dipl.-Psych. Michael Krey, Herrn Dr. Günther Lempa, Herrn Dr. Christian Mayer, Frau Sophie von Reccum, Frau Hilde Ringsgwandl, Herrn Prof. Dr. Michael Wagner sowie Frau Dr. Sibylle Kraemer und Herrn Prof. Dr. phil. Kurt Hahlweg.

Eine ganz besondere Freude ist es für mich, den an der Entstehung dieses Buches unmittelbar beteiligten Mitgliedern der vom BMFT (Bundesministerium für Forschung und Technologie) geförderten PIP-Studie (Psychosen-Informations-Projekt) für die konstruktive Zusammenarbeit zu danken: Frau Dr. Gabi Pitschel-Walz, Herrn Dr. Peter Buttner, Frau Dr. Kathy Schlag, Frau Dr. Ilona Peuker-Schulz und Herrn Dr. Michael Welschehold.

Mein besonderer Dank gilt meinem langjährigen Chef, Herrn Prof. Dr. Hans Lauter, sowie meinem früheren Oberarzt, Herrn Dr. Werner Kissling, die beide meine Arbeit stets gefördert haben.

Frau Keck, Frau Aulehla, Frau Peetz, Frau Peters-Schmid, Frau Biedermann und bei der Ausarbeitung der 2. Auflage vor allem Frau Angie Kaiser bin ich für unermüdlich geleistete Schreibarbeiten zu Dank verpflichtet.

Besonders herzlich möchte ich meiner Frau Christine danken, die mit ihrer liebevollen Geduld und ihrem freundschaftlichen Beistand ganz wesentlich zum Gelingen dieses Buches beigetragen hat.

Josef Bäuml
München, im Frühjahr 2008

Geleitwort zur 1. Auflage

Aufklärung wird heute als ein wichtiges Element im Umgang von Arzt und Patient verstanden. Sie ist nicht nur die juristische Voraussetzung dafür, dass notwendige Untersuchungs- und Behandlungsmaßnahmen dem Arzt nicht als Körperverletzung vorgeworfen werden können. Sie ist vielmehr vor allem eine Maßnahme, die Vertrauen herstellt, die Würde und Selbstverantwortlichkeit des Patienten verdeutlicht und ihn damit zur Mitarbeit an der Behandlung motiviert. Gerade bei psychischen Krankheiten, die in der Öffentlichkeit mit zahlreichen Vorurteilen verbunden sind und über deren Entstehung und Behandlung viele irrige widersprüchliche Auffassungen existieren, kann eine sachliche und verständliche Information über den gegenwärtigen Stand des medizinischen und psychologischen Wissens ein erstes Licht in das Dunkel bringen, das solche seelischen Leiden für den Betroffenen und seine Angehörigen bedeuten. Sie vermittelt neue Hoffnung und zeigt den Weg, wie der Patient seine Krankheit überwinden und sein Leben schließlich wieder frei nach seinen eigenen Vorstellungen bewältigen kann.

Die praktische Durchführung einer solchen Aufklärung ist allerdings nicht einfach. Sie soll ja die Tatsachen nicht verharmlosen und beschönigen. Sie darf aber auch nicht durch die Menge und Komplexität der Informationen zur Entmutigung führen und muss immer wieder die bestehenden Heilungschancen deutlich machen. Sie kann sich nicht im Technischen erschöpfen, sondern muss sich an den persönlichen Bedürfnissen und an dem Verständnisvermögen des Patienten und seiner Angehörigen orientieren, die oft unterschiedlich ausgeprägt sind und im Laufe einer längeren Krankheit meist einer Wandlung unterliegen. Es muss eine gemeinsame Sprache gefunden werden, die es den Gesprächspartnern ermöglicht, sich miteinander zu verständigen.

Zur Vermittlung laiengerechten Wissens über die Ursprünge der Schizophrenie gehört nach meiner Auffassung vor allem die Tatsache, dass endlich mit dem Märchen von der Mitschuld der Angehörigen an der Krankheitsentstehung Schluss gemacht wird. Es ist zwar naheliegend, dass ungünstige Milieufaktoren oder Störungen in der Familienkommunikation einen Teil der komplexen Kausalkette bilden, die zur Entwicklung einer Schizophrenie beiträgt oder zur Änderung des Verlaufs führt. Aber es ist völlig ungewiss, ob solche Kommunikationsstörungen durch die Eltern verursacht werden oder ob zukünftige Schizophrene nicht oft schon in der frühen Kindheit Verhaltensstörungen aufweisen, die Ratlosigkeit und Unsicherheit bei den Eltern hervorrufen und dadurch eine negative Beeinflussung des Familienklimas bewirken. Außerdem sind solche Faktoren keineswegs spezifisch für die Eltern von Schizophrenen. Sie sind vielmehr weit verbreitet und führen dann zu einer seelischen Krankheit oder Störung, wenn sie in Wechselwirkung mit einer ererbten Veranlagung stehen. Die Adoptionsstudien der letzten Jahrzehnte haben eindeutig die Annahme widerlegt, dass die von den Eltern geschaffenen frühkindlichen Milieubedingungen ein notwendiger und hinreichender Grund für die Krankheitsentstehung seien. Kinder, die keine erbliche schizophrene Belastung aufweisen, erkranken auch dann nicht überdurchschnittlich häufig an einer Schizophrenie, wenn sie bei einem schizophrenen Adoptivelternteil aufwachsen und damit ungünstigen Milieubedingungen ausgesetzt sind. Kinder mit einer solchen erblichen Anlage werden hingegen in der Regel auch dann schizophren, wenn sie nicht von einem schizophrenen Elternteil großgezogen, sondern frühzeitig in ein weniger belastendes Milieu verpflanzt werden.

Andere Forschungsergebnisse haben gezeigt, dass ein Übermaß an emotionaler Verstrickung, Kritik oder Feindseligkeit zu einem vermehrten Rückfallrisiko schizophrener Kranker beitragen kann. Aber auch diese Tatsache darf nicht dazu führen, dass die These von der Schuld der Familie neuerdings aufgewärmt wird. Es geht vielmehr um eine positive Erkenntnis, dass den Kranken durch Gelassenheit, Gleichmut und Wärme in den mitmenschlichen Beziehungen wirksam geholfen und ihr Schicksal hierdurch positiv beeinflusst werden kann. Angesichts der Belastungen, die das tägliche Zusammenleben oft mit sich bringt, verlangt eine solche Einstellung ein großes, zuweilen sogar ein geradezu übermenschliches Ausmaß an Kraft.

Der Verfasser des vorliegenden Buches ist seit 10 Jahren Mitarbeiter der Psychiatrischen Klinik rechts der Isar an der Technischen Universität München. Er hat sich in dieser Zeit vorwiegend mit der Behandlung und Nachsorge schizophrener Patienten beschäftigt. Aus dieser Tätigkeit hat sich allmählich ein Konzept der Patienten- und Angehörigeninformation entwickelt, das in schriftlicher Form niedergelegt und aufgrund ständiger Erfahrungen immer wieder korrigiert und verbessert wurde. Dieses Konzept wurde zur Grundlage einer kontrollierten Studie, die Herr Dr. Bäuml gemeinsam mit mehreren Münchner Kollegen durchgeführt hat. Die Ergebnisse dieser Untersuchung liegen zwar noch nicht vor; es ist aber bereits erkennbar, dass eine gründliche und während eines längeren Zeitraums durchgeführte Information von Patienten und deren Angehörigen zu einer deutlich verbesserten Behandlungsmotivation führt und einen erheblichen Beitrag zur Rückfallverhütung leistet. Aus diesem Grund hat sich Herr Dr. Bäuml entschlossen, seine Aufklärungsbroschüre nunmehr einem größeren Kreis von Patienten, Angehörigen und Ärzten zugänglich zu machen. Er hat besonderen Wert darauf gelegt, die Notwendigkeit der medizinischen Behandlung zu begründen und auf ihre Verknüpfung mit komplementären Therapieverfahren hinzuweisen.

Selbstverständlich kann das Buch von Herrn Dr. Bäuml das persönliche Aufklärungsgespräch zwischen Arzt und Patient nicht ersetzen. Es soll aber dabei helfen, eine geeignete Grundlage für solche Gespräche zu finden. Ich hoffe, dass die Darstellung nicht nur aufgrund ihres sachlichen Informationsgehaltes Anklang findet, sondern dass zwischen den Zeilen das Einfühlungsvermögen, die Verständnisbereitschaft und die beharrliche Überzeugungskraft des Verfassers spürbar wird. Ich wünsche den betroffenen Patienten und ihren Angehörigen, dass sie viele ähnlich gesinnte Ärzte finden, die ihnen auf der Basis dieses Wegweisers Rat und Hilfe geben und ihnen damit ihr Schicksal erleichtern.

Hans Lauter
München, im Februar 1994

Vorwort zur 2. Auflage

Seit der Erstausgabe dieses Ratgeberbuches vor knapp 15 Jahren ist auf dem Gebiet der Psychosenbehandlung sehr Vieles in Bewegung gekommen; die gemeinsame Planung und Aufrechterhaltung einer erfolgreichen Therapie wird heute von allen Beteiligten als Selbstverständlichkeit betrachtet. Das liegt vor allem daran, dass Betroffene und auch deren Angehörige immer besser über die Erkrankung Bescheid wissen und fundiert »mitreden« können! Die zusätzlichen Informationsmöglichkeiten über das Internet haben den Faktor »Empowerment« – also die Fähigkeit, sein eigenes Schicksal aktiv in die Hand zu nehmen und zu beeinflussen – immer stärker zur Geltung kommen lassen.

In München konnten wir in einer großen Psychoedukationsstudie (PIP-Studie: Psychosen-Informations-Projekt) zeigen, dass Patienten und Angehörige, die jeweils an *Psychoedukativen Gruppen* teilgenommen hatten, im Zeitraum von 7 Jahren durchschnittlich nur 75 Tage, Patienten ohne Psychoedukation jedoch 225 Tage erneut in einem Krankenhaus verbringen mussten. Psychoedukation kann die Krankheit natürlich nicht beseitigen; aber Patienten und Angehörige, die in der Psychoedukation das »kleine Einmaleins« der Psychosenbehandlung gelernt haben, können damit sehr viel erfolgreicher zurecht kommen und das Wiedererkrankungsrisiko senken.

Psychoedukation ist eine Art »Führerschein«; und dieser Ratgeber dient als theoretischer Leitfaden, um im »Straßenverkehr des Lebens« möglichst psychosefrei zurecht zu kommen.

Die oft zitierte Verwandtschaft von »Genie und Wahnsinn« ist immer wieder faszinierend! Unter schizophren erkrankten Menschen finden sich sehr viele sensible, kreative, originelle und äußerst begabte Individualisten. Die bei dieser Erkrankung zu beobachtende Veränderung der Zellentwicklung während der Gehirnreifung kann offensichtlich auch zu ganz innovativen Nervenverknüpfungen führen. Es gibt zudem Hinweise, dass die neuen atypischen Antipsychotika die Neuroneogenese stimulieren, d. h. im limbischen System konnte die Wanderung von Gehirnzellen, die vorher noch nicht ihre endgültige Position erreicht hatten, angeregt werden. Damit stellt die Behandlung mit Atypika nicht nur keine »billige Ruhigstellung« dar, sie ist nach heutigem Wissen die wirksamste Methode, um neuerliche Erkrankungsepisoden zu verhindern, und erlaubt den Erkrankten die Hoffnung, dass durch eine konsequente und langfristige Behandlung unter Umständen eine neurobiologische Nachreifung des Gehirns möglich ist, die zu einer Abschwächung bzw. weitgehenden Ausheilung der Erkrankung führt (»Recovery«).

Zu den künftigen wichtigen sozialpsychiatrischen Aktivitäten zählt die Bereitstellung von geeigneten Arbeitsplatznischen. Menschen mit psychotischen Erkrankungen sind nicht weniger intelligent oder weniger leistungswillig als die Allgemeinbevölkerung. Aufgrund ihrer neurobiologischen Besonderheiten sind sie jedoch gehandicapt hinsichtlich Dauerbelastungsfähigkeit, Schnelligkeit, Flexibilität und emotionaler Stresstoleranz. Wenn die Gesellschaft dieses wertvolle Potential an klugen, begabten und originellen Menschen nicht leichtfertig aufs Spiel setzen will, muss sie reagieren. Die sich einseitig auf kognitive Spitzenfähigkeiten hin entwickelnde Arbeitswelt lässt immer weniger Platz für nachdenkliche, hintergründige und individuell operierende Individualisten. Schizophren erkrankten Menschen kommt in diesem Kontext eine seismographische Warnfunktion zu. Wir wären alle gut beraten, unser gesellschaftliches Klima so auszurichten, dass sich hier auch schizophren Erkrankte wohl und gut gelitten fühlen. Dies käme sicher uns allen zu Gute.

Ich danke allen Patienten und Angehörigen für die engagierte Mitwirkung bei der Überarbeitung dieses Buches! Ich habe hierbei Anregungen aus über 300 Briefzuschriften in den letzten Jahren einfließen lassen, die Frau Bibracher dankenswerterweise sorgfältig gesichtet hat. Neben dem altbewährten Team aus der Münchner Klinik danke ich Frau Kammerer-Ciernioch und Herrn Dr. Rauscher für zusätzliche Änderungsvorschläge. Den Mitarbeiterinnen des Springer-Verlags, insbesondere Frau Scheddin, Frau Schulz und Frau Bier, danke ich für die kooperative und effiziente Zusammenarbeit. Besonderer Dank gilt meinem neuen Chef, Herrn Prof. Förstl, für die Unterstützung meiner wissenschaftlichen Arbeiten auf dem Gebiet der Psychoedukation und vor allem Frau Dr. Froböse, die sich bei der Durchführung der Gruppen sehr große Verdienste erworben hat. Ein besonderes Bedürfnis ist mir auch der Dank für zahlreiche Anregungen an die übrigen Mitglieder unserer wissenschaftlichen Arbeitsgruppe für Neuropsychologie und Psychoedukation: Frau Anna Gsottschneider, Frau Dr. Sibylle Kraemer, Frau Susanne Müller, Frau Dr. Gabi Pitschel-Walz und Herrn Prof. Thomas Jahn. Meiner Sekretärin, Frau Angie Kaiser, danke ich für die unermüdliche Hilfe bei der Manuskripterstellung.

Ganz besonders möchte ich mich bei meiner privaten »Angehörigengruppe« – meiner Frau und unseren Kindern – für die großzügige und wohlwollende Unterstützung meiner Arbeit bedanken.

Ich hoffe, dieser Ratgeber gibt allen Betroffenen und ihren Angehörigen den Mut und die Kraft, die erfolgreiche Krankheitsbewältigung niemals aus den Augen zu verlieren.

Josef Bäuml
München, im Mai 2008

Vorwort zur 1. Auflage

Mit diesem Ratgeber über Psychosen aus dem schizophrenen Formenkreis möchten wir uns an Patienten und Angehörige gleichermaßen wenden. Denn noch stärker als bei anderen Krankheiten werden vor allem bei seelischen Erkrankungen auch die übrigen Mitglieder einer Familie vom Krankheitsgeschehen berührt. Deshalb erscheint es uns sehr wichtig, dass alle Betroffenen – Patienten wie Angehörige – möglichst gut Bescheid wissen über die Erkrankung selbst und die erforderlichen Behandlungsmaßnahmen.

Dieses Buch soll den Einstieg in ein gemeinsames Gespräch über die Erkrankung zwischen Patienten und Angehörigen erleichtern. Es soll die Grundlage für eine gemeinsame Sprache schaffen, denn erfahrungsgemäß besteht vor allem nach dem erstmaligen Auftreten der Erkrankung eine gewisse Sprachlosigkeit. Beide Seiten, Patienten wie Angehörige, sind verunsichert und erstaunt, dass es –so etwas– überhaupt gibt.

Wenn es gelingt, nach einer gewissen Zeit des Schweigens über diese Verunsicherung zu reden, können viele Spannungen und Enttäuschungen vermieden werden, die sich fast zwangsläufig aus Missverständnissen und Fehleinschätzungen ergeben. So ein Gespräch gelingt umso leichter, je besser beide Seiten über die Erkrankung informiert sind.

Natürlich kann und will dieses Buch nicht das Gespräch mit den behandelnden Ärzten und Therapeuten ersetzen! Es soll vielmehr eine Anregung und ein Leitfaden zugleich sein für möglichst viele solcher therapeutischen Gespräche. In diesen Unterredungen können dann auch jene Dinge zur Sprache gebracht werden, die in diesem Buch vermisst wurden oder nicht ganz klar geworden sind.

Die nacheinander abgehandelten Fragen zur Erkrankung und zu den erforderlichen Behandlungsmaßnahmen sollen möglichst das gesamte Wissensspektrum abdecken. Dabei wurde diese Fragensammlung so verfasst, dass sie auch quergelesen werden kann, falls sich der Leser zunächst über einzelne Teilprobleme genauer informieren will. Die Frage-Antwort-Einheiten sind jeweils so aufgebaut, dass sie auch ohne genaue Kenntnis der vorangehenden Abschnitte verstanden werden können. Falls erforderlich, wird auf weiterführende Frage-Antwort-Komplexe in Klammern verwiesen.

Fremdwörter, die im Zusammenhang mit dieser Erkrankung unvermeidlich sind, wurden in Klammern möglichst verständlich umschrieben.

Am Schluss des Buches findet sich zur raschen Orientierung ein sehr ausführliches Sachverzeichnis. Für interessierte Leser wurde eine Reihe von Büchern angegeben, die über das hier skizzierte Wissen hinausgehen; außerdem wurde eine Adressenliste von organisierten Angehörigengruppen abgedruckt, um die Kontaktaufnahme zu erleichtern.

Dieser Ratgeber erhebt nicht den Anspruch, alle wesentlichen Grundlagen der schizophrenen Erkrankungen umfassend darstellen zu wollen. Um es weniger Vorgeschulten zu erleichtern, eine Art roten Faden zum besseren Verständnis dieser Erkrankung zu bekommen, wurden manche Aspekte vereinfachend zusammengefasst, andere Gesichtspunkte zur besseren Verständlichkeit wiederum detaillierter und anschaulicher abgehandelt, als es der aktuelle Forschungsstand vielleicht erlaubt.

Hinter all diesen Bemühungen steckt die Absicht, einen pragmatischen Überblick über die Erkrankung und die derzeit bewährten Behandlungsmethoden bei nicht in erster Linie chronisch erkrankten Patienten aufzuzeigen.

Weil es vielen Patienten und Angehörigen laut eigener Schilderung immer wieder sehr schwer fällt, die Hintergründe der medikamentösen Therapie zu verstehen, wurde diese

Behandlungsform besonders ausführlich dargestellt. Um eine Überfrachtung dieses Ratgebers mit zu vielen Details zu vermeiden, musste leider darauf verzichtet werden, die komplementären Behandlungsverfahren wie Psychotherapie, psychosoziale Verfahren und vor allem die rehabilitativen Behandlungsmaßnahmen ähnlich ausführlich abzuhandeln. Die umfassende Darstellung der nichtmedikamentösen Behandlungsformen sowie eine differenzierte Diskussion der psychotischen Erkrankungen aus dem schizophrenen Formenkreis ganz allgemein kann in den entsprechenden Lehr- und Fachbüchern der Psychiatrie nachgelesen werden.

Josef Bäuml
München, im Januar 1994

Inhaltsverzeichnis

1	**Krankheitsbegriff, Symptomatik und**	
	Diagnostik	1
1.1	Psychosen aus dem schizophrenen Formenkreis	2
1.2	Vorurteile.	4
1.3	Tatsachen.	8
1.4	Frühwarnsymptome.	9
1.5	Symptomatik	13
1.6	Unterformen schizophrener Psychosen.	20
1.7	Diagnosestellung.	23
1.8	Die Krankheit aus Sicht der Patienten	27
2	**Ursachen**	29
2.1	Fakten und Spekulationen	30
2.2	Das Vulnerabilitäts-Stress-Modell.	33
2.3	Psychotische Erlebnisinhalte.	40
2.4	Bewältigungsversuche der Patienten	49
2.5	Erbliche und körperliche Faktoren	50
2.6	Zur frühkindlichen Entwicklung	53
2.7	Auswirkungen von Stress.	55
2.8	Das EE-Konzept	57
3	**Behandlung mit Medikamenten**	
	und ergänzende neurobiologische	
	Hintergrundinformationen.	61
3.1	Compliance-Probleme	62
3.2	Behandlung mit Psychopharmaka ganz	
	allgemein.	63
3.3	Behandlung mit Antipsychotika im Speziellen .	71
3.4	Dosierung von Antipsychotika	86
3.5	Depotmedikation	92
3.6	Rückfallschutz durch Antipsychotika	95
3.7	Nebenwirkungen der Antipsychotika	101
3.8	Extrapyramidalmotorische Nebenwirkungen . .	102
3.9	Psychovegetativ bedingte Nebenwirkungen . .	106
3.10	Sonstige Nebenwirkungen.	110
3.11	Sehr seltene Nebenwirkungen, aber von	
	großer Bedeutung	114
3.12	Depressive Verstimmungen	119
3.13	Wichtige Zusatzinformationen zur Behandlung	
	mit Antipsychotika.	120
3.14	Alkohol und Drogen	122
3.15	Kann durch Drogen eine Psychose ausgelöst	
	werden?.	122
3.16	Welche therapeutischen Neuerungen bringt	
	die Zukunft?	126

4	**Nichtmedikamentöse Behandlungsverfahren**	**129**
4.1	Psychotherapeutische Behandlungsverfahren .	130
4.2	Ergo-, Kunst- und Milieutherapie	141
4.3	Psychosoziale Maßnahmen, Rehabilitation . . .	143
4.4	Postpsychotische Depressionen	145
4.5	Welche Maßnahmen haben sich bei der	
	Behandlung von depressiv gefärbten	
	Erschöpfungszuständen bewährt?	148
4.6	Zur Rolle der Angehörigen.	152
4.7	Rechtliche Bestimmungen	155
4.8	Krisenplan und Frühwarnzeichen	160
5	**Schlussbemerkungen**	**165**
5.1	Wichtige therapeutische Verbesserungen	166
5.2	Bedeutung von Selbsthilfe- und	
	professionellen Organisationen	167
5.3	Mitwirkungsmöglichkeiten der Erkrankten . . .	169
5.4	Weiterführende Literatur und Adressen	171
6	**Literatur**	**173**
6.1	Psychoedukationsmanuale	174
6.2	Literatur für Laien.	175
6.3	Fachbücher	176
7	**Anhang**	**179**
A1	Adressen von Angehörigengruppen in den	
	deutschen Bundesländern sowie in Österreich	
	und der Schweiz	180
A2	Internetadressen von Selbsthilfeorganisationen.	184
A3	Selbsthilfeorganisationen der Betroffenen. . . .	186
A4	Organisationen, die sich für die Belange	
	psychisch Kranker einsetzen.	187
	Sachverzeichnis.	**189**

Mitarbeiterverzeichnis

Buttner, Peter, Dr. med.
Professor an der Hochschule
für angewandte Wissenschaften (FH)
Lothstr. 34
80335 München

Kammerer-Ciernioch, Jutta
Psychiatrisches Zentrum Nordbaden
Heidelberger Str. 1a
69168 Wiesloch

Kissling, Werner, Dr. med.
Klinik und Poliklinik für Psychiatrie
und Psychotherapie
Klinikum rechts der Isar
Technische Universität München
Ismaninger Str. 22
81675 München

Peuker-Schulz, Ilona, Dr. med.
Isar-Amper Klinik für Psychiatrie und
Psychotherapie
Vockestr. 72
85540 Haar

Pitschel-Walz, Gabi, Dipl.-Psych., Dr. rer. biol. hum.
Klinik und Poliklinik für Psychiatrie
und Psychotherapie
Klinikum rechts der Isar
Technische Universität München
Ismaninger Str. 22
81675 München

Rauscher, Matthias, Dr. med.
Psychiatrisches Zentrum Nordbaden
Heidelberger Str. 1a
69168 Wiesloch

Schlag, Kathy, Dr. med.
Klinik und Poliklinik für Psychiatrie
und Psychotherapie
Klinikum rechts der Isar
Technische Universität München
Ismaninger Str. 22
81675 München

Welschehold, Michael, Dr. med.
Isar-Amper Klinik für Psychiatrie und
Psychotherapie
Vockestr. 72
85540 Haar

Krankheitsbegriff, Symptomatik und Diagnostik

1.1   Psychosen aus dem schizophrenen Formenkreis   – 2

1.2   Vorurteile   – 4

1.3   Tatsachen   – 8

1.4   Frühwarnsymptome   – 9

1.5   Symptomatik   – 13

1.6   Unterformen schizophrener Psychosen   – 20

1.7   Diagnosestellung   – 23

1.8   Die Krankheit aus Sicht der Patienten   – 27

1.1   Psychosen aus dem schizophrenen Formenkreis

Was versteht man unter einer »Psychose«?

Psychose

Der Begriff »Psychose« wurde im 19. Jahrhundert geprägt und leitet sich von dem Wort »psychisch«, d. h. »mit der Seele zusammenhängend«, also seelisch, ab. Damit werden sehr schwere psychische Erkrankungen zusammengefasst, die nicht aus eigener Kraft alleine bewältigt werden können; ärztlich-therapeutische Hilfe ist hierzu unbedingt erforderlich.

Charakteristischerweise sind hierbei der Bezug zur Wirklichkeit, die Einsichtsfähigkeit sowie die Fähigkeit, mit den üblichen Lebensanforderungen zurechtzukommen, erheblich gestört.

Das Denken, Wollen, Fühlen und Handeln sind sehr eigenartig verändert, so dass viele Patienten hinterher ganz fassungslos sind und sich fragen, ob das alles nicht ein böser Traum gewesen sei.

Was sind schizophrene Psychosen?

zwei Wirklichkeiten

Das Wort »schizophren« kommt aus dem Griechischen und heißt wörtlich übersetzt in etwa »Spaltung der Seele«. Damit ist nicht die Spaltung des Menschen in zwei Persönlichkeiten gemeint, sondern es beschreibt die Tatsache, dass schizophren Erkrankte zwei Wirklichkeiten kennen:
- »allgemeine« Wirklichkeit und
- »private« Wirklichkeit.

Die »allgemeine« Wirklichkeit ist diejenige, die mit dem normalen Verständnis und Empfinden der Durchschnittsbevölkerung weitgehend übereinstimmt. Gleichzeitig erleben diese Menschen eine zweite, eine »private« Wirklichkeit: sie erfahren Dinge und nehmen Sinneseindrücke wahr, die Gesunde nicht nachvollziehen können. Das Vorhandensein von zwei nebeneinander stehenden Wahrnehmungswelten wird also mit dem Begriff »schizophren« umschrieben. Der umgangssprachliche Begriff »verrückt« will ebenfalls andeuten, dass das Wahrnehmungsvermögen der Erkrankten »weggerückt«, »ver-rückt« gegenüber dem Empfinden der übrigen Menschen ist.

Sind sich die Erkrankten bewusst, dass sie zwei Realitäten (Wirklichkeiten) wahrnehmen?

Zu Beginn der Krankheit merken die Betroffenen dies zuweilen sehr wohl. Einige erleben mit Bestürzung und großem Befremden, dass sie eine neue Erlebnisqualität besitzen, die ihnen früher nicht bekannt war. Es fällt ihnen jedoch sehr schwer zu unterscheiden, was nun wirklich und was unwirklich ist. Im Vollbild der Psychose werden die Patienten oft völlig von ihren krankhaften Vorstellungen beherrscht und nehmen diesen Widerspruch nicht mehr wahr. Diese Patienten wirken dann wie von einer starken inneren Gewissheit erfüllt; auch durch noch so eindeutige Gegenbeweise lassen sie sich nicht mehr von ihrer inneren Überzeugung abbringen. Man spricht dann von einer »absoluten Wahngewissheit« oder, wie es von einer Patientin sehr anschaulich beschrieben wurde: »Man kann sich total verrennen, wenn sich die Seele plötzlich irrt« (G. P.).

Hierzu die Schilderung eines Patienten (M. G.):

> »Für mich gab es auf einmal keinen Zweifel mehr, dass die mich nicht zum Zahnarzt gehen lassen wollten, damit ich meinen Zahn mit dem eingebauten Sender ziehen lassen konnte, ließ meinen früheren Verdacht zur Gewissheit werden! Die Ärzte steckten also mit dem Geheimdienst unter einer Decke! Und der Zahnarzt, der auf Station kam und mich beruhigen wollte, dass der Zahn ganz in Ordnung sei und nicht gezogen werden müsste, war gar kein Zahnarzt. Das war ein eingeschleuster Agent. Mir war plötzlich klar, dass ich in einer Falle hockte ... Heute kann ich es kaum fassen, dass mir meine Sinne einen derartigen Streich gespielt haben.« (◘ Abb. 1.1)

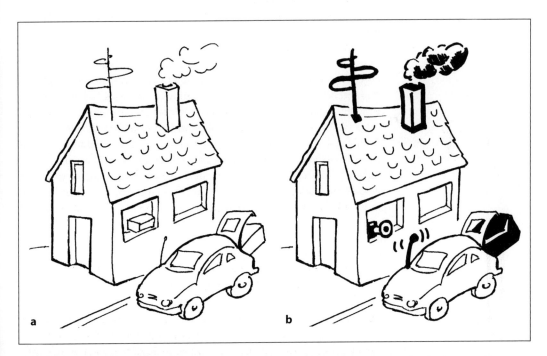

a   b

◘ **Abb. 1.1a, b.** Spaltung in zwei Realitäten. **a** zeigt eine gewöhnliche Alltagsszene mit einem parkenden Auto vor einem Wohnhaus. **b** Bei einem psychotisch erkrankten Menschen kann diese harmlose Situation Todesängste auslösen! Die Antenne auf dem Hausdach wird zum Radarempfänger, die Autoantenne zum dazugehörigen Sender. Die Truhe im Kofferraum stellt einen Sarg dar und der Rauch aus dem Kamin ist der untrügliche Beweis dafür, dass hier eben eine geheime Leichenverbrennung stattfindet. Das Kästchen im Fenster wird zur getarnten Kamera, die Ausschau nach neuen Opfern hält

1.2 Vorurteile

Warum bestehen gegenüber dieser Krankheit so viele Vorurteile?

mangelnde Verlässlichkeit

Die Vorurteile gegenüber Patienten, die an einer Psychose aus dem schizophrenen Formenkreis leiden, sind auf jahrhundertelangen Aberglauben und daraus resultierenden Missverständnissen zurückzuführen. Leider besteht aber auch heute noch in vielen Kreisen der Öffentlichkeit ein verbreitetes Misstrauen gegenüber psychisch Kranken. Dies beruht darauf, dass in einer arbeitsteiligen Gesellschaft von allen Menschen eine Verständlichkeit ihrer Motive und eine absolute Verlässlichkeit ihres Verhaltens erwartet werden. Da diese Eigenschaften bei einigen Patienten mit einer schizophrenen Erkrankung vorübergehend nicht vorhanden sind, gelten diese Kranken häufig als unberechenbar, unzuverlässig und sogar gefährlich. Dazu kommt noch, dass in früheren Zeiten sehr viele Patienten mit derartigen Erkrankungen über lange Perioden ihres Lebens in psychiatrischen Einrichtungen untergebracht und damit dem Blick der Gesellschaft weitgehend entzogen waren. Die Angst vor psychiatrischen Anstalten und ihr ominöser Nimbus wurden auf die Patienten übertragen, die dort behandelt werden mussten. Außerdem gab es bis vor 60 Jahren noch keinerlei wirksame Behandlungsmethoden.

Schizophrenie

Heute haben sich diese Verhältnisse glücklicherweise grundlegend geändert. Die meisten schizophrenen Krankheiten bedürfen nur noch einer vorübergehenden klinischen Behandlung, der Patient kehrt danach wieder in die Gemeinschaft zurück. Die Akutbehandlung kann ambulant beim niedergelassenen Facharzt oder stationär in einem psychiatrischen Krankenhaus und den dort angegliederten Tageskliniken erfolgen. Sie vollzieht sich nach den gleichen Prinzipien wie sie in anderen medizinischen Bereichen üblich ist. Nach dieser Akutbehandlung sind die meisten Patienten wieder in der Lage, ihre früheren sozialen Beziehungen wahrzunehmen und am Arbeitsleben teilzuhaben. Leider sind dadurch die Vorurteile der Öffentlichkeit keineswegs völlig verschwunden. Aus diesem Grund hat der Weltverband für Psychiatrie (WPA) 1996 beschlossen, ein weltweites Programm gegen Stigma und Diskriminierung schizophren Erkrankter ins Leben zu rufen (Anti-Stigma-Kampagne). Dies mag auch damit zusammenhängen, dass der Begriff der Schizophrenie zu Beginn des 20. Jahrhunderts häufig mit einem chronischen Verlauf und einem ungünstigen Krankheitsausgang verknüpft wurde. Auch dies hat sich mittlerweile geändert. Man spricht nicht von der Schizophrenie, sondern von der Gruppe der Schizophrenien oder, wie es in dem Titel dieses Buches heißt, von dem Formenkreis der schizophrenen Erkrankungen. Damit ist gemeint, dass diese Krankheiten in sich keineswegs einheitlich sind. Es handelt sich vielmehr um eine gleichartige oder ähnliche Symptomatik, die nach heutigen Erkenntnissen die gemeinsame Endstrecke völlig verschiedenartiger Krankheitsursachen darstellt und in ihrem Verlauf verschiedenartig ist. Wenn man also heute vom Formenkreis der Schizophrenie spricht, meint man nicht nur die relativ kleine Kerngruppe schwerer Schizophrenien, sondern fasst unter diesem

Begriff auch Randformen dieser Krankheit zusammen, die sich durch einen sehr viel günstigeren Verlauf auszeichnen. Teilweise werden sogar die sog. schizoaffektiven Psychosen zum Formenkreis der Schizophrenie gerechnet, obwohl diese Randformen der Krankheit durch viele atypische Merkmale gekennzeichnet sind und früher meist nicht zu den Schizophrenien gezählt wurden. Aus diesen Gründen ist die Bezeichnung »Formenkreis der Schizophrenie« heute nicht mehr mit dem negativen Beigeschmack verbunden, der früher mit dem Terminus einherging. Die auch heute noch bestehenden Vorurteile gegenüber dieser Krankheit sind daher nicht mehr berechtigt.

Kann man heute Fehldiagnosen sicher vermeiden?

Immer wieder taucht die Frage auf, ob die Diagnose einer Erkrankung aus dem schizophrenen Formenkreis nicht zu Unrecht gestellt worden ist und ob sich dahinter nicht eine andere unbekannte Krankheit verbergen könnte. Diese Skepsis muss sehr ernst genommen werden. Es gibt eine Reihe anderer Krankheiten, die einer Psychose aus dem schizophrenen Formenkreis sehr ähnlich sein können.

Krankheiten mit ähnlicher Symptomatik

In ◘ Tab. 1.1 sind einige dieser Krankheiten zusammengestellt. Ihr Ausschluss setzt eine sorgfältige körperliche Untersuchung und den Einsatz moderner diagnostischer Verfahren voraus. Mithilfe dieser Verfahren lassen sich körperliche Krankheiten oder Hirnerkrankungen entdecken, die das Erscheinungsbild einer schizophrenen Psychose vortäuschen können. Insbesondere kann auch die regelmäßige Einnahme von Drogen zu schizophrenieähnlichen Symptomen führen.

sorgfältige körperliche Untersuchung
moderne diagnostische Verfahren

Aus diesen Gründen muss die Diagnose einer schizophrenen Erkrankung prinzipiell mit großer Vorsicht, Zurückhaltung und streng nach wissenschaftlich fundierten Kriterien gestellt werden. In einigen Fällen ist dies nur aufgrund einer längeren Beobachtungszeit möglich. Dies ist verständlich, wenn man bedenkt, dass sich die Annahme einer schizophrenen Erkrankung gegenwärtig nicht durch zuverlässige körperliche Befunde stützen lässt, sondern nur durch die genaue Beobachtung psychischer Normab-

◘ Tab. 1.1. Kankheiten, die zu einer psychotischen Symptomatik führen können	
Durchblutungsstörungen des Gehirns	
Gehirnschwund (z. B. Alzheimer-Krankheit)	
Gehirntumoren	
Hirnverletzungen	Diese Krankheiten müssen vor der endgültigen Diagnose einer schizophrenen Psychose ausgeschlossen werden
Schwere Epilepsien	
Entzündungen des Gehirns	
Mangel- und Fehlernährung, hormonelle Störung	
Drogen, medikamentöse Vergiftungen	

weichungen möglich ist. Im Zweifelsfall muss zunächst auf eine klare und eindeutige Diagnose verzichtet werden. Es kann dann schwierig sein, Entscheidungen über die Notwendigkeit und Dauer von Behandlungsmaßnahmen zu treffen.

Besteht bei diesen Patienten eine höhere Rate an Straftaten?

In vielen Untersuchungen wurden Tausende von Prozessakten ausgewertet; dabei konnte belegt werden, dass die Rate an kriminellen Straftaten im Vergleich zur Durchschnittsbevölkerung allenfalls leicht erhöht ist.

vermeintlicher Selbstschutz

In Ausnahmefällen kann es vorkommen, dass sich Patienten derartig bedroht fühlen, dass sie sich, in vermeintlichem Selbstschutz, ihren Widersachern gegenüber verzweifelt zur Wehr setzen. In diesen Fällen kann das Risiko für eine Gewalttat erhöht sein. Um zu verhindern, dass sich bedroht fühlende Patienten andere oder sich selbst gefährden, müssen akut Erkrankte unbedingt von entsprechend geschulten Fachkräften betreut werden.

Welche Krankheitsbezeichnung ist heute angebracht?

Psychose aus dem schizophrenen Formenkreis

Der Arzt, der einen Patienten über die Art seiner Erkrankung informieren will, befindet sich oft in einer schwierigen Situation. Einerseits ist er dazu verpflichtet, den Patienten wahrheitsgemäß über seine Diagnose aufzuklären. Nur durch eine derartige Offenheit versetzt er den Patienten in die Lage, die notwendigen Entscheidungen in Bezug auf seine Behandlung selbstverantwortlich zu treffen. Auch wenn es sich bei Diagnosen wie Krebs oder Aids um sehr einschneidende und folgenschwere Informationen handelt, begründet eine solche ärztliche Offenheit das unerlässliche Vertrauensverhältnis, das zwischen Arzt und Kranken bestehen muss. Andererseits kann die Mitteilung derartiger Diagnosen den Patienten verständlicherweise in Angst und Panik versetzen und dadurch den Heilungsverlauf erheblich erschweren. Aus diesen Gründen tut der Arzt sicher gut daran, dem Patienten die Diagnose einer Erkrankung aus dem schizophrenen Formenkreis nur dann rückhaltlos mitzuteilen, wenn er seiner Sache völlig sicher ist und wenn er davon ausgehen kann, dass der Betroffene mit der Belastung und Beunruhigung fertig wird, die mit dieser Information verbunden ist.

Da die Bezeichnung »Psychose aus dem schizophrenen Formenkreis« in der Öffentlichkeit leider auch heute noch mit manchen Vorurteilen behaftet ist, kann es sich für den Patienten und seine Angehörigen empfehlen, diese Bezeichnung im Umgang mit Behörden, Arbeitgebern oder nur oberflächlich Bekannten zu vermeiden. Man kann dann einfach von einem Nervenzusammenbruch, Erschöpfungszustand oder einer seelischen Krise sprechen. In diesem Buch wird das Krankheitsbild auch häufig mit dem etwas allgemeiner lautenden Begriff Psychose bezeichnet.

Welche anderen Psychosen gibt es?

In manchen Fällen kann es schwierig sein, eine Psychose aus dem schizophrenen Formenkreis zuverlässig von einer anderen Psychose abzugrenzen.

❶ Psychosen umfassen eine größere Kategorie seelischer Krankheiten, zu der neben den schizophrenen Erkrankungen auch manisch-depressive Erkrankungen, schizoaffektive Psychosen und Demenzen (Schwund von Nervenzellen) und Delirien (Vergiftung oder Entzündung des Gehirns) gehören.

Diese wurden früher auch als »endogene Psychosen« bezeichnet und gehen mit einer Störung des Nervenstoffwechsels einher in Wechselwirkung mit der Umwelt des Erkrankten. Demenzen und Delirien zählen zu den »exogenen« Psychosen; d. h., die Krankheit wird hervorgerufen durch eine direkt nachweisbare Schädigung der Gehirnzellen.

Seelische Erkrankungen mit psychotischem Erleben
- Schwere Depressionen (mit wahnhaftem Erleben)
- Manien (krankhaft übersteigertes Selbstwertgefühl)
- Manisch-depressive Erkrankungen (Hochs und Tiefs)
- Schizoaffektive Psychosen (Depression und/oder Manie zusammen mit schweren wahnhaften Erlebnissen, Halluzinationen usw.; ▶ 1.6, Abschn. »Was versteht man unter schizoaffektiven Psychosen?«)
- Schizophrenien (wahnhafte Erlebnisse, Halluzinationen usw.; ▶ 1.6, Abschn. » Welche Unterformen der Psychosen gibt es?«)
- Demenzen (Schwund von Nervenzellen im Gehirn, z. B. Alzheimer-Erkrankung)
- Delir (Vergiftung des Gehirns durch Alkohol/Drogen oder Entzündung des Gehirns durch Erreger)

Wie sind die Heilungsaussichten bei Psychosen aus dem schizophrenen Formenkreis?

Unter entsprechender Behandlung klingen die akuten Beschwerden bei den allermeisten Patienten innerhalb einiger Monate nahezu vollständig ab. Bei manchen bleiben Symptome in abgemilderter Form bestehen. Durch Beibehaltung einer wirksamen Rückfallschutzbehandlung kann das Wiederauftreten der Krankheit weitgehend verhindert werden. Ein Großteil der Patienten kann daher ein nahezu normales Leben führen.

Rückfallschutzbehandlung

1.3 Tatsachen

Wie sieht der langfristige Verlauf dieser Krankheit aus?

Krankheitsschübe

Etwa 10–20% der Patienten erleiden nur einmal in ihrem Leben eine psychotische Erkrankung, d. h. nach Abklingen der Krankheitssymptome tritt keine akute Psychose mehr auf. Bei etwa der Hälfte der Erkrankten können immer wieder neue Krankheitsschübe vorkommen, die aber jedes Mal wieder abklingen.

anhaltender Energiemangel

Beim verbleibenden Drittel kommt zur Rezidivgefahr noch etwas anderes hinzu. Bei diesen Patienten kann es erhebliche Schwierigkeiten bereiten, sich wieder vollständig von den Folgen der Krankheit zu erholen. Was letztlich verantwortlich sein könnte für deren Energiemangel, der die Verrichtungen des täglichen Lebens erschwert und was die Patienten so hartnäckig hindert, sich wieder zu freuen und glücklich zu fühlen, kann nicht generell gesagt werden. Vermutlich ist dies auf eine Verkettung von zahlreichen ungünstigen Faktoren zurückzuführen, die im Einzelnen hier nicht alle aufgeführt werden können. Der behandelnde Arzt kann mit seiner Kenntnis der genauen Krankheitsgeschichte aber am ehesten sagen, welche Hilfen er jeweils für geeignet hält, diesen Zustand zu verbessern.

anhaltender Schwächezustand

Die Zahl der Patienten, die von einem derartigen Residualzustand (d. h. soviel wie »anhaltender Schwächezustand«) betroffen sind, wurde früher manchmal überschätzt, weil zu den unmittelbar krankheitsbedingten Schwächezuständen noch die negativen Auswirkungen von langfristigen Krankenhausaufenthalten hinzukamen (Hospitalisierungsschaden). Heute kann durch

— eine frühe soziale Wiedereingliederung der Patienten,
— ihre umfassende Unterstützung und
— eine angemessene Einbeziehung der Angehörigen

einer solchen ungünstigen Entwicklung meist erfolgreich vorgebeugt werden [▶ auch 5.6, Abschn. »Können diese depressiven Verstimmungen chronisch werden?«].

Insbesondere kann durch eine konsequente medikamentöse Rückfallschutzbehandlung mittlerweile das Risiko einer Wiedererkrankung ganz erheblich verringert werden (◻ Tab. 1.2).

◻ Tab. 1.2. Der langfristige Verlauf schizophren psychotischer Erkrankungen	
10–20% einmalige Erkrankung	
40–60% mehrmalige Erkrankungen	positiver Knick nach 10–20 Jahren möglich (s. folgender Abschnitt)
20–30% chronische Schwächezustände	

Was ist ein positiver Knick?

Auch bei jahrelang sehr schwer verlaufenden Psychosen kann es plötzlich zu einem positiven Knick mit deutlicher Besserung der Symptomatik und des persönlichen Wohlbefindens kommen. Selbst nach zahlreichen Wiedererkrankungen und vielen stationären Aufenthalten besteht also immer noch Aussicht auf eine erhebliche Besserung. Als Faustregel gilt, dass selbst bei sehr ungünstig verlaufenden Erkrankungen nach 10–20 Jahren eine deutliche Abschwächung der Symptomatik eintritt und die Patienten ein für sie zufriedenstellendes Leben führen können. Gerade erfahrene Psychiater, die schon lange in ihrem Fach tätig sind, machen immer wieder die Erfahrung, dass sie den weiteren Krankheitsverlauf oft zu ungünstig beurteilt haben und dass es auch nach sehr langer Zeit mit fortschreitendem Lebensalter eines Patienten zu unerwarteten Milderungen des Krankheitsgeschehens kommt.

In welchem Alter treten Psychosen bevorzugt auf?

Sie können in jedem Lebensalter auftreten. Ein Großteil der Patienten erkrankt jedoch im 3. Lebensjahrzehnt. Bei Männern liegt der Erkrankungsgipfel zwischen dem 18. und 23., bei Frauen zwischen dem 23. und 28. Lebensjahr. Dass die Frauen erst 5 Jahre später ihre höchste Erkrankungsrate erreichen, hängt vermutlich mit dem »Östrogen-Vorteil« (weibliches Geschlechtshormon) zusammen. **Erkrankung im 3. Lebensjahrzehnt**

Das Geschlechterverhältnis ist ausgeglichen: es erkranken genauso viel Männer wie Frauen. Da die höchste Erkrankungshäufigkeit zwischen dem Ende der Jugendphase und dem Beginn des Erwachsenwerdens liegt, findet sich häufig ein zeitlicher Zusammenhang mit Aufnahme des Studiums, Antritt einer neuen Stelle, Auszug aus dem Elternhaus, Beendigung einer Partnerschaft oder auch Ableistung des Wehrdienstes usw. In aller Regel handelt es sich hierbei jedoch um ein mehr oder weniger zufälliges Zusammentreffen allgemeiner Stressfaktoren, die in ihrer Gesamtheit zu einer akuten Überforderung des seelischen Leistungsvermögens geführt haben. Das heißt, es gibt nach heutigem Wissen keine typischen Lebensereignisse, die regelhaft eine Psychose in Gang setzen würden. **keine typischen Lebensereignisse**

1.4 Frühwarnsymptome

Was sind die typischen Krankheitszeichen beim erstmaligen Ausbruch?

Grundsätzlich muss gesagt werden, dass es keine allgemein gültigen Regeln gibt, die für alle Patienten zutreffen würden! Die ersten Krankheitszeichen können von Person zu Person sehr verschieden sein. Auch beim gleichen Patienten können zu unterschiedlichen Erkrankungszeitpunkten völlig verschiedene Symptome (Zeichen der Erkrankung) auftreten. Deshalb lautet **individuelle Symptome**

1

**Vorpostensyndrome/
Prodomalsyndrome**

ein häufiger Einwand von Angehörigen: »Dann kann unser Sohn ja gar keine Psychose haben, denn er hat nie Stimmen gehört« oder »Unsere Tochter hat sich nie vergiftet gefühlt«. Trotz dieser großen Vielfalt lassen sich aber einige typische Symptome beschreiben.

Es gibt Fälle mit einem sehr dramatischen und akuten Beginn; die Patienten fühlen sich plötzlich verfolgt und bedroht oder sie hören Stimmen, so dass es den Angehörigen nicht schwer fällt, diese Verhaltensweisen als eindeutig krankhaft zu deuten. In manchen Fällen beginnt die Psychose aber eher schleichend, erst im Nachhinein lassen sich dann die zur späteren Krankheit führenden Auffälligkeiten als sog. Frühsymptome (auch Vorpostensyndrome oder Prodromalsymptome genannt) erkennen. Diese können oft Wochen, ja Monate bis Jahre, der eigentlichen Krankheit vorausgehen.

Was sind die häufigsten Frühwarnzeichen?

Verhaltensänderungen

Beim wiederholten Ausbruch einer zwischenzeitlich abgeklungenen schizophrenen Psychose lassen sich oft sehr ähnliche Beschwerden beobachten, die dann als Frühwarnzeichen bezeichnet werden. Zu Beginn einer neuen Psychose kann bei vielen Patienten eine Änderung der bisherigen Gewohnheiten beobachtet werden. Sie empfinden eine allgemeine innere Unruhe, Nervosität, fühlen sich angespannt, haben oftmals auch eine unbestimmte Angst. Es treten Konzentrationsstörungen auf, die Patienten fühlen sich weniger leistungsfähig, sind nicht mehr so ausdauernd wie früher. Viele klagen über eine nicht zu erklärende Schlaflosigkeit, sie wirken verstimmt, missmutig und gereizt. Sie fühlen sich unwohl, können sich diese Stimmungsveränderung aber nicht richtig erklären. Sie beginnen allmählich misstrauisch zu werden, ziehen sich zurück und fühlen sich von ihrer Umwelt nicht mehr verstanden. Neben diesen Frühwarnzeichen sind aber auch noch andere Verhaltensweisen möglich (▶ Box).

> **Häufige Frühwarnzeichen**
> — Änderung der bisherigen Gewohnheiten
> — Zunehmende Geräusch- und Lärmempfindlichkeit
> — Leistungsabfall
> — Sozialer Rückzug
> — Konzentrationsstörungen
> — Misstrauen
> — Unbestimmte Angst
> — Gereiztheit
> — Schlaflosigkeit
> — Interessensverlust, Niedergeschlagenheit

Umgekehrt muss natürlich nicht jede Gereiztheit, Verstimmtheit oder vorübergehende Schlaflosigkeit den Beginn einer Psychose ankündigen!

Gibt es für jeden Patienten ganz typische Frühwarnzeichen?

Schon mehrfach erkrankte Patienten berichten, dass sich beginnende psychotische Symptome immer sehr ähnlich äußern. Häufig werden z. B. Schlafstörungen, Konzentrationseinbußen und innere Unruhe geschildert. Dennoch ist es nicht ausgeschlossen, dass sich eine psychotische Erkrankung beim gleichen Patienten gelegentlich auch einmal in anderer Weise ankündigt. Aber die meisten Patienten entwickeln allmählich ein feines Gespür dafür, was das mögliche Wiederauftauchen psychotischer Symptome anbelangt. Sie lernen bald zu unterscheiden, ob es sich um eine belanglose Verstimmtheit oder um ein sehr ernstzunehmendes Frühwarnsymptom handelt.

Hierzu die Schilderung eines Patienten (A. B.):

patientenspezifische Frühwarnzeichen

> »Immer wenn ich plötzlich wieder anfange, mich den ganzen Tag mit der Bibel zu beschäftigen und trotz mehrfachem Durchlesen den Sinn der Bibelstellen nicht richtig verstehe, wird es für mich kritisch. Seit ich darüber Bescheid weiß, gelingt es mir tatsächlich, mich dann nicht weiter in die Bücher zu vergraben, sondern zum Arzt zu gehen, obwohl ich es dann oft schon gar nicht mehr richtig einsehen kann.«

Welche Bedeutung hat die Kenntnis von typischen Frühwarnzeichen?

Die Kenntnis der typischen Frühwarnzeichen ist für jeden Patienten und vor allem auch für seine Angehörigen äußerst wichtig! Damit kann ein sich abzeichnender drohender Rückfall rechtzeitig bemerkt werden. Durch entsprechende Gegenmaßnahmen, wie rasche Medikationserhöhung usw., lässt sich der Ausbruch einer neuerlichen Erkrankung verhindern. Patienten mit einem günstigen Krankheitsverlauf kennen die auftretenden Frühwarnzeichen sehr genau und suchen bei den ersten beunruhigenden Symptomen sofort ihren behandelnden Arzt auf.

Sehr wichtig!

Hierbei kommt es ganz entscheidend darauf an, sofort eine ausreichend hohe antipsychotische Medikation einzunehmen, um einen gewissen Vorsprung im Wettlauf mit der beginnenden Psychose zu gewinnen. Diese Situation kann mit einem drohenden Zimmerbrand verglichen werden, wie er in ◘ Abb. 1.2 geschildert wird.

Wie sollen sich Angehörige beim Auftreten von Frühwarnzeichen verhalten?

Sofern der Patient selbst seine innere Unruhe und andere Symptome nicht mehr als Zeichen der beginnenden Krankheit erkennen kann, sollte man

nicht allein lassen

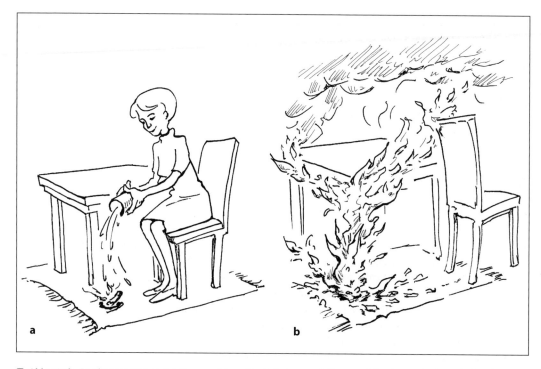

⬛ Abb. 1.2a,b. Rasches Reagieren bei Frühwarnzeichen. Das Auftreten von Frühwarnzeichen kann mit einem drohenden Zimmerbrand verglichen werden. Ein glimmendes Streichholz auf dem Teppich kann problemlos mit einem Becher Wasser gelöscht werden, wenn es rechtzeitig bemerkt und sofort gehandelt wird (**a**). Sowohl durch Nichtwahrhabenwollen und langes Zaudern (»Muss ich wirklich Medikamente nehmen? Wird schon nicht so schlimm sein«) als auch durch eine nicht ausreichende Wassermenge (»ein paar Tropfen Medikation werden schon reichen«) kann es zum Großbrand (»Rückfall«) kommen (**b**)

in einem behutsamen Gespräch versuchen, ihn zum raschen Besuch beim behandelnden Arzt zu gewinnen. Auf alle Fälle sollte man den Patienten nicht sich selbst überlassen. Bei rascher Verschlechterung seines Zustandes muss ein ärztlicher Notdienst ins Haus gerufen werden. Die genaue Beschreibung eines Krisenplans ▶ 4.5, Abschn. »Was ist ein Krisenplan?«.

Warum ist es so wichtig, bereits bei den ersten Frühwarnzeichen zu reagieren?

abnehmende Krankheits-
einsicht

Im Vollbild der Krankheit besitzen die Patienten häufig keinerlei Krankheitseinsicht mehr, so dass die dringend erforderliche Behandlung dann nicht mehr rechtzeitig eingeleitet werden kann. Hierbei liegt ein grundsätzlicher Unterschied zu den meisten organischen Erkrankungen vor!

Bei Zahnschmerzen macht das anfängliche Ziehen und der spätere Übergang in einen pochenden Dauerschmerz jedem Betroffenen klar, dass er rasche zahnärztliche Hilfe braucht. Zu Beginn der Zahnschmerzen wird man versuchen, durch Umschläge und andere Hausmittel die Beschwerden abzumildern. Nehmen die Schmerzen weiter zu, wird der Patient ganz automatisch einen Arzt aufsuchen. Bei einer Psychose verhält es sich leider genau umgekehrt! Das Krankheitsgefühl und die Bereitschaft, sich behandeln zu lassen, nehmen mit fortschreitender Verschlechterung der Psychose rasch ab. Deshalb ist es von großer Bedeutung, sich bereits bei den ersten Anzeichen in ärztliche Behandlung zu begeben!

❶ Die Prognose, d. h. die Wahrscheinlichkeit, dass ein drohender Rückfall abgefangen werden kann, ist umso besser, je früher die medikamentöse Behandlung begonnen wird.

1.5 Symptomatik

Wie sieht das Vollbild einer Psychose aus?

Trotz vieler Gemeinsamkeiten gibt es kein einheitliches Erscheinungsbild der zum schizophrenen Formenkreis gehörenden Psychosen. Jeder Patient hat aufgrund seiner Persönlichkeit und seiner eigenen Lebensgeschichte sozusagen »seine typische, unverwechselbare, ja einmalige« Ausprägung der Krankheit. Auch bei wiederholtem Auftreten einer Psychose kann sich diese bei der gleichen Person jedes Mal etwas anders äußern!

Dennoch lassen sich aus der Vielzahl von verschiedenen Äußerungsformen psychotischen Erlebens einige typische Gemeinsamkeiten herausfiltern. Die Hauptsymptomatik wird in zwei große Gruppen unterteilt, nämlich in

kein einheitliches Erscheinungsbild

- Plussymptome (▶ 1.5, Abschn. »Was sind die wichtigsten Plussymptome?«) und
- Minussymptome (▶ 1.5, Abschn. »Was versteht man unter Minussymptomatik?«).

Was sind die wichtigsten Plussymptome?

Mit »plus« oder auch »produktiv« ist gemeint, dass die Patienten über Erlebnisse berichten, die für Außenstehende nicht nachvollziehbar sind. Es kommt also zum üblichen Durchschnittserleben noch etwas hinzu (»plus«). Diese Plussymptome (▶ Übersicht) entsprechen oft weitgehend dieser »privaten« Realität, wie sie unter ▶ 1.1 bereits beschrieben worden ist.

Plussymptome
- Denkstörungen
- Erregung und Anspannung
- Wahnerlebnisse
- Wahnstimmung
- Halluzinationen
- Ich-Störungen und Fremdbeeinflussungserlebnisse

Die hier beschriebenen Krankheitssymptome müssen nicht alle gleichzeitig vorliegen. Häufig treten nur ein oder zwei der oben genannten Beschwerdegruppen auf.

Was sind typische Denkstörungen?

Veränderungen des Gedankenflusses

Viele Patienten klagen über allgemeine Konzentrationsstörungen, dass sie sich zerstreut fühlen und nicht bei einer Sache bleiben können. In schwereren Fällen kommt es dann zur Verlangsamung des Gedankenganges, der Gedankenfluss reißt plötzlich ab, kann für einige Sekunden total versiegen. Die Patienten »verlieren den Faden« und sind dann nicht mehr in der Lage, ein längeres Gespräch zu führen. In Einzelfällen kommt es auch zu neuen Wortschöpfungen, sog. Neologismen. Viele Patienten sind dann nicht mehr in der Lage, abstrakt zu denken; sie haften sehr an konkreten Dingen und können z. B. den übertragenen Sinn von Sprichwörtern nicht mehr oder nur schwer ableiten. So kann es dann beim Erklärungsversuch der bekannten Volksweisheit: »Der Apfel fällt nicht weit vom Stamm« zu einer Aussage kommen wie: »Das heißt, dass der Apfel ganz gerade herunterfällt ..., dass er ganz in der Nähe des Stammes liegen bleibt.«.

gelockerte Assoziationen

Gelockerte Assoziationen liegen dann vor, wenn die Patienten von Wörtern und Begriffen, die sie während eines Gespräches hören, zu spontanen Äußerungen angeregt werden, die aufgrund des bisherigen Gesprächsverlaufs nicht zu erwarten waren. Beispiel: »Dann besorgten wir uns einen neuen Schlüssel.« Reaktion des Patienten darauf: »Ja, ja, ich war ein Schlüsselkind!«

Es kann aber auch zu einem gesteigerten Gedankendrängen kommen. Manche Patienten sprechen dann von einem »inneren Gedankenkreisen«, das sie so stark beschäftigt, dass sie mit ihrer Umwelt nicht mehr in Kontakt treten können.

Zerfahrenheit

❶ Wenn der Sinn der Patientenäußerungen nicht mehr verstanden werden kann, weil die Aneinanderreihung der einzelnen Wörter willkürlich oder scheinbar »zufällig« wirkt und für Außenstehende keine schlüssige Logik mehr erkennen lässt, spricht man von Zerfahrenheit.

Wie äußern sich innere Erregung und Anspannung?

Nach außen hin erscheinen manche Patienten auf den ersten Blick sehr ruhig, sie wirken nur mit sich selbst beschäftigt, nehmen ihre Umwelt kaum wahr. Gleichzeitig können sie aber innerlich extrem angespannt sein. Zumeist geht dies mit Angst oder allgemeiner Ratlosigkeit einher. Dieser Zustand kann plötzlich in große Unruhe bis hin zu einer massiven Erregung umschlagen; diese Patienten müssen besonders rasch in ärztliche Betreuung kommen, damit durch eine entsprechende Medikation dieser Spannungszustand unterbrochen wird.

Wie kann man Wahnstimmung und Wahnerlebnisse beschreiben?

Unheimliches im Gange

Psychotisch erkrankte Patienten besitzen plötzlich die Gewissheit, dass etwas Unheimliches im Gange sei. Dies führen sie auf Ereignisse zurück, die für Außenstehende nicht nachvollziehbar sind. Zufällige und belanglos wirkende Verhaltensweisen von Mitmenschen werden als untrügliche Beweise für die Richtigkeit längst gehegter Befürchtungen empfunden. Ein Auto, das hupt, ein Fußgänger, der plötzlich stehen bleibt und auf die Uhr blickt, eine Ampel, die von Rot auf Grün umschaltet, all diese Ereignisse können sich allmählich zu einer Beweiskette verdichten, die den Betroffenen in seinem Misstrauen und in seiner Angst der Umwelt gegenüber bestärken. Typischerweise haben die Patienten kein Bedürfnis mehr, den Wahrheitsgehalt ihrer Beobachtungen zu überprüfen. Man spricht von einer apriorischen Gewissheit, die Richtigkeit der abgeleiteten Schlüsse steht für die Patienten außer Zweifel. Die meisten Patienten leiden dabei sehr unter ihrem Wahn; allerdings gibt es auch wahnhafte Erlebnisse, die ein inniges Glücksgefühl hervorrufen können, wie das z. B. bei einem Berufungs- oder Größenwahn der Fall sein kann.

apriorische Gewissheit

Was sind Halluzinationen?

Halluzinationen sind Trugwahrnehmungen, d. h. Sinneseindrücke, die ohne einen entsprechenden Außenreiz entstanden sind. Prinzipiell kann dies alle Sinnesbereiche betreffen, am häufigsten sind jedoch Stimmenhören (akustische Halluzinationen), gefolgt von Geruchs- und Körperhalluzinationen, seltener sind Erscheinungen und Visionen (optische Halluzinationen).

akustische Halluzinationen

Bei akustischen Halluzinationen hören Patienten eine oder mehrere Stimmen, die auf sie einreden. Es kann auch zu einer Unterhaltung mit diesen Stimmen kommen (dialogisierende Stimmen); häufig machen diese Stimmen lediglich Bemerkungen zum aktuellen Verhalten (kommentierende Stimmen) wie z. B.: »Jetzt geht er zum Schrank, jetzt setzt er sich hin, jetzt isst er«. Besonders ernst zu nehmen sind Stimmen, die Befehle und Handlungsanweisungen erteilen (imperative Stimmen). Unter dem Einfluss solcher Stimmen kann es zu völlig unvorhersehbaren und selbstschädigenden Verhaltensweisen der Patienten kommen. Deshalb sollten Patienten mit imperativem Stimmenhören unverzüglich in einer Klinik behandelt werden, um einer möglichen Selbstgefährdung vorzubeugen.

optische Halluzinationen

Patienten mit körperlichen Halluzinationen erleben ihren Körper oft verändert, z. B. dass Gliedmaßen verkrüppelt sind, dass der Kopf aufgeklappt ist, dass ein Computerchip hinein operiert worden sei, dass die Eingeweide brennen oder sich auflösen. Auch extreme Schmerzen ohne körperliche Erklärung können Ausdruck von Leibhalluzinationen sein. All diese Wahrnehmungen sind für die Patienten meist sehr unangenehm und mit großer Angst verbunden.

körperliche Halluzinationen

Was versteht man unter Ich-Störungen und Fremdbeeinflussung?

Unter Ich-Störungen versteht man die Tatsache, dass die Unantastbarkeit der eigenen Person, des eigenen »Ichs« gefährdet ist. Viele Erkrankte fühlen sich von außen beeinflusst, sie haben das Empfinden, eine Marionette oder ein Roboter zu sein, der von außen gelenkt und gesteuert wird. Manche glauben auch, unter Hypnose zu stehen und einem fremden Willen gehorchen zu müssen.

Gefühl der Unantastbarkeit gestört

fehlende Gedankenfreiheit

Häufig besteht das Gefühl, dass die eigenen Gedanken von anderen gelesen werden können, dass die eigenen Gedanken abgezogen werden, so dass sie selbst an einer Gedankenverarmung leiden. Allerdings kann auch die Gewissheit entstehen, dass fremde Gedanken in den eigenen Kopf hineingeschleust wurden. Der Erkrankte kann auch zu der Überzeugung kommen, selbst die Gedanken anderer lesen zu können. Die eigenen Gedanken wirken manchmal wie mitgesprochen, als ob es ein »inneres Echo« gäbe, so dass die eigenen Gedanken während des Denkvorganges hörbar sind.

Was versteht man unter »doppelter Buchführung«?

Diskrepanz zwischen Außen und Innen

Wie der Begriff sehr anschaulich beschreibt, passen inneres Erleben und äußere Handlungsweise scheinbar nicht zusammen. So kann es vorkommen, dass sich ein Patient von Spionen umgeben und bedroht fühlt, aber trotzdem nicht zur Polizei, sondern in die Klinik geht und dort Medikamente einnimmt, obwohl er eigentlich nur Schutz vor seinen »Verfolgern« haben wollte.

Wenn die Krankheit noch kein extremes Ausmaß erreicht hat, spüren viele Patienten, dass sie trotz einer gegenteiligen inneren Überzeugung am besten damit fahren, wenn sie sich in ärztliche Behandlung begeben. Trotz des psychotischen Erlebens sind noch genügend gesunde Reste vorhanden.

Wenn sich die Psychose aber sehr akut zuspitzt und rasch verschlechtert, kann es zu einem völligen Schwinden der Krankheitseinsicht kommen, so dass jegliche Behandlung abgelehnt wird. Das genaue Vorgehen in solchen Situationen wird auf S. 160 ff. beschrieben.

Was versteht man unter Minussymptomatik?

Das Wort »Minus« sagt bereits aus, dass es sich hier um einen Mangel handelt, um ein »Weniger« im Vergleich zum Befinden in gesunden Tagen. Die Patienten klagen über zahlreiche Einschränkungen und den Verlust von Fähigkeiten, was sich oft sehr negativ auf das Selbstwertgefühl auswirken kann.

Negativsymptomatik

Anstelle von Minussymptomatik wird manchmal auch der Begriff Negativsymptomatik gebraucht. Darunter fällt vor allem eine Verarmung des Gefühlslebens. Viele Patienten fühlen sich innerlich leer, ausgebrannt, können sich nicht mehr richtig freuen. Häufig besteht eine schwere depressive Verstimmung mit Niedergeschlagenheit, Mut- und Hoffnungslosigkeit und verstärktem Grübeln. Es kann sich das Gefühl der eigenen Wertlosigkeit mit Selbstunsicherheit und einer pessimistischen Zukunftssicht breitmachen. Sehr häufig besteht eine allgemeine Antriebseinbuße mit Energielosigkeit, fehlender Spontaneität, Rückzugsverhalten und einer sich daraus ergebenden Kontaktverarmung (▶ Box).

Minussymptome
- Verarmung des Gefühlslebens
- Innere Leere
- Niedergeschlagenheit und Depression
- Mut- und Hoffnungslosigkeit
- Minderwertigkeitsgefühl
- Antriebslosigkeit
- Fehlende Spontaneität
- Rückzugsverhalten und Kontaktverarmung

Warum führt die Minussymptomatik besonders häufig zu Konflikten mit den nächsten Angehörigen?

Nach dem Abklingen der Akutsymptomatik fällt den Angehörigen gleichsam ein Stein vom Herzen, weil dann meist wieder ein entspanntes Gespräch mit den Patienten möglich wird. Die durch Mißtrauen und Verfolgungsängste geschürten Schwierigkeiten im Umgang mit den Patienten werden rasch vergessen, die gesunden Anteile rücken wieder ganz in den Vordergrund und am liebsten würden beide Seiten – Patient sowie Angehörige – sofort wieder zur gewohnten Tagesordnung übergehen.

Aber wie ausführlich beschrieben (▶ 5.1 und ▶ Abschn. »Was ist eine postpsychotische Depression«), bleiben vielen Patienten die Auswirkungen des postremissiven Erschöpfungssyndroms, also die Ausgelaugtheit und Erschöpftheit mit Antriebsmangel und Energielosigkeit nach der Akuterkrankung, nicht erspart. | **postremissives Erschöpfungssyndrom**

So lange diese antriebslose Phase nur einige Wochen dauert, reagieren die meisten Angehörigen noch mit Verständnis und Geduld. Zieht sich diese Erholungsphase aber über mehrere Monate hin, kommt es fast regelmäßig zu Kritik und Vorwürfen den Patienten gegenüber.

Obwohl die meisten Angehörigen natürlich wissen, dass so allgemeine Formeln wie: »Reiß Dich doch zusammen!« oder »Wo ein Wille, da ein Weg!« die Situation eigentlich nur verschlechtern, kommt es in dieser Hinsicht immer wieder zu gutgemeinten, aber meist fruchtlosen Belehrungen, die zu erheblichen Spannungen in den Familien führen. | **Spannungen durch gutgemeinte Ratschläge**

Besonders kompliziert wird es dann, wenn die Patienten in ihrer Mutlosigkeit, weil ihnen alles so schwer fällt und sie keine Kraft für eine längerfristige Tätigkeit aufbringen können, nach außen hin »Bequemlichkeit« oder »Desinteresse« vorschützen, um nicht eingestehen zu müssen, dass sie ganz einfach nicht können.

Viele überlastete Angehörige fühlen sich dadurch ausgenützt und reagieren entsprechend verärgert und gereizt, was sich zwangsläufig wieder negativ auf das ohnehin geringe Selbstwertgefühl der Patienten auswirkt.

»Nicht wollen« oder »nicht können«?

Auch in der Klinik gibt es selbst unter ganz erfahrenen Therapeuten immer wieder Meinungsverschiedenheiten darüber, ob ein Patient »nicht kann« oder nur »nicht will«. Im englischsprachigen Bereich wird dieser Konflikt ganz griffig mit dem Gegensatzpaar »mad« oder »bad« beschrieben.

Manchmal ist es tatsächlich sehr schwierig, zweifelsfrei abzuschätzen, inwiefern sich ein Patient der Krankheit nicht doch bedient, um unangenehmen Pflichten aus dem Weg gehen zu können. Die Erfahrung zeigt aber immer wieder, dass sich im Zweifelsfall die alte Regel bewährt, von einem krankheitsbedingten »Nichtkönnen« auszugehen. Normalerweise lässt niemand gerne auf Dauer an sich herumkritisieren und an sich herumnörgeln!

Das »Nichtkönnen« ist fast immer Zeichen einer krankheitsbedingten Energieeinbuße; sollte tatsächlich ein Patient ungerechtfertigterweise einmal zu sehr geschont worden sein, passiert sicher kein Unglück. Aber ein kompromissloses Drängen und Zwingen zur Unzeit kann eine schwere Kränkung und Beschämung der ohnehin oft von Selbstzweifeln geplagten Patienten bedeuten. Unter ▶ 4.7 findet sich eine ausführliche Beschreibung von Maßnahmen, wie diese Zeit der Antriebslosigkeit am besten überbrückt werden kann.

Müssen Rückzugsverhalten und Abkapselung stets Zeichen einer schweren Krankheit sein?

Keinesfalls! Vor allem erfahrene und gut informierte Patienten, die die Grenzen ihrer Belastbarkeit genau kennen, ziehen sich bei drohender Überreizung und Überflutung durch zu viele Eindrücke rechtzeitig zurück, um sich zu schützen. Damit können sie einen sehr wesentlichen Beitrag zur Gesunderhaltung leisten (▶ 4.6, Abschn. »Was können die Patienten selbst gegen eine depressive Verstimmung tun?«).

Können Plus- und Minussymptomatik auch gleichzeitig vorhanden sein?

Ja! Viele Patienten sind häufig geplagt durch Verfolgungsängste und Stimmenhören, gleichzeitig klagen sie aber über einen lähmenden Antriebsverlust mit Energieeinbuße und allgemeine Lustlosigkeit. Dies geschieht vor allem dann, wenn die Psychose schon seit längerer Zeit besteht und sich trotz Behandlung keine wesentliche Besserung einstellt.

Dennoch lässt sich zu unterschiedlichen Erkrankungszeitpunkten das mehr oder weniger stärkere Überwiegen von jeweils der Plus- oder der Minussymptomatik beobachten. In ◘ Abb. 1.3 wird der zeitliche Ablauf einer Akuterkrankung schematisch dargestellt.

Die Ausgangsschwankungen der Grundlinie sollen andeuten, dass auch bei Gesunden das Befinden manchmal etwas »auf- und abgehen« kann.

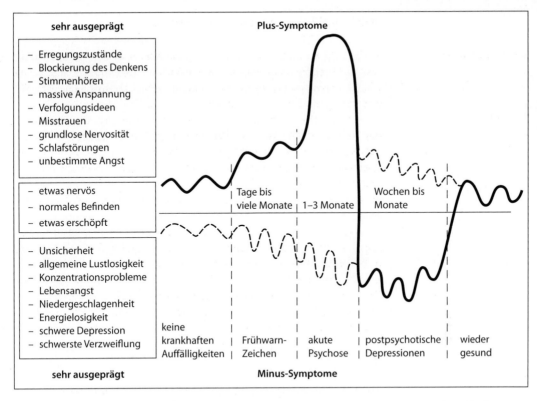

Abb. 1.3. Verlauf von Plus- und Minussymptomatik. Die *durchgezogene* Linie veranschaulicht den zeitlichen Ablauf einer Psychose. Obwohl die Plussymptome zu Beginn und vor allem während der akuten Psychose meist deutlich im Vordergrund stehen, sind während dieser Zeit auch schon Minussymptome vorhanden (*gestrichelte Linie*), die nach dem Abklingen der akuten Psychose häufig noch Wochen und Monate anhalten. Umgekehrt können auch während der postpsychotischen Depression noch Plussymptome vereinzelt fortbestehen (*gestrichelte Linie*). Die Höhe der Plus- und die Tiefe der Minussymptome kann von Patient zu Patient recht unterschiedlich verlaufen und bisweilen sehr rasch wechseln.
━━━━━━━ Im Vordergrund stehende Beschwerden; – – – – – mögliche zusätzliche Beschwerden

Frühwarnzeichen machen sich durch stärkere Abweichungen der Befindlichkeitskurve bemerkbar; meist sind das Plussymptome. Aber auch ausgeprägtere Minussymptome können dem Beginn bzw. Wiederbeginn einer Psychose oft vorausgehen. **phasenspezifische Abweichungen der Befindlichkeitskurve**

Während der akuten Psychose kommt es üblicherweise zu sehr ausgeprägten Plussymptomen; die häufig gleichzeitig vorhandenen Minussymptome werden angesichts massiver Wahnerlebnisse usw. oft gar nicht richtig registriert.

Mit dem Abklingen der Akutphase treten die Minussymptome leider bei vielen Patienten mehr und mehr in den Vordergrund. Die damit einhergehende Niedergeschlagenheit und Erschöpftheit wird als postpsychotische Depression bezeichnet und kann oft viele Wochen und Monate anhalten (▶ 5.1, Abschn. »Was ist eine postpsychotische Depression?«). **postpsychotische Depression**

Diese Beschwerden können durch die neuen atypischen Antipsychotika heute gebessert werden. Durch die Nebenwirkungen der alten »typischen« Neuroleptika wurden sie teilweise sogar verstärkt. **Antipsychotika**

1

Durch die intelligente Kombination verschiedener Behandlungsverfahren in enger Zusammenarbeit mit den Patienten und ihren Angehörigen gelingt es fast immer, die Beschwerden zumindest so weit zu verringern, dass die Betroffenen genügend Durchhaltekraft und Energie aufbringen können, um den langwierigen Behandlungsverlauf durchzustehen.

1.6   Unterformen schizophrener Psychosen

Welche Unterformen schizophrener Psychosen gibt es?

Es gibt mehrere eigenständige, jedoch nicht immer ganz exakt abzugrenzende Unterformen. Die wichtigsten sind folgender Box zu entnehmen:

Unterformen schizophrener Psychosen
- Paranoid-halluzinatorische Psychose
- Hebephrene Psychose
- Katatone Verlaufsform
- Undifferenzierte Form
- Schizophrenes Residuum
- Blande Psychose (Schizophrenia simplex)
- Schizoaffektive Psychosen

Was sind die charakteristischen Symptome der paranoid-halluzinatorischen Psychose?

Wahnerlebnisse, Trugwahrnehmungen, Ich-Störungen

Wie der Name schon beschreibt, stehen bei dieser Unterform Wahnerlebnisse (»paranoid«) und Trugwahrnehmungen (»Halluzinationen«) im Vordergrund. Darüber hinaus kommen auch sehr häufig Ich-Störungen vor. Diese Fülle von wahnhaften Erlebnissen ruft in den Patienten große Angst, Fassungslosigkeit und vor allem ein starkes Mißtrauen hervor. Die Veränderung der Stimmungslage steht bei dieser Form der Krankheit nicht im Mittelpunkt. Paranoid-halluzinatorische Formen bilden innerhalb der schizophrenen Psychosen die größte Gruppe (ca. 60%).

Was sind die charakteristischen Zeichen einer hebephrenen Psychose?

auffallende Denkstörungen mit Beeinträchtigung der Stimmung

Unter Hebephrenie fasst man eine kleine Gruppe von Psychosen zusammen, die zumeist schon in sehr früher Jugend beginnen und sich häufig durch auffallende Denkstörungen mit Beeinträchtigung der Stimmung auszeichnen. Diese Patienten wirken häufig recht unbekümmert und etwas unangebracht heiter, ohne sich dabei wirklich freuen zu können. Ihr Verhalten ist durch Ziel- und Planlosigkeit gekennzeichnet.

❗ Patienten mit hebephrenen Psychosen brauchen neben der medikamentösen Behandlung vor allem eine sehr intensive psychosoziale Betreuung.

Was ist eine katatone Schizophrenie?

Im Vordergrund stehen hier Beeinträchtigungen des Bewegungsablaufs; die Patienten verharren häufig ungewöhnlich lange in unnatürlichen und bizarren Körperstellungen, die sie willentlich nicht verändern können. Dieses Bewegungsverharren kann mitunter rasch umschlagen in einen allgemeinen Bewegungsdrang, so dass diese Patienten ebenfalls eine intensive psychiatrische Betreuung brauchen. Ein seltenes Krankheitsbild ist die fieberhafte Katatonie, die lebensbedrohlich sein kann

Beeinträchtigung des Bewegungsablaufs

Wie äußert sich eine undifferenzierte Schizophrenie?

Haben Patienten verschiedene Symptome und können diese den bisher beschriebenen Unterformen nicht klar zugeordnet werden, spricht man von der undifferenzierten Form. Wahnerlebnisse, Ich-Störungen, ziel- und planloses Verhalten, Denkstörungen oder Beeinträchtigungen des Bewegungsablaufs wechseln, ohne dass eine Störung überwiegt.

Was bedeutet schizophrenes Residuum?

Klingt eine akute Psychose nicht vollständig ab, können Beschwerden wie Stimmenhören oder Sichverfolgtfühlen in abgemilderter Form weiterbestehen. Zudem sind Minussymptome auffallend häufig zu beobachten:

Relikte vorheriger Psychosen

- Die Patienten wirken insgesamt verlangsamt.
- Sie können ihre Gefühle nicht mehr so intensiv wahrnehmen und ausdrücken.
- Ihnen fehlt häufig der Antrieb für die Alltagsdinge des Lebens.

Dieses Stadium der Krankheit wird häufig von Angehörigen beklagt, da der Eindruck entsteht, die Patienten müssten doch »nur wollen«.

❗ Auch bei schizophrenen Residuen ist durch medikamentöse Behandlung und psychosoziale Maßnahmen häufig eine deutliche Besserung zu erreichen. Die Zeit »heilt« Wunden!

Was versteht man unter einer blanden Psychose?

deutlich negativer Knick der Lebenslinie

Diese eher seltene Unterform einer Psychose beginnt häufig schleichend und wird meist erst einige Jahre später rückblickend als Erkrankung erkannt. Die typischen Symptome von akutem Wahnerleben, Halluzinationen und Ich-Störungen kommen meist gar nicht oder nur eben angedeutet vor. Die Patienten weisen einen deutlichen negativen Knick in ihrer Lebenslinie auf, d. h. ihre zunächst positive soziale Entwicklung bricht mehr und mehr ab, so dass die üblichen Aufgaben im Beruf und in der Familie vernachlässigt werden und sich die Betroffenen immer stärker von ihrer Umwelt isolieren. Oft treten sonderbare oder bizarre Verhaltensweisen zutage. Die Patienten geraten in den Ruf von »Sonderlingen« oder »Eigenbrötlern«, die kaum in die Gesellschaft integriert sind und darunter nicht besonders zu leiden scheinen.

❗ Die klare Abgrenzung von individuellen Persönlichkeitsmerkmalen ohne Krankheitswert muss stets von einem erfahrenen Facharzt vorgenommen werden.

Was versteht man unter schizoaffektiven Psychosen?

psychotische Symptome mit ausgeprägter Beeinflussung der Stimmungslage

Darunter fallen alle Psychosen, die neben den bereits geschilderten Symptomen wie Wahn, Trugwahrnehmungen und Ich-Störungen auch noch eine sehr ausgeprägte Beeinflussung der Stimmung zeigen, die über das normale Maß bei schizophrenen Psychosen weit hinausgeht. Diese Patienten können an einer eigenständigen sehr schweren Depression leiden, die häufig mit massiven Angstzuständen verbunden ist und die zu einem späteren Krankheitszeitpunkt willkürlich umschlagen kann in einen manischen (gehoben, überschwänglich) Gefühlszustand. Dann stehen eher Glücks- und Überlegenheitsgefühle im Vordergrund, die nicht selten mit einer ausgeprägten motorischen Unruhe, deutlich erhöhtem Redefluss, übersteigertem Aktivitätsdrang und manchmal auch aggressiven Verhaltensweisen einhergehen.

❗ Diese Unterform besitzt mit die besten Heilungsaussichten, die genaue Abgrenzung von reinen Gemütserkrankungen muss unbedingt von einem erfahrenen Fachmann vorgenommen werden (▶ 1.2, Abschn. »Was ist mit dem Begriff endogene Psychose gemeint?« und ▶ 3.1, Abschn. »Wie wirken Antidepressiva?«).

1.7   Diagnosestellung

Kann eine Psychose aus dem schizophrenen Formenkreis nicht auch durch andere Krankheiten vorgetäuscht werden?

Bevor eine Psychose dem schizophrenen Formenkreis zugerechnet werden darf, muss stets ausgeschlossen werden, dass den Beschwerden eine organische Erkrankung zugrundeliegt wie z. B. ein Gehirntumor, eine entzündliche Gehirnerkrankung oder eine schwere internistische Störung. Häufig können auch Suchtmittel (Drogen wie Cannabis, LSD, Kokain, Amphetamine usw.) bei Überdosierung oder auch während der Entzugsphase Beschwerden machen, die einer Psychose sehr ähnlich sind (◘ Tab. 1.1). Möglicherweise kann es bei entsprechend veranlagten Patienten (besonders vulnerabel) durch die Einnahme von Drogen zum Ausbruch einer Psychose kommen, die ohne diese Drogen evtl. viel später oder auch gar nicht aufgetreten wäre. In diesen Fällen spricht man dann von drogeninduzierten Psychosen. Der weitere Krankheitsverlauf ähnelt dann aber meistens den bereits beschriebenen Psychosen. Auch die oben genannten katatonen Erscheinungen können oft durch verschiedenartige Hirnerkrankungen zustandekommen und eine Abgrenzung gegenüber den schizophrenen Psychosen sehr erschweren.

organische Erkrankungen, Drogenpsychose

❶ Durch eine sorgfältige körperliche Untersuchung und eine genaue Erhebung der Vorgeschichte mit Befragung der Angehörigen und Beobachtung des weiteren Verlaufs kann man jedoch derartige Ursachen ziemlich sicher herausfinden. Das heißt aber, dass die endgültige Diagnose nicht bereits nach zwei Tagen gestellt werden kann! (▶ 1.2, Abschn. »Kann man heute Fehldiagnosen sicher vermeiden?«).

Sind schizophrene Psychosen wirklich eine Krankheit?

Von einigen bekannten Autoren wurde und wird die Meinung vertreten, dass es die Schizophrenie eigentlich nicht gibt. Sie sei nur eine Bezeichnung für unangepasste, unbequeme Menschen, die sich gegen gesellschaftliche Normen und Zwänge auflehnen. Und weil diese für die übrige Gesellschaft störend sind, würden sie als »ver-rückt« hingestellt.

Eine solche Sichtweise verkennt die Tatsache, dass diese unangepassten und unbequemen Verhaltensweisen bei psychotisch erkrankten Patienten sehr unfreiwillig auftreten und davon herrühren, dass die Fähigkeit zur kritischen Einschätzung von Wirklichkeit und Phantasie, wie dies im Zustand voller Gesundheit möglich ist, vorübergehend beeinträchtigt ist. Nach dem Abklingen der psychotischen Symptomatik gehen die Patienten typischerweise rasch auf Distanz zu ihren vormaligen Ansichten und sind meist sehr verwundert und sprachlos darüber, was sie krankheitsbedingt alles gemutmaßt und für was sie sich eingesetzt hatten.

psychotisches Verhalten tritt unfreiwillig auf

Genausowenig wie kein vernünftiger Mensch einen engagierten Gesellschaftskritiker als krank abstempeln wird, kann davon ausgegangen wer-

1

den, dass die Mehrheit der psychotisch erkrankten Menschen in Wirklichkeit von der Gesellschaft unterdrückte Sozialreformer sind.

Die Betroffenen leiden sehr unter ihrer Krankheit. Die meisten von ihnen sehnen sich danach, als vollwertiges Mitglied in der Gesellschaft anerkannt zu werden und dort selbstständig zurechtzukommen.

Wie wird die Diagnose gestellt?

❗ **Das ausführliche ärztliche Gespräch ist hierbei entscheidend und von außerordentlicher Wichtigkeit!**

Während einer sehr gründlichen und sorgfältigen Befragung werden alle Einzelheiten erfasst, die für die spätere Beurteilung von Bedeutung sind. In die Diagnosestellung eingeschlossen ist auch eine genaue Verhaltensbeobachtung, wobei die Angaben von nahen Bezugspersonen von ausschlaggebender Bedeutung sind. In Einzelfällen können bei Patienten auch Schriftstücke, Zeichnungen, Skizzen und Bilder als »Selbstzeugnisse« zur Beurteilung herangezogen werden.

eindeutige Diagnose durch gesammelte Fakten

Aus der Zusammenschau aller vorliegenden Fakten lassen sich dann mit großer Zuverlässigkeit die typischen Zeichen herausfiltern, die die Diagnose einer Psychose aus dem schizophrenen Formenkreis erlauben. Hierzu ist jedoch Geduld, wiederholtes Befragen, genaue Beobachtung und viel Erfahrung erforderlich.

❗ **Bisher gibt es keine speziellen Tests oder Untersuchungen, aus denen alleine die Diagnose einer Psychose abgeleitet werden könnte.**

standardisierte Beurteilungsinstrumente

Dennoch hat sich der Einsatz von standardisierten Beurteilungsinstrumenten bewährt. Darunter versteht man eine Zusammenstellung von gezielten Fragen, die dem Untersucher helfen,

- wichtige Einzelheiten nicht außer Acht zu lassen und gleichzeitig
- nicht eindeutig krankhaften Auffälligkeiten keine unangemessene Bedeutung beizumessen.

Dadurch wird gewährleistet, dass die Diagnose in verschiedenen Ländern und Kliniken nach einheitlichen Gesichtspunkten erfolgt.

sorgfältige körperliche Untersuchung

Wie bereits erwähnt, muss auch stets eine sorgfältige körperliche Untersuchung durchgeführt werden mit den entsprechenden Zusatzuntersuchungen wie

- Labordiagnostik,
- EKG,
- EEG,
- Röntgenaufnahmen,
- Computertomogramm des Schädels,
- Kernspintomographie,
- PET.

Erst nach Ausschluss aller denkbaren organischen Störungen kann die Diagnose einer Psychose aus dem schizophrenen Formenkreis mit Sicherheit gestellt werden (▶ 1.2, Abschn. »Kann man heute Fehldiagnosen sicher vermeiden?« und ▶ 1.7, Abschn. »Wie lassen sich apparative Untersuchungsmethoden kurz beschreiben?«; ▶ Box).

Untersuchungsmethoden bei psychotischen Erkrankungen
Nichtapparative Untersuchungen
- Ärztliches Gespräch
- Verhaltensbeobachtung
- Selbstzeugnisse der Betroffenen
- Angaben von Angehörigen
- Psychologische Testverfahren
- Standardisierte Beurteilungsinstrumente
- Körperliche Untersuchung

Apparative Untersuchungen
- Labor (Blut, Urin)
- Ausschluss toxischer Substanzen (Blut, Urin, Gewebeproben; Drogen, zusätzliche Medikamente, sonstiges)
- Chromosomenanalyse (Blut)
- Liquorpunktion (Nervenwasseruntersuchung)
- EEG (Ableitung der Hirnströme)
- CCT (Computertomogramm des Gehirns)
- NMR (Kernspintomogramm des Gehirns)
- PET (Positronen-Emissions-Tomogramm des Gehirns)

Wie lassen sich die apparativen Untersuchungsmethoden kurz beschreiben?

Die wichtigsten Untersuchungsverfahren werden stichpunktartig erläutert; weitergehendes Hintergrundwissen muss vom behandelnden Arzt direkt erfragt oder in speziellen Büchern nachgelesen werden.

Laborbestimmungen (Blut, Urin). Die Überprüfung aller gängigen Laborwerte gehört zu den Routineuntersuchungen, insbesondere die Bestimmung von Leber- und Nierenwerten, des Blutbildes und der Elektrolyte (Mineralsalze im Körper). Ausschluss einer Schilddrüsenfunktionsstörung, eines Eisen- oder eines schweren Vitamin-B_{12}-Mangels. Ausschluss von Autoimmunerkrankungen oder chronischen Entzündungen.

Laborwerte

1

Wie lassen sich toxische Substanzen als Ursache für eine Psychose ausschließen?

Bei entsprechendem Verdacht können infrage kommende Stoffe wie z. B. Kokain, Amphetamine oder andere Stimulanzien im Blut oder Urin bestimmt werden. Die Frage nach der Einnahme von gewissen Medikamenten wie z. B. manche Antibiotika, Malariaschutzmittel, Zytostatika oder L-Dopa-Präparaten usw. gehört zur sorgfältigen Untersuchung.

Welche Rolle spielen Chromosomenuntersuchungen bei der Diagnosestellung?

Bisher stützt sich die Frage nach erblichen Einflüssen in erster Linie auf die exakte Erhebung der familiären Erkrankungen von Vorfahren und Verwandten.

Die Möglichkeiten der molekulargenetischen Diagnostik – d. h. die Aufdeckung von krankheitstypischen Veränderungen der kleinsten Erbanlagen – schreiten aber stetig voran. Das nährt die Hoffnung, dass eines Tages das große Feld der Psychosen aus dem schizophrenen Formenkreis in viele kleine, eigenständige Untergruppen aufgeteilt werden kann, für die dann auch jeweils ganz spezielle und vor allem besser wirksame Behandlungswege entwickelt werden können. Deshalb kann die Beteiligung an wissenschaftlichen Untersuchungen in seriös arbeitenden Kliniken nur empfohlen werden, damit entsprechend große und aussagekräftige Datensätze entstehen.

Liquor

Liquordiagnostik (nur in Ausnahmefällen erforderlich). Erfolgt nur zum Ausschluss einer entzündlichen Gehirnerkrankung. Hierzu muss aus dem Rückenmarkskanal mit einer Punktionsnadel Liquor (Nervenwasser) abgelassen werden. Normaler Liquor ist klar und hell wie Wasser. Die Einstichstelle befindet sich am Rücken, meist zwischen dem 3. und 4. Lendenwirbelkörper. Der Einstich kann etwas unangenehm für den Patienten sein, die Untersuchung selbst ist aber nicht gefährlich. Nicht das Rückenmark wird punktiert, sondern lediglich das umgebende Nervenwasser!

Gehirnströme

EEG (Elektroenzephalogramm). Damit werden die auf der Oberfläche des Schädels messbaren Gehirnströme abgeleitet. Hierzu werden auf dem behaarten Kopf Elektroden (stromableitende Drähte) angelegt. Über einen Verstärker können dann die Hirnströme auf einem Papierstreifen abgebildet werden. Sofern krankhafte Abweichungen der Hirnstromkurve vorliegen, müssen weitere Untersuchungen veranlasst werden.

Schichtaufnahmen des Schädels

CCT (kraniales Computertomogramm). Der Kopf des Patienten befindet sich dabei in einer Röhre, in der rasch hintereinander viele Röntgenbilder des Schädels im »Rundumverfahren« angefertigt werden. Durch ein spezielles Computerprogramm ist es möglich, die verschiedenen Röntgenaufnahmen so zu verrechnen, dass sich Schichtaufnahmen des Schädels ergeben. Die etagenförmig angeordneten Schichtbilder erlauben einen sehr genauen Einblick in den Gehirnaufbau. Vor allem Gewebsdefekte oder Veränderungen der Ventrikel (nervenwasserführende Kammern) können damit sehr gut dargestellt werden. Gegebenenfalls sind sie Anlass zu weiteren Untersuchungen.

NMR (Nuklear-Magnet-Resonanz-Untersuchung). Im deutschsprachigen Raum hat sich der Ausdruck Kernspintomogramm eingebürgert. Diese Untersuchung macht sich die elektrische Wechselwirkung von unterschiedlich geladenen Teilchen zunutze, die sich durch ein künstlich erzeugtes Magnetfeld mithilfe eines Computers auf einem Bildschirm als »Landkarte des Gehirns« – ebenfalls in verschiedenen Etagen – abbilden lassen. Dieses Verfahren stellt eine Ergänzung des CCT dar und zählt bei Ersterkrankungen mittlerweile zur Routine, um bisher nicht erkannte Abweichungen der Gehirnarchitektur mit Sicherheit ausschließen zu können. Die Strahlenbelastung ist sehr gering.

»Landkarte des Gehirns«

PET (Positronen-Emissions-Tomogramm). Hierzu wird eine radioaktiv markierte Substanz in eine Vene gespritzt. An welchen Stellen und in welchem Ausmaß diese Substanz im Gehirn abgebaut wird, kann über die abgegebene Strahlungsenergie, die sehr gering und nicht gesundheitsschädlich ist, erfasst und durch Verrechnung über einen Computer auf einem Bildschirm sichtbar gemacht werden. Dadurch wird ein Überblick über die Stoffwechselaktivität der einzelnen Gehirnabschnitte möglich. Von dieser Untersuchung erhofft man sich u. a. einen genaueren Einblick in die Wirkungsweise von Psychopharmaka (Medikamente, die den Nervenstoffwechsel beeinflussen). In speziellen Forschungseinrichtungen konnte man hiermit bereits zeigen, dass bei massivem Stimmenhören der Stoffwechselumsatz in der Inselregion (Hörzentrum) um ein Mehrfaches erhöht ist. Auch die Unterscheidung der verschiedenen Untertypen und sich daraus ableitende verbesserte Behandlungsmethoden werden erwartet.

Stoffwechselaktivitäten des Gehirns

1.8   Die Krankheit aus Sicht der Patienten

Wie erleben die Patienten ihre Krankheit?

Vor allem bei Ersterkrankungen sind die psychotischen Erlebnisse sehr quälend für die Betroffenen. Viele spüren zu Beginn der Psychose, dass das krankheitsbedingte Erleben eigentlich nicht möglich und dies mit den bisherigen Erfahrungen nicht vereinbar ist. Gleichzeitig werden aber die Halluzinationen (Trugwahrnehmungen) und die paranoiden Symptome (Wahnerlebnisse) so eindeutig und überzeugend wahrgenommen, dass an der Realität (Wirklichkeit) dieser Eindrücke nicht gezweifelt werden kann. Dieser Widerspruch verunsichert die Patienten sehr. Sie sind deshalb oft mit sich selbst uneins, gehen anderen aus dem Weg, ziehen sich zurück oder kapseln sich ab. Viele Patienten wehren sich mit bewundernswerter Zähigkeit gegen die plötzlich auftretenden Krankheitssymptome. Durch den dämpfenden

quälende Unsicherheit

Effekt von Alkohol oder Drogen gelingt es manchmal, die Krankheit abzuschwächen. Derartige »Notbremsen« können den Ausbruch der Psychose aber meist nur geringfügig hinauszögern. In schweren Fällen entwickelt sich neben der schizophrenen Psychose auch eine Alkohol- oder Drogenabhängigkeit. In den meisten Fällen gelingt es ohne fremde Hilfe und aus eigener Kraft nicht, den Ausbruch der Krankheit zu verhindern.

Was sind »Stimmenhörer«?

Es gibt eine Reihe von Menschen die berichten, dass sie Stimmen hören, ohne sich hierbei krank zu fühlen. Wenn diese Personen hierdurch nicht in ihrer Lebensführung beeinträchtigt werden, gut zurechtkommen und sich wohl fühlen, so liegt hier aus psychiatrischer Sicht keine Psychose vor. Eine Psychose ist ja ausdrücklich so definiert, dass die davon Betroffenen nicht ohne fremde Hilfe zurechtkommen.

Im Zweifelsfalle sollte aber immer ein Facharzt aufgesucht werden um zu verhindern, dass nicht durch eine krankheitsbedingte Einengung der eigenen Sichtweise eine eigentlich notwendige Behandlung versäumt wird.

Interessierte können sich weitere Informationen holen unter: www.Stimmenhoerer.de

Hängt der Ausbruch der Krankheit mit der Willensstärke der Patienten zusammen?

Nein! Von dieser Krankheit werden die unterschiedlichsten Menschen betroffen. Auch noch so willensstarke und selbstbewusste Menschen können den Ausbruch der Krankheit nicht verhindern! Dies ist kein Zeichen von Charakterschwäche oder mangelnder Selbstdisziplin! Man kann den Ausbruch der Psychosen mit einer Blutzuckererkrankung oder einer Bluthochdruckkrise vergleichen. Auch mit noch so großer willentlicher Anstrengung wird es nicht gelingen, ein Blutzuckerkoma oder eine Hochdruckkrise zu verhindern. Im Gegenteil: je länger und je intensiver sich ein Patient gegen ärztliche Hilfe sperrt, desto wahrscheinlicher wird sich die Krankheit verschlechtern. Am besten fahren jene Patienten, die rasch und rechtzeitig ärztliche Hilfe beanspruchen und die erforderliche medikamentöse Behandlung akzeptieren.

Ursachen

2.1   Fakten und Spekulationen   – 30

2.2   Das Vulnerabilitäts-Stress-Modell   – 33

2.3   Psychotische Erlebnisinhalte   – 40

2.4   Bewältigungsversuche der Patienten   – 49

2.5   Erbliche und körperliche Faktoren   – 50

2.6   Zur frühkindlichen Entwicklung   – 53

2.7   Auswirkungen von Stress   – 55

2.8   Das EE-Konzept   – 57

2

2.1   Fakten und Spekulationen

Wodurch werden Psychosen verursacht?

multifaktorielles
Bedingungsgefüge

Trotz weltweiter wissenschaftlicher Bemühungen gibt es bisher keine letztlich befriedigende Erklärung, wodurch die Psychosen aus dem schizophrenen Formenkreis verursacht werden. Mit ziemlicher Sicherheit steht fest, dass dafür keine isolierte Einzelursache verantwortlich gemacht werden kann. Man spricht heute von einem multifaktoriellen Bedingungsgefüge, d. h. zahlreiche unterschiedliche Einflüsse sind von Bedeutung.

Zum einen spielen genetische (erbliche) Einflüsse bei vielen Patienten eine erhebliche Rolle, sind aber nicht die alleinige Ursache, wie dies um die Jahrhundertwende von vielen Wissenschaftlern vermutet wurde (▶ 2.5, Abschn. »Ist die erhöhte Vulnerabilität erblich bedingt?«). Des Weiteren kommt somatischen (körperlich bedingten) Ursachen eine erhebliche Bedeutung zu.

Die psychosozialen Faktoren (Einflüsse der unmittelbaren Umgebung wie Familie, Arbeitskollegen, Freundeskreis usw.) nehmen ebenfalls eine sehr wichtige Stellung innerhalb der Krankheitskette ein (▶ 2.8, Abschn. »Was sind typische HEE-Verhaltensweisen bei Angehörigen?«). Die Bedeutung der psychosozialen Einflüsse wurde aber vor allem in den 50er und 60er Jahren des vorigen Jahrhunderts deutlich überschätzt. Heute weiß man, dass dieser Bereich weniger als Ursache, sondern eher für den weiteren Verlauf der Krankheit von Bedeutung ist (▶ Box).

> **Ursachen von Psychosen**
> — Genetische Faktoren (erblich bedingt)
> — Somatische Faktoren (Veränderungen der Gehirnarchitektur und des Nervenstoffwechsels)
> — Psychosoziale Faktoren (die Familie und das gesellschaftliche Umfeld betreffend)

Warum gibt es so viele unterschiedliche Theorien zur Entstehung von Psychosen?

Kulturkreis, Zeitgeist, wissenschaftlicher Fortschritt

Das oft schwer verstehbare Verhalten von Menschen, die an einer akuten Psychose erkrankt sind, hat die davon unmittelbar betroffenen Personen schon immer aufs Tiefste beeindruckt und verunsichert. Da es bis vor wenigen Jahrzehnten noch keinerlei wissenschaftlich gesicherte Fakten über die Hintergründe der Erkrankung gab, war zahlreichen Spekulationen Tür und Tor geöffnet. Je nach Kulturkreis und Zeitgeist standen mal mehr psychologische, mal mehr religiös-mystische, erst zuletzt auch mehr organisch orientierte Theorien im Vordergrund. So kam es z. B. zu so unterschiedlichen Ansichten wie die Krankheit sei durch eine falsche Lebensführung mit einer unzureichenden Ernährung bedingt oder sie sei mit einer Besessenheit durch den Teufel erklärbar und dahinter würden irgendwelche kosmischen Einflüsse, magische Kräfte oder Auswirkungen einer Fernhypnose stecken. Erst in den letzten Jahrzehnten ist es gelungen, durch exakte Beobachtung und Forschung die Hintergründe mehr und mehr zu verstehen.

Leider ist es den meinungsbildenden Medien trotz zahlreicher Artikel in Zeitschriften und vielen Rundfunk- und Fernsehsendungen bisher noch nicht gelungen, die allgemeine Verunsicherung über diese Krankheit durch eine sachlich-aufklärende Berichterstattung zu beheben. Häufig werden durch einseitige Sensationsmeldungen nur die negativen Gesichtspunkte der Krankheit verbreitet, so dass die bestehenden Vorurteile eher erhärtet werden. Hier besteht noch großer Nachholbedarf! Erfreulicherweise sind aber in den letzten Jahren einige Filme in Umlauf gebracht worden – »A beautiful mind«; »Das weiße Rauschen« usw. – die das Interesse von weiten Kreisen der Bevölkerung an den schizophrenen Psychosen geweckt haben. Dies gibt Anlass zur Hoffnung, dass sich allmählich eine positive und wohlwollende Haltung den Erkrankten gegenüber ausbreitet.

einseitige Berichterstattung der Medien

Welche typischen irrtümlichen Vorstellungen über die Entstehung von Psychosen gibt es auch heute noch?

Immer wieder taucht das Gerücht auf, es handle sich bei Psychosen um eine Fehlernährung, die zu einem Vitaminmangel führe. Auch eine ungesunde Lebensführung mit zu wenig Bewegung und nicht ausreichender Frischluft wird häufig als Ursache genannt. Die Entstehung derartiger Gerüchte hängt vermutlich damit zusammen, dass manche Patienten schon einige Wochen oder Monate an einer Psychose litten, ohne dass dies von den Angehörigen als Krankheit erkannt wurde. Einige Patienten beginnen sich unter dem Einfluss von Vergiftungsängsten oder krankhaften Eingebungen tatsächlich einseitig oder seltsam zu ernähren.

Fehlernährung; ungesunde Lebensführung

❶ **Fehlernährungen sind Folge und nicht Ursache der Psychose!**

Bisher gibt es auch keinerlei wissenschaftlich gesicherte Befunde, dass es sich bei einer Psychose aus dem schizophrenen Formenkreis um eine ansteckende Krankheit handeln könnte. Die früher geäußerte Hypothese, es könnte eine Viruserkrankung (Slow-virus-Infektion) zugrunde liegen, hat sich bisher nicht bestätigen lassen. Dem Einfluss von gestörten Familienbeziehungen wird ebenfalls eine zu einseitige Bedeutung beigemessen (▶ 2.6; ▶ Box).

gestörte Familienbeziehungen

2

> **Typische Fehleinschätzungen zur Ursache von Psychosen**
> ▬ Bewegungsmangel
> ▬ Fehlernährung
> ▬ Vitaminmangel
> ▬ Zu wenig Frischluft
> ▬ Falscher Lebenswandel
> ▬ Besessenheit
> ▬ Kosmische Einflüsse
> ▬ Magische Kräfte
> ▬ Fernhypnose
> ▬ Erziehungsfehler u. a.

Warum kann ein Vitaminmangel als Ursache einer Psychose aus dem schizophrenen Formenkreis ausgeschlossen werden?

Bei Vitamin-B-Mangelerscheinungen kann es z. B. zu psychotischen Zustandsbildern kommen. Derartig ausgelöste Erkrankungen zählen nicht zu den Psychosen aus dem schizophrenen Formenkreis und spielen nur bei einer ganz kleinen Gruppe von Patienten mit einer neurologischen Erkrankung eine Rolle. Bei nahezu allen Patienten liegen ganz normale Vitaminwerte vor. Behandlungsversuche mit hochdosierten Vitamingaben haben auch keine nennenswerten Erfolge gezeigt.

Spielen erbliche, körperliche, biochemische und psychosoziale Einflüsse bei allen Patienten die gleiche Rolle?

multifaktorielle Genese

Die in Frage kommenden Faktoren können bei jedem Patienten von ganz unterschiedlicher Bedeutung sein. Heute geht man davon aus, dass eine wohl anlagebedingte, erblich erhöhte Vulnerabilität (Verletzlichkeit) im Zusammenspiel mit körperlichen und psychosozialen Einflüssen zu einer Gleichgewichtsstörung im Neurotransmittersystem führen (Nervenstoffwechsel). Es sind somit verschiedene Ursachen für die Entstehung der Krankheit verantwortlich, deshalb spricht man von multifaktorieller Genese. Unabhängig vom genauen Ausmaß der Teilursachen liegt bei einer akuten Psychose immer eine schwere Entgleisung des Gehirnstoffwechsels vor.

2.2   Das Vulnerabilitäts-Stress-Modell

Was versteht man unter dem Vulnerabilitäts-Stress-Modell?

Die Theorie wurde 1973 erstmals formuliert.

❶ Ganz allgemein besagt das Vulnerabilitäts-Stress-Modell, dass die »Außenhaut« der Seele, das sog. Nervenkostüm nicht bei allen Menschen gleich stabil ist; dass es wohl einige Menschen gibt, die eine besonders »dünne Außenhaut« haben.

Beim Zusammentreffen vieler ungünstiger Ereignisse wie beruflicher Stress, körperliche Erkrankung, seelische Enttäuschungen usw. kann es zu einer akuten Überforderung der nervlichen Belastbarkeit kommen. Die ohnehin dünnere und empfindlichere Außenhaut wird überstrapaziert und das Nervenkostüm »reißt« ein, so dass es zum Ausbruch einer Psychose kommt (❐ Abb. 2.1).

Zusammentreffen belastender Ereignisse

Häufig kann die Krankheit aber auch ohne erkennbare äußere Belastungen auftreten; sie bricht dann sozusagen wie »aus heiterem Himmel« hervor.

Wie lässt sich diese erhöhte Vulnerabilität beschreiben?

Manche Menschen haben eine anlagebedingte erhöhte innere Erkrankungsbereitschaft. Obwohl es hierfür noch keine eindeutig beweisenden Untersuchungsmethoden gibt, geht man heute davon aus, dass die Neigung zu einer erhöhten Erkrankungsbereitschaft überwiegend angeboren ist.

angeborene Erkrankungsbereitschaft

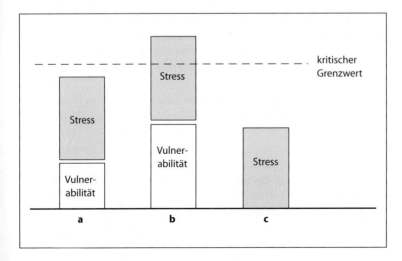

❐ **Abb. 2.1.** Vulnerabilität und Stress. **a** Mäßiggradige Vulnerabilität; der hier angegebene Stresspegel führt gerade noch nicht zum Ausbruch einer Psychose (»mittlerer Tiefgang«). **b** Ausgeprägte Vulnerabilität; das hier skizzierte Ausmaß an Stress führt zum Überschreiten des kritischen Grenzwertes, es kommt zum Ausbruch einer Psychose (»großer Tiefgang«). **c** Keine Vulnerabilität; die Stressbelastung stellt keine Gefahr für eine Psychoseerkrankung dar (»flacher Kiel). (Die Stresspegel in a, b und c sind jeweils gleich hoch.)

2

> Zur Veranschaulichung kann man die Menschen mit Schiffen verglei-
> chen, die sich auf einem See befinden. Jedes dieser Schiffe besitzt sei-
> nen eigenen Tiefgang, wodurch das persönliche Ausmaß an Vulnerabili-
> tät verkörpert wird. Je tiefer das Schiff ins Wasser eintaucht, desto bes-
> ser liegt es zwar im Wasser, desto größer ist aber auch die Gefahr, dass es
> in Untiefen den Grund berührt und beschädigt wird. Die Verletzungsge-
> fahr wird dabei zusätzlich von der Widerstandsfähigkeit der Außenhaut
> abhängen.
> Der momentane Tiefgang wird zusätzlich von der jeweiligen Last be-
> stimmt, die das Schiff gerade zu tragen hat. Die auf dem Boden des Sees
> befindlichen Hindernisse stellen hierbei schicksalhafte Ereignisse dar, die
> auf jeden Menschen zukommen können.

Somit hängt der Ausbruch der Krankheit im Wesentlichen von drei Faktoren ab:
1. Vulnerabilität (Verletzlichkeit)
   - »Kieltiefe«, abhängig von der Konstruktionsform, d. h. »anlagebe-
     dingt«,
   - Widerstandsfähigkeit der Außenhaut (kann durch Medikamente
     verbessert werden!),
2. chronischer Stress (tägliche Belastungen)
   - was das Schiff zu »schleppen« hat,
   - daraus ergibt sich der tatsächliche »Tiefgang« des Schiffes,
3. akuter Stress (Schicksalsschläge)
   - unerwartete Hindernisse im Wasser (Klippen usw.),
   - Absinken des Wasserspiegels,
   - Stürme, Unwetter usw. (◼ Abb. 2.2).

Wann kommt es zum Ausbruch einer Psychose?

Zusammentreffen
veranlagungsbedingter
Vulnerabilität mit
momentanem Stress

Wenn durch das Zusammentreffen der veranlagungsbedingten Vulnerabilität mit dem augenblicklichen Stress (Belastungen und Schwierigkeiten) ein
wohl für jeden Menschen typischer »kritischer Grenzwert« überschritten
wird, kommt es nach heutiger Auffassung zum Ausbruch der Krankheit.

> ❗ Menschen mit einer nur sehr geringen Vulnerabilität können sehr viel
> mehr Stress ertragen als jene, die eine sehr hohe Vulnerabilität besitzen.

Bei letzteren kann bereits durch einige relativ harmlose Belastungen die kritische Grenze überschritten werden, so dass es zum Ausbruch einer Psychose kommt. Menschen, die diese innere Erkrankungsbereitschaft gar nicht
besitzen (»flacher Kiel«), werden auch unter noch so großem Stress keine
Psychose entwickeln (◼ Abb. 2.1 und 2.2).

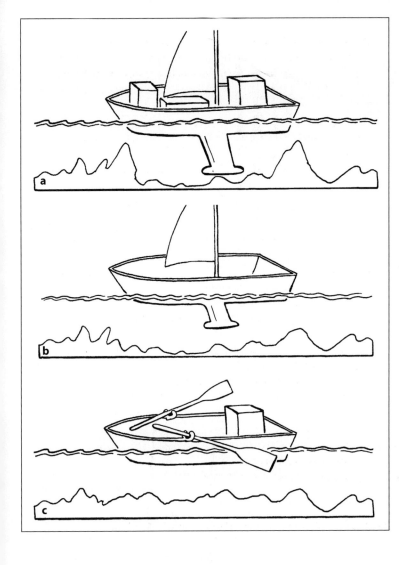

Abb. 2.2. Bildhafte Darstellung des Vulnerabilitäts-Stress-Modells.

a Große Gefährdung: ausgeprägte Vulnerabilität (große Kieltiefe), sehr viel Stress (schwere Ladung an Bord), zahlreiche Schicksalsschläge (felsenreicher Untergrund), hohe neuroleptische Dosis erforderlich (Schutz der Außenhaut), engmaschige therapeutische Kontakte (behutsame Kurswahl).

b Mittlere Gefährdung: mäßiggradige Vulnerabilität (mittlere Kieltiefe), wenig Stress (kaum Last an Bord), nur vereinzelt Schicksalsschläge (einzelne Felsen auf dem Grund), niedere neuroleptische Dosis ausreichend, therapeutische Kontakte in größerem Abstand reichen aus.

c Geringe bzw. keine Gefährdung: keine Vulnerabilität (flacher Kiel), geringer chronischer Stress (kaum Ladung an Bord), aber stressreicher Alltag (felsiger Grund, geringe Wassertiefe) dennoch keine Grundberührung zu befürchten. (Zur eingehenden Beschreibung des Vulnerabilitäts-Stress-Modells ▶ 2.2, Abschn. »Was versteht man unter dem Vulnerabilitäts-Stress-Modell?«)

Ist das Ausmaß der Vulnerabilität eines Menschen immer gleich?

Die Veranlagung, d. h. die angeborene Erkrankungsbereitschaft, die »Tiefe des Kiels« also, besteht wohl lebenslang. Die Stabilität der Kielwand dürfte von körperlichen und lebensgeschichtlichen Komplikationen vor allem während der frühen Kindheit beeinflusst sein. Wie in ◘ Abb. 2.3 beschrieben, wird das Ausmaß der Vulnerabilität von diesen drei Faktoren – Veranlagung, Beeinträchtigung der Gehirnsubstanz und lebensgeschichtliche Komplikationen – bestimmt. Erst in letzter Zeit hat man erkannt, wie wichtig eine störungsfreie Entwicklung bereits im Mutterleib ist und welche Bedeutung eine komplikationsfreie Geburt besitzt. Sauerstoffmangel während der Entbindung muss unbedingt vermieden werden. Deshalb sollten

lebenslang bestehende Vulnerabilität

komplikationsfreie Entbindung

2

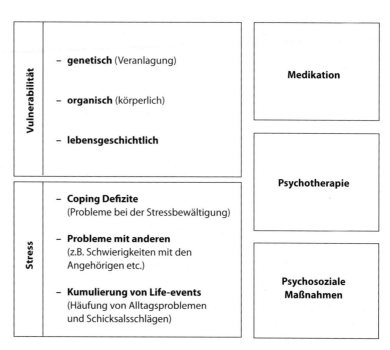

Abb. 2.3. Vulnerabilitäts-Stress- Modell und therapeutische Hilfen.
Medikation: »Nervenkostüm« geschwächt und sehr verletzlich durch Veranlagung oder körperliche Vorerkrankungen, Antipsychotika schützen und machen widerstandsfähiger.
Psychotherapie: Behutsames Durchsprechen der Lebens- und Lerngeschichte, eigene Stärken und auch Schwächen besser verstehen und annehmen können, gezieltes »Üben und Trainieren«, »Segelführerschein«, um mit Alltagsproblemen besser zurechtzukommen, dadurch kann unnötiger Stress vermieden und unvermeidlicher Stress besser bewältigt werden (genaue Beschreibung der verschiedenen Psychotherapietechniken ▶ Kap. 4 bzw. in den entsprechenden Fachbüchern).
Psychosoziale Maßnahmen; Angehörigengruppen: Mehr Verständnis für die Situation der Patienten, dadurch weniger Stress in der Familie; geeignete Arbeitsplätze, die dem aktuellen Leistungsvermögen angepasst sind, lebenspraktische Unterstützung in Notlagen und bei Überforderung, viele weitere Maßnahmen (Wohnung, Arbeit, Finanzen, Freizeit usw.), Unterstützung von außen als Ausgleich für die krankheitsbedingte »Benachteiligung« durch das Schicksal

vor allem Mütter mit bereits bekannter Vulnerabilität stets in einer sehr gut ausgestatteten Klinik entbinden.

Der momentane »Tiefgang« des Schiffes, wieweit der Kiel in das Wasser eintaucht, ist jedoch ganz wesentlich von der Last an Bord abhängig und mitverantwortlich für den Ausbruch einer Psychose.

Kritisch ist somit eine nervliche Daueranspannung, eine schulische und berufliche Überforderung, sehr konfliktreiche Beziehungen, Enttäuschungen usw. Deshalb ist es wichtig, sich vor ständiger Überlastung mit bedingungsloser Verausgabung zu schützen.

❶ Anhaltender Stress ist die sicherste Methode, um eine erneute Psychose auszulösen.

Nach dem Abklingen einer akuten Psychose – wenn das Schiff sich wieder in ausreichend tiefem und ruhigem Wasser befindet – sind die Betroffenen wieder ganz gesund, d. h. durch die einmalige Diagnose einer Psychose muss kein lebenslang bestehendes Leiden für den Patienten vorbestimmt sein.

Ganz ähnlich wie bei anderen Erkrankungen (z. B. Lungenentzündung, Beinbruch usw.) sind die gesunden Zeiten im Regelfall wesentlich länger als die kranken. Im Unterschied zu den vorgenannten Krankheiten ist es jedoch bei psychotischen Erkrankungen besonderes wichtig, sich aktiv für die Gesunderhaltung einzusetzen (▶ Kap. 4). Der Idealfall hinsichtlich optimaler Bewältigungsmaßnahmen aus Psychoedukation/Psychotherapie, antipsychotischer Medikation und psychosozialen Hilfsmaßnahmen wird in ◘ Abb. 2.4 beispielhaft dargestellt. Dieses Schema macht unmissverständlich deutlich, dass es in erster Linie auf den Kapitän ankommt, der sein Schiff bestens kennen und die bewährten Schutzmaßnahmen gekonnt einsetzen muss.

Welchen Schutz vor dem Ausbruch einer Psychose gibt es für Menschen mit einer erhöhten Vulnerabilität?

Damit die Außenwand besonders »dünnhäutiger« (hohe Vulnerabilität) Schiffe bei unvermeidlichen Zusammenstößen mit plötzlich auftauchenden Hindernissen (Stressereignisse) nicht verletzt wird, brauchen sie in erster Linie einen speziellen »Kielschutz« (Medikamente).

Diesen Schutz gewähren die Antipsychotika, die in ▶ Kap. 3 ausführlich beschrieben werden. Die Dosis verkörpert dabei die erforderliche »Stärke« des Außenhautschutzes und hängt davon ab, wie tief der Kiel und wie schwer beladen das Schiff ist und mit welchen Hindernissen im Wasser gerechnet werden muss.

Antipsychotika

Die Beratung des Kapitäns zur Verbesserung seiner Steuertechnik (»Coping«) kann mit einer psychotherapeutischen Behandlung verglichen werden. Ein geschickter Kapitän versteht es, die Last auf seinem Schiff rechtzeitig zu verändern, damit es auch in schwierigen Gewässern nicht auf Grund läuft. Des Weiteren kann er durch einen sorgfältig ausgewählten Kurs Untiefen und Klippen meiden. Bei niedrigem Wasserstand geht er rechtzeitig vor Anker und fährt erst wieder los, wenn die Wasserhöhe ein gefahrloses Überschiffen der Klippen erlaubt. Bei Anzeichen für einen gefährlichen Sturm (Stress, Belastungen, Überforderung usw.) steuert er rechtzeitig einen sicheren Hafen (vertraute Angehörige, Freunde, notfalls auch die Klinik) an, um dort diese Gefahr ohne unnötiges Risiko zu überstehen.

psychotherapeutische Behandlung

Bei Überforderungsgefühlen und Kursunsicherheit wird er rechtzeitig Kontakt mit den benachbarten Schiffen aufnehmen, einen Lotsen an Bord bitten und den Rat von erfahrenen Leuten einholen (Psychosoziale Maßnahmen, ▶ 4.4, Abschn. »Psychosoziale Maßnahmen, Rehabilitation«), um durch die Unterstützung der anderen die schwierige Situation besser zu meistern (Angehörige, soziales Netz; ◘ Abb. 2.3).

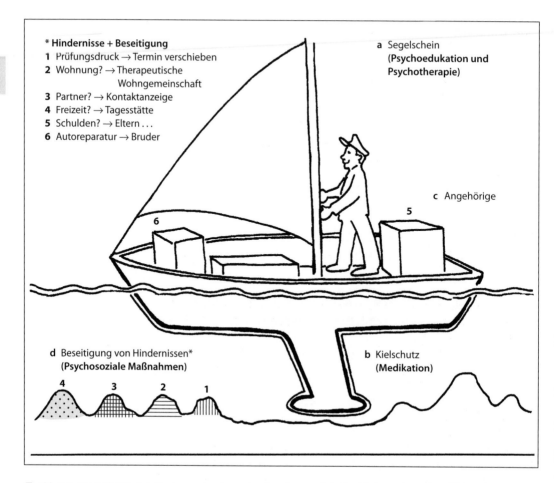

* **Hindernisse + Beseitigung**
1 Prüfungsdruck → Termin verschieben
2 Wohnung? → Therapeutische
          Wohngemeinschaft
3 Partner? → Kontaktanzeige
4 Freizeit? → Tagesstätte
5 Schulden? → Eltern . . .
6 Autoreparatur → Bruder

a Segelschein
  (Psychoedukation und
  Psychotherapie)

c Angehörige

d Beseitigung von Hindernissen*
  (Psychosoziale Maßnahmen)

b Kielschutz
  (Medikation)

◘ **Abb. 2.4.** Optimale Schutzmaßnahmen eines besonders begabten und gleichzeitig besonders vulnerablen (verletzlichen) Menschen
a Psychoedukation und Psychotherapie: Der Betroffene kennt sich bestens aus mit seinem Schiff; er beherrscht die Steuertechnik und weiß genau, wann er ausweichen, langsamer fahren und vor Anker gehen muss oder mit voller Kraft lossegeln kann.
b Antipsychotika: Der lange Kiel ist zwar grundsätzlich von Vorteil, beim Auftauchen von Klippen in Ufernähe besteht aber erhöhte Verletzungsgefahr. Damit es nicht gleich bei jeder Berührung mit dem Untergrund eine Verletzung gibt, hat sich eine intelligente Verstärkung der Außenhaut mit Antipsychotika bewährt.
Durch eine maximale Verdickung der Schutzhaut könnte man die Verletzungsgefahr weitgehend verringern (»wie ein Eisbrecher«). Dann ist aber auch die Beweglichkeit sehr eingeschränkt und das Schiff wird praktisch nicht mehr steuerbar (Nebenwirkungen).
c Psychosoziale Hilfen (Angehörige/Freunde): Bei großer Last an Bord (Schulden, Mietrückstand, Ärger mit Nachbarn usw.) können die Angehörigen Last abnehmen. Beim Umladen der größten Sorgenkisten verringert sich der Tiefgang.
d Psychosoziale Hilfen (sozialpädagogische Unterstützung): Unterbrochene Schul- und Berufsausbildungen können in speziellen Einrichtungen nachgeholt werden. In therapeutischen Wohngemeinschaften ist eine gewisse Nachreifung möglich, bis die eigene Lebensführung kein Problem mehr darstellt. Sozialpolitische Weichenstellungen müssen dafür sorgen, dass für besonders veranlagte Schiffe mit großem Tiefgang entsprechende Fahrrinnen (beschützte Arbeitsplätze, verlängerte Ausbildungszeiten, gestaffelte Arbeitszeiten usw.) geschaffen werden, damit sie ohne Gefahr ihre speziellen Talente entfalten können

Gibt es gemeinsame Merkmale von Menschen mit einer »erhöhten Vulnerabilität«?

Wie denken die Betroffenen selbst über das Vulnerabilitätskonzept?

Viele Patienten protestieren zunächst verständlicherweise sehr energisch gegen das Vulnerabilitätskonzept. Sie können und wollen es nicht glauben, dass sie weniger belastbar sein sollen als andere, dass sie sich nicht in gleichem Umfang verausgaben und einsetzen dürfen wie ihre Altersgenossen. Vor allem für junge Menschen, die zum ersten Mal erkranken, ist dieser Zwang zu einer freiwilligen Selbstbeschränkung nur schwer annehmbar.

geringere Belastbarkeit

❶ Das Auflehnen gegen die mit der erhöhten Vulnerabilität einhergehenden Probleme ist gut nachvollziehbar und Zeichen eines gesunden Selbstbehauptungswillens!

Mit der erhöhten Verletzbarkeit ist aber keineswegs gemeint, dass diese Menschen grundsätzlich weniger leistungs- oder durchsetzungsfähig wären als andere. Im Gegenteil, aus den Reihen dieser besonders vulnerabel veranlagten Menschen gingen und gehen zahlreiche Künstler, Schriftsteller, Wissenschaftler und originelle Persönlichkeiten hervor, die ihrer jeweiligen Epoche oft wertvolle Impulse und Denkanstöße vermitteln.

Durch eine angemessene Lebensplanung, den intelligenten Einsatz medikamentöser Behandlungsverfahren zur Verstärkung der seelischen Schutzhaut und psychotherapeutischer Hilfen zur besseren Stressbewältigung sind heute die meisten Patienten in der Lage, diesen Nachteil des dünneren Nervenkostüms weitgehend auszugleichen und eine größere seelische Widerstandsfähigkeit zu erreichen, die eine selbstständige und von anderen unabhängige Bewältigung der Alltagsschwierigkeiten ermöglicht.

Kann theoretisch jeder Mensch an einer Psychose erkranken?

Weltweit erkranken etwa 1% aller Menschen im Laufe ihres Lebens an einer Psychose aus dem schizophrenen Formenkreis.

Männer und Frauen sind dabei gleich häufig betroffen.

Prinzipiell ist jeder Mensch psychosefähig. Durch äußere Einflüsse wie Drogen (u. a. LSD, Amphetamine, Heroin), schwere körperliche Erkrankungen (z. B. hohes Fieber, Gehirnentzündungen usw.) oder anderweitige Vergiftungen können psychotische Symptome bei jedem Menschen ausgelöst werden. Im Unterschied zu Psychosen aus dem schizophrenen Formenkreis klingen jedoch die krankhaften Erlebnisse bei den exogenen (d. h. durch äußere Faktoren ausgelöst, wie oben beschrieben) nach Beseitigung der Ursache rasch wieder ab (▶ Box; ▶ auch 2.5, Abschn. »Ist die erhöhte Vulnerabilität erblich bedingt?«).

Jeder ist psychosefähig

2

Häufigkeit von Psychosen aus dem schizophrenen Formenkreis
- Etwa 1% der Bevölkerung
- Ähnlich häufig wie die Zuckerkrankheit
- Kein Unterschied zwischen verschiedenen Völkern
- Keine Zunahme in den letzten Jahrzehnten
- 2% der Menschen mit Migrationshintergrund (Patient selbst oder seine unmittelbaren Vorfahren sind eingewandert)
- 10% der Kinder, wenn ein Elternteil erkrankt ist
- 2% der Nichten und Neffen, wenn eine Tante oder ein Onkel erkrankt ist
- 50% der eineiigen Zwillingsgeschwister, wenn der andere Zwilling erkrankt ist

2.3   Psychotische Erlebnisinhalte

Wie funktioniert die Wahrnehmung von Reizen im Gehirn?

biochemische und elektrophysiologische Vorgänge

Hierbei handelt es sich um ein Zusammenspiel von elektrophysiologischen und biochemischen Vorgängen (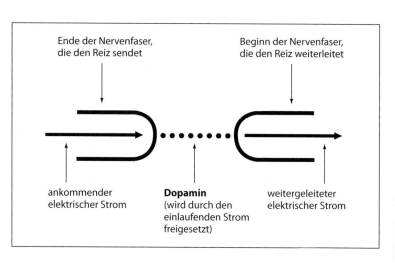 Abb. 2.5). Durch Schallwellen, die bei einem Gespräch entstehen, oder auch durch einen Berührungsreiz auf der Haut, wie dies z. B. bei einem Händedruck geschieht, wird ein kurzfristiger mechanischer Reiz ausgelöst, der einen elektrischen Strom zur Folge hat und nach mehrfacher Umschaltung in biochemisch arbeitenden Synapsen (Nervenumschaltstationen) einen Sinneseindruck in unseren »Großhirnrechner« weiterleitet. Durch eine komplizierte Verschaltung mit Rückgriff auf frühere Erfahrungen erstellt dann der menschliche »innerer Computer« ein Bild der Außenwelt.

Auf den folgenden Seiten wird versucht, die komplizierten Vorgänge, die beim Zustandekommen von psychotischen Erlebnisweisen ablaufen,

◻ Abb. 2.5. Normale Synapsen (dort findet die Reizübertragung von einer Nervenzelle auf die andere statt). Der am Nervenende ankommende Strom setzt Dopamin frei. Dieses wandert durch den »synaptischen Spalt« hindurch und trifft auf die gegenüberliegende Nervenfaser. Dadurch wird ein neuer elektrischer Stromimpuls erzeugt, der die Weiterleitung dieses Reizes bewirkt

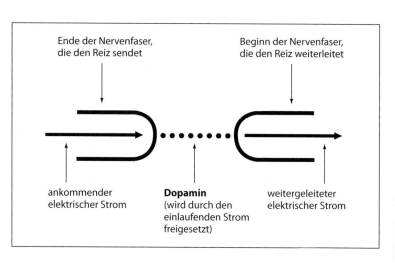

Ende der Nervenfaser, die den Reiz sendet

Beginn der Nervenfaser, die den Reiz weiterleitet

ankommender elektrischer Strom

Dopamin (wird durch den einlaufenden Strom freigesetzt)

weitergeleiteter elektrischer Strom

möglichst unkompliziert und anschaulich zu beschreiben. Die Darstellung vereinfacht sicher in mancher Hinsicht und ist teilweise noch nicht ausreichend wissenschaftlich gesichert. Dennoch soll den mit medizinischen Fakten weniger vertrauten Lesern eine Vorstellung ermöglicht werden, wie man sich die Entstehung dieser Krankheit erklären könnte und welche Abhilfemaßnahmen sich daraus ableiten lassen.

Wie kann man sich das Zustandekommen psychotischer Erlebnisse erklären?

Nach heutigem Wissensstand liegt bei akuten Psychosen ein krankhaftes Überangebot von Dopamin im Gehirn vor, speziell im limbischen System (◼ Abb. 2.6). Dopamin ist ein sog. Neurotransmitter, d. h. ein Botenstoff im Gehirn, der für das Zustandekommen von zahlreichen Informationsprozessen vonnöten ist. Damit ein Außenreiz (Geräusche, Sprache, Bilder, Gerüche, Berührungen usw.) im Gehirn normal verarbeitet werden kann, müssen die Sinnesreize sowohl auf elektrophysiologischem Weg (dabei fließen ganz schwache Ströme) als auch auf biochemische Weise (dabei reagieren verschiedene chemische Stoffe miteinander) weitergeleitet werden. Auf dem Weg zur Großhirnrinde müssen 3 Nervenumschaltstellen (Synapsen) durchlaufen werden (◼ Abb. 2.6), ehe die von außen eingehenden Signale in Empfindungen usw. umgesetzt werden können.

Wie in ◼ Abb. 2.5 dargestellt, löst ein in der Nervenzelle ankommender elektrischer Strom einen biochemischen Prozess aus. Dadurch wird Dopamin freigesetzt und wandert durch den sog. synaptischen Spalt zur gegenüberliegenden Nervenzelle. Dort wird erneut ein biochemischer Prozess in Gang gesetzt, aus dem wiederum ein elektrischer Strom entsteht, der die einlaufende Botschaft in gleicher Stärke weiterleitet.

erhöhte Dopaminwerte im Gerhirn

Welche Bedeutung hat das Dopamin normalerweise im Gehirn?

Dopamin ist für die reibungslose Verarbeitung von Sinneseindrücken, eigenen Ideen und Gefühlen von zentraler Bedeutung. Auch das innere Belohnungssystem wird über Dopamin gesteuert; d. h., wenn man etwas geleistet hat oder wenn man etwas Schönes erlebt, wird Dopamin freigesetzt. Der Milchfluss bei Frauen (Brustdrüse) und auch die Steuerung der Muskelbewegungen wird durch Dopamin geregelt. Diese Steuerungsarbeit wird von 4 unterschiedlichen Hirngebieten übernommen. Zum besseren Verständnis sind diese 4 Funktionskreise in ◼ Abb. 2.7 dargestellt. Die Kenntnis dieser 4 Regelkreise ist zum Verständnis der unterschiedlichen Symptome einer Psychose und der Wirkungsweise von Antipsychotika sehr wichtig. Je nach Wirkort des Dopamins im Gehirn treten Plus- oder Minussymptome auf. Bei den Plussymptomen (akute Psychose) ist der Dopamingehalt in den mesolimbischen Hirnregionen erhöht (◼ Abb. 2.8), bei den Minussymptomen verringert (mesofrontale Region). Wirken die Antipsychotika

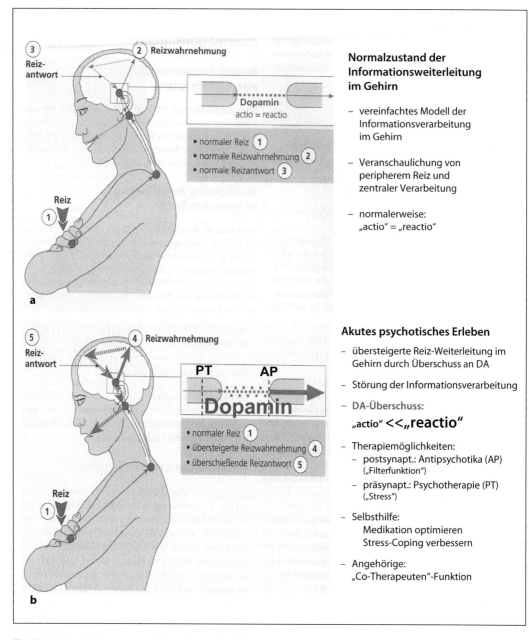

Normalzustand der Informationsweiterleitung im Gehirn

– vereinfachtes Modell der Informationsverarbeitung im Gehirn

– Veranschaulichung von peripherem Reiz und zentraler Verarbeitung

– normalerweise: „actio" = „reactio"

Akutes psychotisches Erleben

– übersteigerte Reiz-Weiterleitung im Gehirn durch Überschuss an DA

– Störung der Informationsverarbeitung

– DA-Überschuss:

  „actio" << „reactio"

– Therapiemöglichkeiten:
  – postsynapt.: Antipsychotika (AP) („Filterfunktion")
  – präsynapt.: Psychotherapie (PT) („Stress")

– Selbsthilfe:
  Medikation optimieren
  Stress-Coping verbessern

– Angehörige:
  „Co-Therapeuten"-Funktion

◘ Abb. 2.6a,b. Reizleitung zur Großhirnrinde mit dreifacher synaptischer Umschaltung (normale und übersteigerte Reizleitung) **a** Normale Reizleitung. Ein angenehmer Berührungsreiz wird über die 3 Synapsen (Nervenverschaltungen) normal zur Hirnrinde weitergeleitet. Das Gehirn reagiert auf dieses sanfte Streicheln mit einem Lächeln. **b** Übersteigerte Reizleitung. Ein angenehmer Berührungsreiz wird in der *3. Synapse* (Nervenverschaltungen) verstärkt zur Hirnrinde weitergeleitet. Dieser heftige Reiz wird von der Hirnrinde, unserem »Computer«, als Bedrohung bzw. Gemeinheit wahrgenommen. Entsprechend ängstlich und misstrauisch gereizt reagiert die Mimik. (Aus Bäuml et al. 2005)

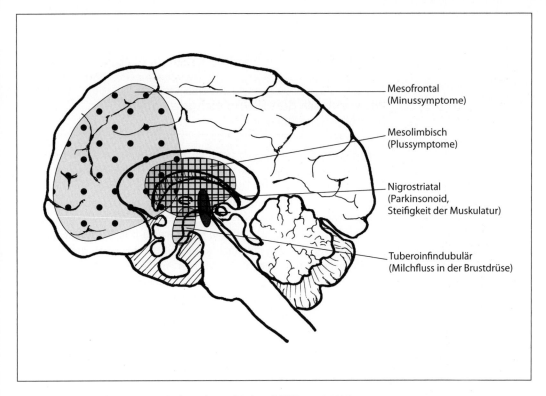

Mesofrontal
(Minussymptome)

Mesolimbisch
(Plussymptome)

Nigrostriatal
(Parkinsonoid,
Steifigkeit der Muskulatur)

Tuberoinfindubulär
(Milchfluss in der Brustdrüse)

◘ Abb. 2.7. Die vier dopaminergen Funktionskreise. (Mod. nach Möller et al. 1996)

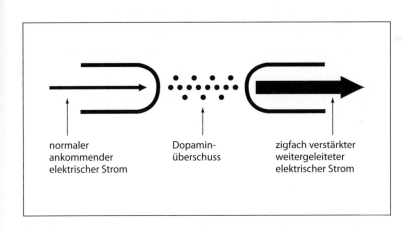

normaler
ankommender
elektrischer Strom

Dopamin-
überschuss

zigfach verstärkter
weitergeleiteter
elektrischer Strom

◘ Abb. 2.8. Synapse: Akute Psychose, unbehandelt. Während einer akuten Psychose hat der *in normaler Stärke einlaufende Strom* eine *massive Dopaminfreisetzung* zur Folge. Dadurch kommt es in der gegenüber liegenden Nervenfaser zu einer zigfachen Verstärkung des ursprünglichen Reizes. Ein *unverhältnismäßig starker elektrischer Strom* wird daraufhin weitergeleitet. Den Erkrankten wird ein äußerer Aufruhr, ein Inferno vorgetäuscht (◘ Abb. 2.5)

zu stark in den beiden anderen Hirnregionen treten Nebenwirkungen wie Bewegungsstörungen (nigrostriatale Region) oder ein erhöhter Milchfluss auf (tuberoinfundibuläre Region; ◘ Abb. 2.7).

Wie wirkt sich dieses Ungleichgewicht von Neurotransmittern aus?

Normalerweise werden alle von außen einlaufenden Informationen zunächst in einer besonderen »Kontrollstation« (Formatio reticularis) im Hirnstamm gefiltert. Dies trifft für Geräusche, Stimmen, Seheindrücke, Gerüche und Berührungsempfindungen gleichermaßen zu. Nur sinnvolle und im Augenblick brauchbare Reize werden in voller Stärke weitergegeben, der Rest wird abgedämpft und ausgeblendet. Zur Veranschaulichung sei an eine Unterhaltung mit einem Gesprächspartner erinnert:

Normalerweise konzentriert man sich auf die Worte des Gegenübers, behält seine Mimik im Auge, registriert vielleicht auch noch dessen Körperausdünstung. Aber alle anderen Eindrücke wie z. B. zufällig auftauchende Autos, vorbeifliegende Flugzeuge, Straßenlärm, das Ticken einer Uhr usw. werden weitgehend »weggefiltert«.

Filtern einlaufender Informationen gestört

Durch den Überschuss an Dopamin wird diese Filterfunktion jedoch erheblich gestört, es kommt zu einer dramatischen Zunahme von Nebenreizen. Die daraus resultierende Reizüberflutung macht es nahezu unmöglich, wichtige Signale von unwichtigen zu unterscheiden. Es strömen sozusagen tausend Dinge gleichzeitig auf das Gehirn ein (◘ Abb. 2.9).

Wie reagieren die Patienten zu Beginn einer Psychose?

gestörte Informationsaufnahme und -verarbreitung

Diese Reizüberflutung führt zu einer erheblichen Störung der Informationsaufnahme und -verarbeitung.

❶ Wenn die Psychose akut losbricht, wirken viele Patienten völlig ratlos, sie verstummen, sind kaum noch kontaktfähig.

Viele Patienten versuchen sich zu schützen, indem sie sich abkapseln, zurückziehen, alles vermeiden, was diesen inneren Erlebnissturm weiter anheizen könnte.

Wie reagiert die Großhirnrinde auf diese Reizüberflutung?

Der Informationsverarbeitungsprozess im Gehirn kann annähernd mit einem Computer verglichen werden. Dieser sucht für diesen Ansturm von außen eine Erklärung. Wenn es überall »klingelt«, wenn auf allen Kanälen verstärkt gesendet wird, dann muss wohl draußen »die Hölle los sein«, dann kann man wohl dem Frieden nicht trauen, dann hat man sich also

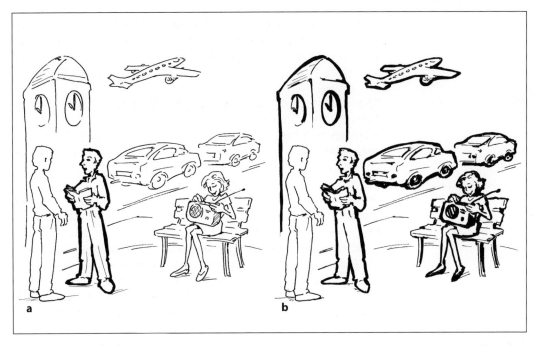

Abb. 2.9a,b. Reizüberflutung während einer akuten Psychose. **a** zeigt eine normale Gesprächssituation; die *neben dem Turm stehende Person (A)* führt eine Unterhaltung mit dem *Gegenüber (B)*, die übrigen Geräuschquellen werden nur am Rande wahrgenommen. **b** will die dramatischen Veränderungen während einer akuten Psychose veranschaulichen: Alle Geräusche und Vorgänge in der unmittelbaren Umgebung stürmen ungebremst auf den Betroffenen ein, er muss sich geradezu erdrückt und überwältigt fühlen. Die Unterscheidung von wichtigen und unwichtigen Reizen sowie das ausschließliche Konzentrieren auf den Gesprächspartner ist kaum möglich

doch nicht getäuscht, als man dachte, jemand habe eben einen heimlichen Wink gegeben usw.

Aus einer Vielfalt von ahnungsvollen Vermutungen kann sich allmählich ein bestimmter Verdacht ergeben. Bisher belanglose Ereignisse bekommen ganz neue Bedeutungen (bedeutungsvolles Angemutetsein), ein zufälliges Blinzeln kann als verabredetes Zeichen für einen Hintermann gedeutet werden, ein gerade hupendes Auto wird einem nachspionierenden Detektiv zugeordnet, gut gemeinte Beschwichtigungsversuche der Angehörigen können als insgeheimes Schuldzugeständnis und Beweis für die vermuteten Machenschaften angesehen werden (▶ 1.1, Abschn. »Besteht bei diesen Patienten eine höhere Rate an Straftaten?«).

Umdeuten von Ereignissen

Haben die psychotischen Erlebnisse einen Bezug zur Lebensgeschichte?

Häufig dauert es eine geraume Zeit, bis sich aus der Vielzahl von Einzelereignissen allmählich ein gewisses System herauskristallisiert. Dabei greift das Gehirn auf Ereignisse und Daten zurück, die sich im bisherigen Leben zugetragen haben. Was im Erinnerungsspeicher (Unbewusstes) ganz »oben-

Einfluss aktueller Ereignisse

auf schwimmt« und die Betroffenen sehr stark bewegt hat, wird vermutlich eher in vermeintliche Wirklichkeit umgesetzt, als Ereignisse, die harmlos waren und schon viele Jahre zurückliegen. Dies erklärt, warum aktuell anstehende Probleme auch in der Psychose häufig eine besondere Bedeutung besitzen.

Können sich Patienten später an diese inneren Erlebnisse erinnern?

unvergessliche Ereignisse

Fast alle psychotischen Erlebnisse bleiben in unvergesslicher Erinnerung! Nur bei schweren katatonen Psychosen oder bei starker Zerfahrenheit mit verwirrtheitsähnlichen Zuständen kann es zu einem Verblassen der Erinnerung kommen.

Patienten sprechen meist ungerne über diese Erlebnisse, da sie unter diese schreckliche Zeit einen Schlussstrich ziehen wollen. Durch behutsames und taktvolles Eingehen auf diese gut verständlichen Ängste wird im Rahmen der Behandlung versucht, den Patienten zu helfen, das Zustandekommen dieser Erlebnisse zu verstehen und »zu verdauen«.

Wie kann man sich das bunte Erscheinungsbild vieler Psychosen erklären?

Vielfalt der Ereignisse und Lebensbereiche

Wie bereits erwähnt, versucht sich das Gehirn einen Reim auf den ungewohnten Informationssturm zu machen. Gleichzeitig kommt es wohl zu vielen »Kurzschlüssen«, so dass zufällige Phantasien genauso wie altgehegte Ängste oder Wunschträume plötzlich als normale Wirklichkeit erlebt werden. Dadurch kann es zu einer schwer durchschaubaren und kaum nachvollziehbaren Kombination aus unterschiedlichsten Lebensbereichen kommen. Hauptakteure bleiben jedoch zumeist Bekannte und Freunde sowie herausragende Personen aus dem eigenen Kulturkreis. Während z. B. bei Eingeborenenstämmen in Afrika hauptsächlich Zauberer, Buschmänner und wilde Raubtiere eine Rolle spielen, tauchen bei uns in Mitteleuropa bevorzugt Spione, Polizei und Gestalten aus den christlichen Religionen auf.

Warum reagieren viele Patienten so misstrauisch während der akuten Psychose?

von nahestehenden Personen am meisten enttäuscht

Viele Patienten argwöhnen, dass die bisher vertraute Umwelt nur so tue, als ob sie von den seltsamen Ereignissen in der Umgebung nichts mitbekommen würde. Dies schürt den Verdacht, dass sie mit den Verursachern dieser Alpträume insgeheim unter einer Decke stecken, dass sie also ebenfalls bei diesem Verwirrspiel mitmachen. Deshalb kann besonders zu jenen Menschen eine unverständliche, misstrauische und ablehnende Haltung entstehen, die dem Patienten bisher am nächsten standen. Von jenen sind sie nämlich auch am meisten enttäuscht aufgrund des irrtümlich unterstellten scheinheiligen und unaufrichtigen Verhaltens.

❗ Viele Patienten erleben sich in dieser Zeit sehr ungeschützt und von außen beeinflussbar, was die Skepsis und den Argwohn gegenüber ihren Mitmenschen zusätzlich erhöht.

Müssen die psychotischen Inhalte immer verständlich und einfühlbar sein?

Wie bereits im obigen Abschnitt »Haben die psychotischen Erlebnisse einen Bezug zur Lebensgeschichte« beschrieben, spielt die momentane Lebenssituation häufig eine besondere Rolle. Aber nicht immer kann ein Bezug zur aktuellen Lebensgeschichte hergestellt werden. Wenn völlig unvereinbare und bisher nie bewusst wahrgenommene Ängste und Phantasien sehr plötzlich auftauchen, kann dies zu einer totalen Fassungslosigkeit der Betroffenen führen. Diese Patienten wirken häufig sehr verschlossen, ratlos und unzugänglich und sind manchmal zu keinem normalen Gespräch in der Lage.

fatale Fassungslosigkeit der Betroffenen

Kann ein Patient unterscheiden, ob eine Stimme echt oder nur eine Halluzination ist?

Nein! Die Situation eines psychotisch erkrankten Menschen ist in etwa vergleichbar mit einer Person, die auf der Erde steht und nicht begreifen kann, dass sich dieser Planet dreht. Als Erdenbewohner hat man nicht den ausreichenden Abstand, um diese Tatsache fassen zu können.

So ähnlich geht es einem Patienten mit einer akuten Psychose. Sein »Rechenzentrum« kann nicht unterscheiden, ob die für den Sinneseindruck verantwortliche Information tatsächlich von außen kommt oder nur das Ergebnis einer inneren Falschmeldung ist. Durch den Dopaminüberschuss kommt es nämlich zu vielen »Fehlzündungen« und »Kurzschlüssen« innerhalb des Zentralnervensystems. Die unkontrollierte Impulsgebung einzelner Nervenzellen führt dann zu vermeintlichen Sinneseindrücken ohne echte Grundlage (Trugwahrnehmungen, d. h. Halluzinationen). Dieser Vorgang könnte mit dem Verwirrspiel von »Agenten« verglichen werden, die Falschmeldungen und Gerüchte in Umlauf bringen, die frei erfunden und ohne echte Grundlage sind, um den Gegner zu verunsichern und fertig zu machen.

Fehlinterpretationen

Wie kann man sich das Zustandekommen von Halluzinationen bildhaft vorstellen?

Zur besseren Verständlichkeit wurde hierzu in ◻ Abb. 2.10 ein anschauliches Modell entworfen.

2

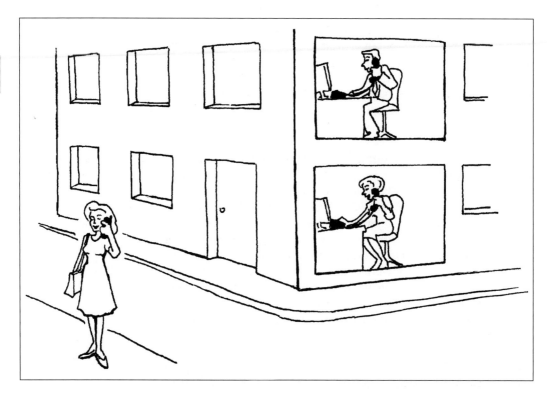

◘ **Abb. 2.10.** Halluzinationen (Trugwahrnehmungen). Der *Mann im zweiten Stock* kann nicht angeben, woher der Anruf kommt: ob von der *Dame aus demselben Haus* oder *von einer Handy-Anruferin außerhalb des Hauses*; die Lautstärke im Hörer wird sich in beiden Fällen gleichen. So ähnlich ergeht es Patienten mit akustischen Halluzinationen (Stimmenhören). Auch sie können nicht unterscheiden, ob die Stimmen aus dem eigenen Kopf oder von außen kommen

akustische Halluzinationen

So ähnlich kann man sich die Situation von Menschen mit akustischen Halluzinationen (vermeintlicher Höreindruck) vorstellen. Die Patienten hören eine Stimme, die ganz deutlich zu ihnen spricht. Sie können sogar angeben, aus welcher Richtung und aus wieviel Metern Entfernung die Stimme kommt. Aber sie können nicht unterscheiden, ob sich der Sprecher außen (wie im Beispiel: Handy im Außenbereich) oder im eigenen Gehirn (im Beispiel: Zimmer im Parterre, gleiches Gebäude) befindet. Die Patienten sind ein Opfer der »inneren Fehlschaltungen«.

❶ Einem akut Erkrankten ist es somit nicht möglich, zwischen einem tatsächlichen und einem halluzinierten Geräusch (Truggeräusch) zu unterscheiden.

Das oben beschriebene Modell veranschaulicht auch, wie sich die Grenzen zwischen Innen- und Außenwelt bei einer akuten Psychose verschieben bzw. auflösen können.

2.4 Bewältigungsversuche der Patienten

Wie verhalten sich die Erkrankten?

Viele Betroffene kämpfen zu Beginn der Krankheit mit bewundernswerter Energie und Ausdauer gegen die aufkommenden Trugwahrnehmungen und die angstmachenden Erlebnisse an, da ihnen gleichsam der Boden unter den Füßen weggezogen wird.

Anfangs beherrscht sie der Gedanke: »Das kann doch nicht wahr sein, das musst du dir einbilden…«. Derartige Äußerungen werden immer wieder von Patienten gemacht, nachdem sie die akute Phase hinter sich haben. Viele unternehmen automatisch das Richtige: Sie ziehen sich zurück und versuchen abzuschalten, da sie ein großes Bedürfnis nach Ruhe und Ungestörtsein haben. Sie möchten die Reizüberflutung eindämmen, wollen sich schützen. Da dies häufig nicht gelingt, versuchen sie, sich abzulenken; sie nehmen einen Umgebungswechsel vor, verreisen oder mischen sich bewusst unter Menschenansammlungen, um endlich auf andere Gedanken zu kommen. Manche wiederum schalten ein Radiogerät auf volle Lautstärke, um das Stimmenhören zu übertönen (▶ 1.8, Abschn. »Wie erleben die Patienten ihre Krankheit«).

abschalten, ausruhen, aber auch Ablenkung suchen

Jeder Patient könnte darüber einen eigenen Roman schreiben. Als Nichtbetroffener kann man nur erahnen, wie schlimm und beängstigend es sein muss, wenn man seinen eigenen Sinneseindrücken nicht mehr trauen kann (▶ Box).

Häufige Ablenkungsversuche von Patienten mit beginnenden Psychosen
- Die Stimmen einfach nicht beachten
- Selbstberuhigung: »Das kann doch nicht wahr sein, da täuschst du dich …«
- Rückzug in die eigenen vier Wände; abschalten
- Sich unter der Bettdecke verkriechen, schlafen wollen
- Ablenkungsversuche: essen, lesen, Musik hören
- Umgebungswechsel: wegfahren, Freunde besuchen, umherwandern
- Radiogerät auf volle Lautstärke drehen, Stimmen übertönen
- Ohren verstopfen, Kopfhörer aufsetzen
- Sport betreiben bis zur Erschöpfung
- Sich in Menschenansammlungen stürzen, in der Menge »untertauchen wollen«

Welche weiteren Formen der Selbstbehandlung sind bekannt?

weiche Drogen, Alkohol

Viele Patienten greifen aufgrund ihrer Ratlosigkeit in vermeintlicher Selbst-hilfe zu Alkohol oder Cannabis (Hasch, Marihuana), um sich dadurch zu entspannen und die inneren Turbulenzen zu dämpfen. Damit erreichen sie zwar instinktiv kurzfristig eine gewisse Beruhigung ihres überreizten Nervenkostüms, langfristig ist der Konsum von Alkohol und besonders Drogen wie »Öl ins Feuer«. Durch Drogen kommt es allmählich zu einer verstärkten Dopaminfreisetzung, so dass die psychotischen Erlebnisse sich deutlich verschlimmern.

> ❶ Untersuchungen zeigten, dass Cannabis darüber hinaus die schizophrene Erkrankung vorzeitig auslösen kann. Gleichzeitig können unter der Droge bereits abgeklungene Krankheitssymptome wieder auftreten.

Deshalb ist der Alkohol selbstverständlich keine empfehlenswerte Methode, auch wenn diese Selbstbehandlung gewisse Gemeinsamkeiten mit der Psychopharmakabehandlung (Medikamente, die auf die Psyche wirken) erkennen lässt. Die Erfahrung hat gezeigt, dass es nur durch Antipsychotika (Neuroleptika; ▶ Kap. 3) zu einer nachhaltigen Dämpfung und Beruhigung der inneren Überreiztheit kommt.

2.5   Erbliche und körperliche Faktoren

Ist die erhöhte Vulnerabilität erblich bedingt?

erblich bedingt höheres Risiko

Wie bereits unter ▶ 2.2, Abschn. »Kann theoretisch jeder Mensch an einer Psychose erkranken?« erwähnt, erkranken weltweit etwa 1% aller Menschen – unabhängig von Land, Kontinent oder Kulturkreis – im Laufe ihres Lebens mindestens einmal an einer Psychose aus dem schizophrenen Formenkreis. Dabei gibt es Familien, in denen Psychosen häufiger auftreten als in anderen. Das Erkrankungsrisiko für eine schizophrene Psychose ist um so höher, je enger der Verwandtschaftsgrad zu einem an Schizophrenie Erkrankten ist.

Ist ein Elternteil erkrankt, beträgt das Risiko der Kinder etwa 12%, auch an einer Psychose zu erkranken. Haben beide Elternteile eine Psychose durchgemacht, so erhöht sich das Risiko der Kinder auf 40–50%.

Bei eineiigen Zwillingen liegt die Erkrankungsrate im Mittel bei 48%, bei zweieiigen Zwillingen liegt sie bei ca. 15%. Normale Geschwister haben eine Erkrankungswahrscheinlichkeit von etwa 10%. Die Tatsache, dass bei eineiigen Zwillingen die Erkrankungsrate deutlich höher ist als bei zweieiigen Zwillingen unterstützt die Annahme, dass ein erblicher Faktor von wesentlicher Bedeutung sein muss. Bei Verwandten zweiten Grades (Onkel, Tanten, Nichten, Neffen usw.) beträgt die Erkrankungsrate nur noch 3–5% (❏ Tab. 2.1; ▶ auch 2.2, Abschn. »Kann theoretisch jeder Mensch an einer Psychose erkranken?«).

Warum sind Psychosen keine Erbkrankheit?

Wie die Risikowerte in ◘ Tab. 2.1 belegen, sind erbliche Einflüsse nur eine Teilursache. Von entscheidender Bedeutung sind noch weitere Faktoren (▶ 2.1, Abschn. »Wodurch werden Psychosen verursacht?«). Dies ergibt sich z. B. aus der Tatsache, wie in ◘ Tab. 2.1 deutlich wird, dass die Erkrankung eines eineiigen Zwillings keineswegs bedeutet, dass auch sein Zwillingspartner an einer Psychose erkrankt, obwohl er ja die völlig gleiche erbliche Veranlagung aufweist. Außerdem wäre bei dem Vererbungsmuster der meisten klassischen Erbkrankheiten zu erwarten, dass bei der Erkrankung eines Elternteils die Hälfte der Kinder ebenfalls von der Krankheit betroffen ist. Dies ist aber bei den Erkrankungen aus dem Formenkreis der Schizophrenie nicht der Fall; das Erkrankungsrisiko der Kinder, wenn ein Elternteil erkrankt ist, beträgt vielmehr nur 10–15%.

erbliche Einflüsse nur Teilursache

Haben die Ehepartner von Patienten ebenfalls ein erhöhtes Erkrankungsrisiko?

Nein! Sofern sie nicht selbst aus einer Familie stammen, in der psychotische Erkrankungen vorliegen, haben sie nur das allgemeine Erkrankungsrisiko von 1%.

risikofrei

❶ Psychotische Erkrankungen sind nicht ansteckend!

◘ Tab. 2.1. Erkrankungsrisiko (Mittelwert), wenn Verwandte eine schizophrene Psychose haben	
	Erkrankungsrisiko
Kinder:	
— ein Elternteil erkrankt	12%
— beide Elternteile erkranken	40%
Geschwister:	
— ein eineiiger Zwilling erkrankt	48%
— ein zweieiiger Zwilling erkrankt	15%
— normale Geschwister	10%
Verwandte zweiten Grades:	
— Onkel, Tante, Nichte, Neffe usw. erkrankt	4%
— Durchschnittsbevölkerung	1%

2

Gibt es neuere Erkenntnisse auf dem Gebiet der genetischen Forschung?

In den letzten 10 Jahren hat die molekulargenetische Forschung (Einblick in die kleinsten Einheiten der erblichen Informationsträger) große Fortschritte gemacht. Dabei hat sich gezeigt, dass es nicht **das** typische Gen für die schizophrenen Erkrankungen gibt.

Risikogene

Aber es haben sich mittlerweile mehrere »Risikogene« finden lassen, die in unterschiedlicher Häufigkeit bei den meisten Patienten mit einer Psychose aus dem schizophrenen Formenkreis zu finden sind.

Wenn ein Mensch überhaupt keines dieser Risikogene besitzt, kann er praktisch keine schizophrene Erkrankung entwickeln (»keine Vulnerabilität«, ◘ Abb. 2.1). Wer ein bis zwei Risikogene trägt, kann krank werden, wenn ein außergewöhnlicher Stress in seiner Umgebung auftritt. Wer drei, vier oder mehr Risikogene besitzt, der kann schon bei ganz normalen Anforderungen des Lebens erkranken (»hohe Vulnerabilität«).

Bisher spielen diese Befunde noch keine praktische Rolle im Behandlungsalltag. Aber es bleibt die Hoffnung, dass man eines Tages das Vulnerabilitätsmuster genauer beschreiben kann, um dann jedem Erkrankten die für ihn optimale Behandlung auf den Leib schneidern zu können. Auch wenn manche Menschen ein gewisses Unbehagen vor diesen Erkenntnissen verspüren, so kann eindeutig festgestellt werden, dass diese Forschung sicher zur Verbesserung der Behandlungsmöglichkeiten führen wird!

Welche Rolle spielen somatische Faktoren?

veränderte Gehirnsubstanz

Unter somatischen (körperlichen) Faktoren versteht man in erster Linie krankhafte Veränderungen der Gehirnsubstanz, wie dies z. B. nach Zwischenfällen bei der Geburt durch Sauerstoffmangel oder nach schweren Gehirnentzündungen der Fall sein kann.

In Schichtenaufnahmen des Gehirns (Computertomographie oder Kernspintomographie; ► 1.7, Abschn. »Wie lassen sich die apparativen Untersuchungsmethoden kurz beschreiben?«) lassen sich bei einem Teil der Patienten Abweichungen von der üblichen Norm feststellen. In erster Linie handelt es sich dabei um eine Erweiterung des Ventrikelsystems (Wasserkammern des Gehirns) und eine Abnahme der grauen Hirnsubstanz. Die Beeinträchtigung der »Gehirnarchitektur« scheint sich auf das Ausmaß der Vulnerabilität (seelische Verwundbarkeit) auszuwirken. Alle Eltern versuchen normalerweise alles zu tun, damit sich ihre Kinder möglichst gesund entwickeln können. Aber leider wird in den letzten Jahren die Bedeutung von Impfungen gegen Masern, Keuchhusten, Windpocken, Kinderlähmung, Mumps, Röteln usw. immer mehr unterschätzt. Auch wenn der Impfschutz keine Garantie gegen das spätere Auftreten einer Psychose darstellt, so könnte die Vermeidung einer schwerwiegenden Infektionskrankheit während der frühen Kindheit vielleicht der berühmte Tropfen sein, der das Fass – sprich die Krankheit – später nicht zum Überlaufen bringt. Deshalb sollte für alle Mütter und Väter die gesunde Ernährung ihrer Kinder und die Einhaltung aller Vorsorgeuntersuchungen beim Kinderarzt eine Selbstverständlichkeit sein (▶ 2.2, Abschn. »Ist das Ausmaß der Vulnerabilität eines Menschen immer gleich?« und ▶ 2.2, Abschn. »Welchen Schutz vor dem Ausbruch einer Psychose gibt es für Menschen mit einer erhöhten Vulnerabilität?«).

2.6 Zur frühkindlichen Entwicklung

Kann durch eine gestörte Eltern-Kind-Beziehung alleine eine Psychose ausgelöst werden?

Nein! Als man sich in den 1950er Jahren intensiv mit dem seelischen Werdegang von psychisch Kranken beschäftigte, stellte man fest, dass dem innerfamiliären Klima während der Kindheit eine besondere Bedeutung zukommt.

❗ Kinder, die sich bei ihren Eltern geborgen und wohlgefühlt haben, wirken im späteren Leben meist selbstsicherer, robuster und weniger anfällig als jene, die sich zu Hause ungeliebt und vernachlässigt fühlten.

Im Grunde ist dies nur eine Bestätigung dessen, was erfahrene Erzieher und Pädagogen in ihrer täglichen Arbeit auch beobachten können. Kinder aus einem stabilen Elternhaus sind normalerweise ausgeglichener und in ihren Leistungen beständiger als Heranwachsende, die z. B. in einem Heim leben müssen.

Aus diesen Erkenntnissen wurde dann gefolgert, dass von der Qualität der elterlichen Fürsorge nicht nur die allgemeine Lebenstüchtigkeit abhinge, sondern auch die Weichen gestellt würden für das spätere Erkranken bzw. Nichterkranken an einer Psychose. Man glaubte festgestellt zu haben, dass sowohl durch überängstlich-überbehütendes Verhalten als auch durch eisige Gleichgültigkeit und vordergründige Freundlichkeit bei eigentlicher innerer Ablehnung des Kindes die seelische Reifung derart gestört würde, dass später zwangsläufig eine Psychose auftreten müsse. In weiteren Untersuchungen ergaben sich Hinweise, dass der Umgangsstil zwischen Eltern und Kindern dahingehend krankmachend sein könnte, dass Eltern, die einerseits den Kindern großzügig etwas erlauben und sie andererseits für Übertretungen aber hart bestrafen, ihre Kinder durch diese »Beziehungsfalle« (»double bind«) in eine Psychose »treiben« würden. In zahlreichen Studien konnte aber dieser vermutete Zusammenhang nicht eindeutig nachgewiesen werden.

Bedeutung elterlicher Geborgenheit

Eine Zusammenstellung beeindruckender Dokumente, welche Not und welches Unglück mit diesen vorschnellen Behauptungen über viele Familien gebracht wurde, befinden sich in einem Buch von Dörner mit dem Titel: »Freispruch der Familie«. Vor allem das Schlagwort der »schizophrenogenen Mutter« (Mütter, die die Krankheit selbst verursacht haben sollen) spukt noch immer in den Köpfen vieler leidgeprüfter Angehöriger herum! Diese Bezeichnung hat bei vielen Familien unsagbares Leid ausgelöst, da

Fehlschlüsse

alle Eltern neben den belastenden Auswirkungen der Krankheit zusätzlich mit dem Vorwurf leben mussten, grundsätzlich selbst am Ausbruch der Psychose schuld zu sein.

Welche Bedeutung hat eine gestörte Eltern-Kind-Beziehung?

seelische Reifung beeinträchtigt

Gestörte Eltern-Kind-Beziehungen können die seelische Reifung eines Menschen erheblich beeinträchtigen. Beschwerden dieser Art sind typisch für psychogene Erkrankungen, die demzufolge nicht selten ihren Keim in der Kindheitsentwicklung haben können.

Ob schwere Störungen der Eltern-Kind-Beziehung auch die Vulnerabilität für Psychosen erhöhen können, lässt sich zwar nicht mit Sicherheit sagen. Es ist aber nicht ganz auszuschließen, dass eine ständige Beeinträchtigung des Selbstwertgefühls oder auch eine extreme überfürsorgliche Behütung des Kleinkindes die Anfälligkeit für psychotische Erkrankungen erhöhen kann.

Eltern nicht zu generellen Sündenböcken machen

Allerdings muss aber auch festgestellt werden, dass kleinere Erziehungsfehler, wie sie vermutlich in jeder »normalen« Familie auftreten, sicher keine schizophrene Psychose bedingen können. Außerdem ist darauf hinzuweisen, dass Patienten mit einer psychotischen Erkrankung häufig schon in früher Kindheit eine Reihe von Verhaltensauffälligkeiten zeigen, die verständlicherweise die mit der Erziehung befassten Personen verunsichern und zu einer negativen Beeinflussung des Familienklimas beitragen können. In solchen Fällen ist also die Störung der Familienatmosphäre nicht die Ursache sondern die Folge der Erkrankung. Aus diesen Gründen ist es sicher nicht gerechtfertigt, den Angehörigen in oftmals sehr einseitiger Weise eine Sündenbockrolle in Bezug auf die Krankheitsentstehung zuzuweisen (▶ Box)

Mögliche Auswirkungen einer gestörten Eltern-Kind-Beziehung
- Ängstlich-selbstunsicheres Verhalten
- Mangelndes Selbstvertrauen
- Geringes Durchsetzungsvermögen
- Neigung zu grundloser Niedergeschlagenheit
- Fehlende Lebensfreude
- Hemmungen im Kontaktbereich
- Kein ausreichendes Durchhaltevermögen
- Anfälligkeit für eine Drogensucht

Welche Rolle spielt die »Nestwärme« in der Kindheit für die spätere Lebenstüchtigkeit?

Auch wenn es in der heutigen Zeit eher unmodern und konservativ gilt, dem herkömmlichen Familienideal eine größere Bedeutung beizumessen, so spielt die regelmäßige Anwesenheit einer festen Beziehungsperson zumindest in den ersten drei Lebensjahren eine sehr stabilisierende Rolle! Die Entwicklung des Urvertrauens in das Leben mit dem Gefühl, das wichtigste Wesen auf Erden zu sein, dem zwei Elternteile ihre maximale Zuwendung und bedingungslose Liebe geben, ist für das Gedeihen des Selbstvertrauens sehr wertvoll. Die drei bekannten »Z« – Zeit, Zuwendung, Zärtlichkeit – schaffen offensichtlich die idealen Bedingungen, dass die Nervenzellen im Gehirn entsprechend sprossen und sich optimal vernetzen können.

die 3 »Z«:
- Zeit
- Zuwendung
- Zärtlichkeit

Durch Nestwärme alleine kann zwar der Ausbruch einer Psychose bei entsprechender Veranlagung nicht verhindert werden. Aber Patienten aus stabilen Familien mit gutem verwandtschaftlichem Rückhalt schaffen es meist leichter, mit ihrer Erkrankung zurechtzukommen.

Aus psychiatrischer Sicht wäre die Gesellschaft gut beraten, sehr viel mehr Geld in die Unterstützung von jungen Familien und ganz besonders von alleinerziehenden Elternteilen zu investieren. Dies käme vor allem besonders sensibel und empfindsam veranlagten Kindern zugute.

2.7 Auswirkungen von Stress

Welche Bedeutung haben belastende Lebensereignisse?

Durch eine Häufung von seelischen Belastungsmomenten kann es bei entsprechend veranlagten Menschen mit einer erhöhten Vulnerabilität zum Ausbruch einer Psychose kommen.

Häufung seelischer Belastungsmomente

❗ Vor allem bei Wiedererkrankungen lassen sich in den Wochen vorher häufig akute Belastungen feststellen (berufliche Überforderung, Übernahme neuer Lebensaufgaben, Ärger und Enttäuschungen, Verluste, Ortswechsel usw.).

Auch bei Ersterkrankungen finden sich häufig in den Wochen und Monaten vorher problematische Lebensereignisse. Wie unter ▶ 2.2 beschrieben, können die seelischen »Sicherungen« bei entsprechend veranlagten Menschen unter anhaltender Belastung eben leichter »durchbrennen«.

Welche Möglichkeiten gibt es, sich gegen unvermeidbaren Stress zu schützen?

Wenn Prüfungen sich häufen, eine neue berufliche Aufgabe zu bewältigen ist, ein Wechsel des Arbeitsplatzes bevorsteht oder eine spannungsgeladene Beziehung zu Kollegen usw. nicht rasch geklärt werden kann, muss bei vor-

2

Stärkung der Bewälti-gungsmechanismen

handener Vulnerabilität die Gefahr einer seelischen Überlastung sehr ernst genommen werden.

Wenn sich Stressereignisse immer wieder häufen und deren Bewältigung regelmäßig größere Schwierigkeiten bereitet, sollte mit dem Arzt nochmals gründlich überlegt werden, ob nicht durch eine klärende Aussprache mit den Konfliktpartnern – am besten unter Einschaltung von Angehörigen oder anderen vertrauten Personen – eine Entspannung der Situation herbeigeführt werden kann. Außerdem ist im psychotherapeutischen Gespräch nach Möglichkeiten zu suchen, wie die bestehenden Schwierigkeiten umgangen und überwunden werden können, wobei es vor allem auf eine Stärkung der Bewältigungsmechanismen ankommt.

Erhöhung der Medikamentendosis

Ist allerdings eine Vermeidung dieser Stressmomente sowie eine Abhilfe auf normalem Wege durch Aussprache usw. nicht möglich, hat es sich bei einer Reihe von Patienten bewährt, die medikamentöse Dosis vorsichtshalber etwas zu erhöhen, auch wenn noch keine Frühwarnsymptome aufgetreten sind (▶ Box).

Abhilfe bei unvermeidbarem Stress
Stress-Situationen
- Prüfungen
- Arbeitsplatzwechsel
- Akuter Leistungsdruck
- Anhaltende Überforderung
- Zwischenmenschliche Spannungen, die sich nicht beheben lassen
- Beginn einer Jahreszeit, in der es früher schon öfters zu Rückfällen kam
- Grundsätzlich alle Situationen, die zu einer erheblichen inneren Anspannung führen und die **kurzfristig** anderweitig nicht bewältigt werden können

Praktisches Vorgehen
- Zur besseren Bewältigung derartiger Stresssituationen unbedingt eine psychotherapeutische Behandlung einleiten
- Erhöhung der medikamentösen Dosis, auch wenn noch keine Frühwarnsymptome aufgetreten sind
- Dosis wieder reduzieren, wenn der akute Stress wieder vorbei ist

---

Nach dem Abklingen der Stressphase kann die Dosis wieder verringert werden, falls zwischenzeitlich keine Frühwarnzeichen aufgetreten sind. Derartige Maßnahmen müssen in jedem Fall mit dem behandelnden Arzt abgesprochen werden, der dann im Einzelfall entscheiden kann, inwiefern dieses Vorgehen infrage kommt.

Kann durch Stress bei jedem Menschen eine Psychose ausgelöst werden?

Nein, normalerweise nicht! Menschen, die keine anlagemäßig bedingte erhöhte Vulnerabilität besitzen, reagieren bei anhaltendem Stress entsprechend ihrer persönlichen Eigenart in anderer Weise, wie z. B. mit Abgeschlagenheit, Müdigkeit, Beeinträchtigung des Schlafes, Magenschmerzen, Kopfweh und evtl. einer bedrückten Stimmung. Durch ein klärendes Gespräch, durch freundschaftlichen Zuspruch oder auch eine Arbeitspause mit Urlaub klingen solche stressbedingten Beschwerden normalerweise rasch wieder ab.

Können Psychosen auch ohne ersichtlichen Stress ausbrechen?

Häufig beginnen psychotische Erkrankungen völlig unerwartet und ohne ersichtlichen äußeren Anlass. Vor allem bei Ersterkrankungen lassen sich nicht immer eindeutige Zeichen der Überforderung ausmachen. Ein solch unerwarteter Krankheitsausbruch stellt meistens eine ungeheuerliche Belastung für die Betroffenen und deren Angehörige dar. Die Angehörigen stehen dem veränderten Verhalten des Familienmitglieds oft völlig fassungslos, hilflos und verstört gegenüber. Die meisten Laien wissen auch heute noch sehr wenig über psychotische Erkrankungen und den bei dieser Krankheit erforderlichen Umgangsstil.

unerwartete Erkrankung

❶ Durch eine verantwortungsbewusstere Berichterstattung in den Zeitungen, im Rundfunk und vor allem im Fernsehen könnte der Informationsstand deutlich verbessert werden, was die bestehenden Vorurteile vermindern und die Lebensbedingungen von Patienten und Angehörigen sicher günstig beeinflussen würde! Aus psychiatrischer Sicht wäre ein Unterrichtsfach »Seelische Gesundheit« mit Informationen zu den wichtigsten psychischen Erkrankungen und deren Behandlung ein Meilenstein in Richtung Verbesserung der Situation von psychisch Kranken!

2.8   Das EE-Konzept

Was versteht man unter dem EE-Konzept?

Dieser Begriff stammt aus dem englischen Sprachraum und wurde in den 1960er Jahren von englischen Psychiatern erstmals beschrieben.

❶ »EE« steht für »expressed emotion«; sinngemäß wird mit diesem Begriff umschrieben, wie heftig und wie ausgeprägt die gefühlsmäßigen Reaktionen eines Menschen im Umgang mit anderen, speziell zwischen Angehörigen und Patienten, sind.

2

**anhaltende seelische
Aufgewühltheit**

Es wurde zunächst der Frage nachgegangen, ob sich in den Familien von Patienten intensivere und heftigere gefühlsmäßige Reaktionen als in anderen Familien finden lassen. Weiterhin versuchte man festzustellen, ob sich ein Zusammenhang herstellen lässt zwischen der Intensität von Gefühlen verschiedenster Art auf Seiten der Angehörigen und dem Krankheitsverlauf der Patienten. Die Wissenschaftler gingen von der bekannten Tatsache aus, dass anhaltender seelischer Stress krank machen kann. Es interessierte nun die Frage, ob eine anhaltende seelische Aufgewühltheit bei entsprechend veranlagten Menschen zum Ausbruch bzw. Wiederauftreten einer Psychose führen kann. Und bei langjährigen Untersuchungen des Krankheitsverlaufes zeigte sich tatsächlich, dass es typische Verhaltensweisen in Familien gibt, die mit einem erhöhten Rückfallrisiko verbunden sind (folgender Abschnitt).

Was sind typische HEE-Verhaltensweisen bei Angehörigen?

❶ »HEE« heißt »high expressed emotion«, also sehr ausgeprägte gefühlsmäßige Reaktionen.

**Überfürsorglichkeit,
Bevormundung,
Kritik,
Feindseligkeit**

Bei den durchgeführten Untersuchungen bezieht sich dieses »HEE« auf das Verhalten der Angehörigen. Besonders durch Überfürsorglichkeit mit Bevormundung, durch Kritik und durch feindselige Ablehnung kann es zu einer solchen HEE-Situation kommen (► Box). In mehreren wissenschaftlichen Untersuchungen konnte belegt werden, dass diese Faktoren sich auf den weiteren Krankheitsverlauf sehr ungünstig auswirken können. Das heißt, in Familien, in denen die Patienten bevormundet und überbehütet werden, in denen sie häufig kritisiert und »niedergemacht« werden und in denen man sie eine feindselige Ablehnung spüren lässt, kommt es zu gehäuften Wiedererkrankungen.

> **Typische HEE-Verhaltensweisen von Angehörigen (»high expressed emotions«: sehr heftige gefühlsmäßige Reaktionen)**
> ▬ Kritikfreudigkeit
> ▬ Feindselige Ablehnung
> ▬ Bevormundung und Überbehütung

Sehr wichtig erscheint in diesem Zusammenhang, dass diese HEE-Verhaltensweisen den Betroffenen selbst oftmals nicht bewusst sind und auch von Außenstehenden nicht ohne weiteres zu erkennen sind. Meist gelingt es nur besonders geschulten und dafür ausgebildeten Therapeuten, derartige Verhaltensmuster rasch zu erfassen.

❶ Nicht jeder, der sich öfters einmal dabei ertappt, energisch und spontan reagiert zu haben, muss gleich befürchten, rückfallverursachend zu sein.

Und sollten sich infolge eines komplizierten Krankheitsverlaufs derartige Verhaltensmuster eingeschlichen und verfestigt haben, so können diese unter fachmännischer Anleitung, z. B. im Rahmen einer verhaltenstherapeutischen Familientherapie, gründlich bearbeitet und »abtrainiert« werden. Genauere Informationen hierzu können in entsprechenden Fachbüchern nachgelesen und bei jedem Nervenarzt oder Psychotherapeuten erfragt werden (▸ 4.2, Abschn. »Welche psychotherapeutischen Behandlungsformen werden in der Akutphase und welche nach der Akutphase eingesetzt?«).

Ist bei HEE-Familien das Verhalten der Angehörigen immer alleine rückfallverursachend?

Nein! Häufig besteht auch der umgekehrte Zusammenhang. Bei sehr schwer erkrankten Patienten mit langer Krankheitsdauer, anhaltenden psychotischen Erlebnissen und gleichzeitig fehlendem Antrieb und mangelnder Selbstständigkeit fühlen sich die Angehörigen meist sehr gestresst. In ihrer Hilflosigkeit reagieren sie dann ungeduldig, gereizt, ablehnend, bevormundend usw. Meistens treten solche kritischen Situationen in jenen Familien auf, in denen es gehäuft zu erneuten Wiedererkrankungen kommt.

sich gegenseitig aufschaukelnde Verhaltensmuster

❗ Sehr oft handelt es sich dabei um Patienten, die ihre Medikation zu früh abgesetzt oder nur halbherzig eingenommen haben.

Welche Konsequenzen ergeben sich aus dem HEE-Konzept?

Im Einzelfall kann man gut verstehen, dass auch Angehörigen manchmal die »Nerven durchgehen« und sie gereizt, ungeduldig und überkritisch reagieren. Aber die Erfahrung hat gezeigt, dass es sich lohnt, derartige Verhaltensweisen möglichst zu vermeiden!

stressfördernde Verhaltensweisen meiden

1. Ein solcher Umgangsstil wirkt äußerst kränkend und beschämend auf die Patienten, da dieses »Durchhängen« ja krankheitsbedingt ist und – abhängig vom Krankheitsstadium – willentlich nur schwer oder gar nicht zu beeinflussen ist.
2. Durch derartige Verhaltensweisen können Wiedererkrankungen ausgelöst werden.

❗ Es ist für alle Angehörigen unumgänglich, sich mit den Besonderheiten der Krankheit vertraut zu machen und in Angehörigengruppen zu lernen, mit diesen Schwierigkeiten möglichst gut zurechtzukommen (▸ 4.5, Abschn. »Welche Verhaltensweisen von Angehörigen haben sich besonders bewährt?«).

Bei hartnäckigen Beziehungsschwierigkeiten kann eine Familientherapie in die Wege geleitet werden.

Familientherapie

Es müssen alle Chancen genutzt werden, den Patienten ein weitgehend unabhängiges und selbstständiges Leben zu ermögliche. Dies wirkt sich nicht nur förderlich auf das Selbstwertgefühl der Patienten aus, es verringert auch die Reibungsfläche zwischen Patienten und Angehörigen.

Was kann man Angehörigen von Patienten mit einem besonders hartnäckigen Krankheitsverlauf raten?

eigene Ungeduld drosseln

Geduld, Geduld, Geduld… um diese Geduld aufbringen zu können, müssen Angehörige unbedingt über die Hintergründe der Erkrankung und die erforderlichen Behandlungsmaßnahmen sehr gut Bescheid wissen. Wenn z. B. Väter verstanden haben, dass das Kritisieren und Herumnörgeln an antriebsschwachen Patienten die Gefahr eines Rückfalles deutlich erhöht, dann schaffen es viele, ihre innere Aufgewühltheit anders zu bewältigen. Der Besuch eines Fitness-Studios oder das Holzhacken im Keller sind sehr viel sinnvoller, als das »Herumhacken« auf den Patienten. Nach einer sportlichen Betätigung gelingt es anschließend oft wieder sehr viel besser, die von einer Minussymptomatik geplagten Patienten zu einer kleinen Eigenaktivität zu motivieren.

Gibt es einen hundertprozentigen Schutz gegen eine Psychose?

Nein! Auch in Familien, in denen sich alle sozusagen vorbildhaft verhalten, in denen also ein überkritischer und feindseliger Umgangston vermieden wird und die Patienten nicht bevormundet werden, kann es trotzdem zu Wiedererkrankungen kommen.

❗ Bisher gibt es keine absolut zuverlässige Methode, um den Ausbruch oder das Wiederauftreten einer Psychose sicher zu verhindern.

medikamentöse Langzeitbehandlung

Aber wenn nach dem Abklingen der akuten Psychose eine wirksame medikamentöse Langzeitbehandlung vorgenommen wird, dann kann das Wiedererkrankungsrisiko, das ohne Antipsychotika innerhalb eines Jahres statistisch bei 70–80% liegt, auf etwa 20% verringert werden (▶ 3.5, Abschn. »Welchen Sinn haben Antipsychotika nach dem Abklingen einer akuten Psychose?«).

Darüber hinaus wirken sich all jene Maßnahmen als stabilisierend aus, die dem Patienten helfen, ein möglichst sorgenfreies Leben mit einer befriedigenden beruflichen Tätigkeit und einer sinnvollen Freizeitgestaltung zu führen.

3

Behandlung mit Medikamenten und ergänzende neurobiologische Hintergrundinformationen

3.1   Compliance-Probleme   – 62

3.2   Behandlung mit Psychopharmaka ganz allgemein   – 63

3.3   Behandlung mit Antipsychotika im Speziellen   – 71

3.4   Dosierung von Antipsychotika   – 86

3.5   Depotmedikation   – 92

3.6   Rückfallschutz durch Antipsychotika   – 95

3.7   Nebenwirkungen der Antipsychotika   – 101

3.8   Extrapyramidalmotorische Nebenwirkungen   – 102

3.9   Psychovegetativ bedingte Nebenwirkungen   – 106

3.10   Sonstige Nebenwirkungen   – 110

3.11   Sehr seltene Nebenwirkungen, aber von
        großer Bedeutung   – 114

3.12   Depressive Verstimmungen   – 119

3.13   Wichtige Zusatzinformationen zur Behandlung
        mit Antipsychotika   – 120

3.14   Alkohol und Drogen   – 122

3.15   Kann durch Drogen eine Psychose ausgelöst werden?   – 122

3.16   Welche therapeutischen Neuerungen bringt
        die Zukunft?   – 126

3

3.1   Compliance-Probleme

Das Compliance-Problem drückt sich in der mangelnden Bereitschaft aus, eine therapeutisch empfohlene Behandlung anzunehmen.

Wodurch kann das Wiedererkrankungsrisiko gesenkt werden?

sinnvolle Kombination
von medikamentösen mit
psychotherapeutischen
und psychosozialen
Maßnahmen

Heutzutage besteht weltweit Einigkeit darüber, dass sich nur durch eine sinnvolle Kombination von medikamentösen mit psychotherapeutischen und psychosozialen Maßnahmen bei gleichzeitiger Einbeziehung der Angehörigen das Wiedererkrankungsrisiko nachhaltig verringern lässt. Die Langzeitbehandlung mit Antipsychotika bildet hierbei die Grundlage für alle weiteren therapeutischen Maßnahmen (▶ Box).

Rückfallverhütende Maßnahmen

- Antipsychotische Langzeitmedikation (optimales Wirkprofil, minimale Nebenwirkungen)
- Psychoedukation (Information über die Krankheit und die erforderlichen Behandlungsmaßnahmen)
- Unterstützende Psychotherapie (Krankheitsverarbeitung, aktuelle Lebensbewältigung, Selbstbewusstsein stärken usw.)
- Verhaltenstherapie (Selbstsicherheitstraining, Problemlösetraining, Kompetenzerweiterung usw.)
- Gesprächs-Psychotherapie
- Tiefenpsychologische Verfahren (nur bei medikamentös sehr stabil eingestellten Patienten sinnvoll)
- Psychosoziale Maßnahmen (Wohnen, Arbeit, Finanzen, Freizeitgestaltung usw.)
- Rehabilitationsmaßnahmen (berufliche Wiedereingliederung usw.)
- Angehörigenbetreuung (professionell geleitete Gruppen, Selbsthilfegruppen usw.)

Warum ist die »Compliance« vieler Patienten so niedrig?

Aufklärungsarbeit

Ohne Zweifel werden viele Patienten durch die Nebenwirkungen der Antipsychotika stark verunsichert und abgeschreckt. Ohne entsprechende Information über die Hintergründe der Krankheit und die Wichtigkeit einer Rückfallschutzbehandlung kann man nicht erwarten, dass die Patienten diese Nebenwirkungen ohne weiteres auf sich nehmen.

Die meisten Patienten fühlen sich bei der Klinikentlassung wieder weitgehend gesund und sind froh, alles überstanden zu haben. Sie wollen aus gut verständlichen Gründen von der Klinik und den dort verabreichten Medikamenten zunächst nichts mehr wissen. Um die Wichtigkeit einer antipsychotischen Langzeitmedikation dennoch einsehen zu können, müssen sehr viele aufklärende Gespräche geführt werden. Nur durch die Vermittlung eines ausreichenden Basiswissens über die Behandlung kann das verständliche Unbehagen von Patienten und Angehörigen abgebaut werden. Diese Information kann zum Großteil in geeigneten Informationsgruppen für Patienten und für Angehörige erläutert werden (z. B. Psychoedukative Gruppen; ▶ 4.2: Abschn. »Wann ist u. U. eine 10- und mehrjährige antipsychotische Rückfallschutzbehandlung angezeigt?«). Durch den dabei gleichzeitig stattfindenden Informationsaustausch über bisherige persönliche Erfahrungen kann das Wissen über die Krankheit und die erforderliche Behandlung lebendiger und anschaulicher dargeboten werden (▶ Box).

Psychoedukative Gruppen

— **Informationsinhalte**
  – Krankheitsbegriff, Diagnosenmanagement
  – Symptomatik
  – Ursachen (Dopaminsystem)
  – Vulnerabilitäts-Stress-Modell
  – Medikation und Nebenwirkungen
  – Psychotherapie
  – Psychosoziale Maßnahmen
  – Frühwarnzeichen und Krisenplan

— **Emotionale Entlastung**
  – Erfahrungsaustausch untereinander
  – Tipps im Umgang mit Krankheit und Therapie besprechen
  – Sich gegenseitig Mut machen
  – Schicksalsgemeinschaft erleben
  – Über eigenes Leid sprechen: »mit-geteiltes« Leid ist oft halbes Leid (aber: keine Affektaktualisierung!)
  – Experte der eigenen Krankheit werden
  – Selbsthilfekräfte stärken usw.

3.2 Behandlung mit Psychopharmaka ganz allgemein

Welche Behandlungsformen haben sich bei psychotischen Erkrankungen bewährt?

Die Therapie der Psychosen aus dem schizophrenen Formenkreis lässt sich generell in drei Bereiche untergliedern in **eine medikamentöse Behandlung**, in **psychotherapeutische Behandlungsverfahren** (Vermittlung von Informationen und Beratung: Psychoedukation, Behandlung durch Gespräche, Ein-

Therapiebausteine

übung neuer Verhaltensweisen usw.) und **psychosoziale/rehabilitative Maß-nahmen** (gezielte Beeinflussung der Alltagssituation durch lebenspraktische Maßnahmen aus den Bereichen Arbeit, Wohnung, Freizeitgestaltung usw.; ► Box).

Behandlungsverfahren bei Psychosen
- Medikamentöse Therapie
- Psychotherapeutische Behandlung
- Psychosoziale Maßnahmen

Die verschiedenen Therapiebausteine kommen nicht immer gleichzeitig zur Anwendung, sondern werden gezielt und in Abhängigkeit von der jeweiligen Krankheitsphase (Akutphase, Stabilisierungsphase, Remissionsphase) im Rahmen eines Gesamtbehandlungsplanes eingesetzt und immer wieder angepasst. Zur genauen Beschreibung der nichtmedikamentösen Therapieformen ► Kap. 4.

Was ist die wirksamste Behandlungsform bei psychotischen Erkrankungen?

Antipsychotika

In zahlreichen Studien hat sich weltweit herausgestellt, dass bei Psychosen aus dem schizophrenen Formenkreis die Behandlung mit Antipsychotika (früher: »Neuroleptika«) allen anderen Therapieformen überlegen ist.

❶ Als Antipsychotika werden Medikamente bezeichnet, die Plus- und Minussymptome bei Psychosen günstig beeinflussen.

Antipsychotika bzw. Neuroleptika gehören zur Gruppe der Psychopharmaka; darunter werden alle Medikamente zusammengefasst, die einen Einfluss auf die Psyche haben und sich regulierend auf das seelische Befinden auswirken.

Durch die Einführung der Antipsychotika in die psychiatrische Behandlung hat sich in den Kliniken eine »stille Revolution« vollzogen. Während früher sehr viele Patienten in akuten Krankheitsphasen gewaltsam fixiert und in Zwangsjacken ruhiggestellt werden mussten, sind Maßnahmen dieser Art heute nur noch in Ausnahmefällen während einer kurzen Zeitspanne erforderlich. Die meisten Patienten können innerhalb relativ kurzer Zeit wieder weitgehend selbstständig und ohne dauernden Verbleib in der Klinik leben. Früher waren 3/4 der psychotisch Erkrankten in stationärer Behandlung und nur 1/4 konnte ambulant betreut werden. Die Einführung der Antipsychotika hat eine Umkehrung dieses Zahlenverhältnisses ermöglicht (❏ Tab. 3.1).

reduzierte stationäre Behandlungsdauer

Die durchschnittliche stationäre Behandlungsdauer hat sich dadurch dramatisch verändert: Während früher die durchschnittliche Aufenthaltsdauer bei 3 Jahren lag, ist sie mittlerweile auf unter 3 Monate gesunken. Die

◻ Tab. 3.1. Behandlung von Psychosen vor und nach der Einführung von Antipsychotika

	Vor Einführung der Antipsychotika (1. Hälfte des vorigen Jahrhunderts)	Nach Einführung der Antipsychotika (2. Hälfte des vorigen Jahrhunderts)
Stationäre Patienten	75%	25%
Ambulante Patienten	25%	75%
Durchschnittliche stationäre Behandlungsdauer	3 Jahre	weniger als 3 Monate

Verkürzung der stationären Behandlungsphase ist ein wesentlicher Beitrag zur Verbesserung der Lebensqualität psychotisch erkrankter Patienten.

Diese erfreuliche Entwicklung ist natürlich nicht alleine auf die Einführung der Antipsychotika zurückzuführen, sondern wurde auch ganz wesentlich durch den Ausbau von ambulanten und sog. komplementären (ergänzenden) Einrichtungen wie Tageskliniken, Psychiatrische Institutsambulanzen, Sozialpsychiatrische Dienste, Gemeindepsychiatrische Zentren, Tagesstätten, betreute Wohnformen usw. ermöglicht (▶ 4.4ff.).

Welche Psychopharmaka gibt es?

Wie in obigem Abschnitt »Was ist die wirksamste Behandlungsform bei psychotischen Erkrankungen?« bereits erwähnt, werden alle Medikamente als Psychopharmaka bezeichnet, die zur Behandlung von seelischen Erkrankungen geeignet sind.

Die Einteilung der Medikamente hängt sowohl von ihrer chemischen Beschaffenheit wie auch von ihrer Anwendbarkeit bei unterschiedlichen seelischen Erkrankungen ab und erfolgt in der Literatur somit uneinheitlich. Die Psychopharmaka lassen sich in folgende Gruppen untergliedern:

- Antipsychotika (Neuroleptika; wirken gegen Psychosen),
- Antidepressiva (depressionslösende Medikamente),
- Moodstabilizer (Stimmungsstabilisierer; schützen vor Rückfall in Depression oder Manie),
- Anxiolytika (Tranquilizer; angstlösende Medikamente),
- Hypnotika (schlafanstoßende Medikamente),
- Antidementiva (gegen Alzheimer-Krankheit) und
- Psychostimulanzien (fördern die geistige und körperliche Leistungsfähigkeit).

Gruppen von Psychopharmaka

Im weitesten Sinne werden von manchen Autoren auch Medikamente zur Behandlung von Entzugssymptomen zu den Psychopharmaka gezählt. Die einzelnen Hauptgruppen können gemäß ihrer unterschiedlichen chemischen Struktur oder ihres Angriffsortes an den Rezeptoren im Gehirn in weitere Untergruppen unterteilt werden (▶ Box).

Bevor die Behandlung mit Antipsychotika, den wichtigsten Medikamenten zur Pharmakotherapie der Psychosen aus dem schizophrenen Formenkreis, ausführlich dargestellt wird, sollen die drei anderen Substanzgruppen – Antidepressiva und Anxiolytika sowie Stimmungsstabilisierer – kurz beschrieben werden. Sie kommen bei der Behandlung von Psychosen ebenfalls zur Anwendung (▶ Box).

Medikamentöse Behandlung von Psychosen

1   Antipsychotika

1.1 Typische (»klassische«) Antipsychotika (1. Generation):
   – Benperidol (z. B. Glianimon)
   – Bromperidol (z. B. Impromen)
   – Chlorprothixen (z. B. Truxal)
   – Flupentixol (z. B. Fluanxol)
   – Fluphenazin (z. B. Dapotum)
   – Fluspirilen (z. B. Imap)
   – Haloperidol (z. B. Haldol)
   – Levomepromazin (z. B. Neurocil)
   – Melperon (z. B. Eunerpan)
   – Perazin (z. B. Taxilan)
   – Perphenazin (z. B. Decentan)
   – Pimozid (z. B. Orap)
   – Pipamperon (z. B. Dipiperon)
   – Prothipendyl (z. B. Dominal)
   – Sulpirid (z. B. Dogmatil)
   – Thioridazin (z. B. Melleril)
   – Zuclopenthixol (z. B. Ciatyl-Z) usw.

1.2 Atypische (»neuere«) Antipsychotika (2. Generation):
   – Amisulprid (z. B. Solian)
   – Aripiprazol (z. B. Abilify)
   – Asenapin[a]
   – Clozapin (z. B. Leponex)
   – Olanzapin (z. B. Zyprexa)
   – Quetiapin (z. B. Seroquel)
   – Paliperidon (z. B. Invega)
   – Risperidon (z. B. Risperdal)
   – Sertindol (z. B. Serdolect)
   – Ziprasidon (z. B. Zeldox)
   – Zotepin (z. B. Nipolept) usw.

2   Antidepressiva

2.1 Tri- und tetrazyklische Antidepressiva (ältere Generation)
   – Amitriptylin (z.B. Saroten)
   – Clomipramin (z.B. Anafranil)
   – Doxepin (z.B. Aponal)

---

[a] Bei Drucklegung des Buches noch nicht auf dem Markt erhältlich.

▼

- Imipramin (z.B. Tofranil)
- Maprotilin (z.B. Ludiomil)
- Mianserin (z.B. Tolvin)
- Nortriptylin (z.B. Nortrilen)
- Trazodon (z.B. Thombran)
- Trimipramin (z.B. Stangyl)

2.2 Selektiv-serotonerg und/oder noradrenerg wirkende Antidepressiva (neuere Generation)
- Citalopram (z.B. Cipramil)
- Duloxetin (z.B. Cymbalta)
- Escitalopram (z.B. Cipralex)
- Fluoxetin (z.B. Fluctin)
- Fluvoxamin (z.B. Fevarin)
- Mirtazapin (z.B. Remergil)
- Nefazodon (z.B. Nefadar)
- Paroxetin (z.B. Seroxat)
- Reboxetin (z.B. Edronax)
- Sertralin (z.B. Zoloft)
- Venlafaxin (z.B. Trevilor)

2.3 MAO-Hemmer (Monoaminoxidase-Hemmer, erhöhen den Serotonin-Gehalt)
- Moclobemid (z.B. Aurorix)
- Tranylcypromin (z.B. Jatrosom)

2.4 Sonstige Antidepressiva
- Hyperuricum (z.B. Jarsin/auf pflanzlicher Basis)

3 Stimmungsstabilisierer
- Carbamazepin (z.B. Tegretal)
- Lamotrigin (z.B. Elmendos)
- Lithiumsalze (z.B. Quilonum ret., Hypnorex ret.)
- Valproinsäure (z.B. Ergenyl, Leptilan, Orfiril)
- Pregabalin (z.B. Lyrica)
- Topiramat (z.B. Topamax)

4 Anxiolytika (angstlösende Medikamente)
- Buspiron (z.B. Bespar)
- Diazepam (z.B. Valium)
- Lorazepam (z.B. Tavor)
- Opipramol (z.B. Insidon)

5 Hypnotika (Schlafmittel)
- Chloralhydrat (z.B. Chloraldurat)
- Flunitrazepam (z.B. Rohypnol)
- Lormetazepam (z.B. Noctamid)
- Oxazepam (z.B. Adumbran)
- Zaleplon (z.B. Sonata)
- Zolpidem (z.B. Stilnox)
- Zopiclon (z.B. Ximovan)

Wie wirken Antidepressiva?

Antidepressiva

Die Antidepressiva werden zwar hauptsächlich zur Behandlung von depressiven Erkrankungen eingesetzt, spielen aber auch bei depressiven Verstimmungen und Minussymptomen im Rahmen von schizophrenen Psychosen eine bedeutende Rolle (▶ Kap. 4.4).

Depressiven Erkrankungen liegt eine Störung des Nervenstoffwechsels mit einem Mangel an Serotonin und Noradrenalin zugrunde. Antidepressiva unterstützen den Körper, um mit dieser Mangelsituation besser fertig zu werden. Sie stellen sozusagen eine Starthilfe dar, damit sich die Selbstheilungskräfte wieder entfalten können und eine allmähliche Besserung der Stimmungslage möglich wird.

Je nach Substanzklasse können Antidepressiva zu Beginn entweder etwas müde machen und Mundtrockenheit verursachen (trizyklische Antidepressiva, siehe dort) oder sie können eine leichte Übelkeit mit Appetitrückgang in den ersten zwei Behandlungswochen verursachen (SSRI, siehe dort).

Trotz gewisser Nebenwirkungen, die nicht immer ganz vermeidbar sind, haben die Antidepressiva die Behandlung von Depressionen grundsätzlich revolutioniert!

Mit diesen Medikamenten können die früher oft wochen- und monatelang von schwerster Niedergeschlagenheit und quälender innerer Unruhe geplagten Patienten relativ schnell eine Erleichterung ihrer Beschwerden und damit wieder eine Zunahme von Lebensmut und Hoffnung verspüren.

Antidepressiva werden auch zur Behandlung von Angststörungen, Schlafstörungen, Essstörungen und chronischen Schmerzzuständen erfolgreich eingesetzt.

Unten stehende ◘ Tab. 3.2 gibt einen Überblick, wie die Antidepressiva in verschiedene Untergruppen eingeteilt werden. Genauere Informationen zu diesen Medikamenten und den wichtigsten Nebenwirkungen müssen im Bedarfsfall mit dem behandelnden Arzt besprochen werden. Die ausführlichere Darstellung würde den Rahmen dieses Buches sprengen.

Welche Rolle spielen Anxiolytika (»Angstlöser«)

Anxiolytika

Anxiolytika (Tranquilizer) werden häufig vorübergehend als Begleitmedikation bei Angst- und Unruhezuständen gegeben, bis die eigentliche Wirkung der Antipsychotika oder Antidepressiva einsetzt. Durch die zusätzliche Behandlung z. B. mit Tranquilizern ist es oft erst möglich, hartnäckige Unruhe- und Erregungszustände oder ausgeprägte Schlafstörungen hinreichend zu beeinflussen, sofern eine weitere Dosissteigerung der Antipsychotika wegen bereits ausgeprägter Nebenwirkungen nicht mehr möglich ist. Angewendet werden sie auch, wenn bei einer fehlenden beruhigenden Wirkung des eingesetzten Präparates zusätzlich ein angstlösendes und dämpfendes Mittel gegeben werden muss. Zu dieser Gruppe gehören in erster Linie auch die Benzodiazepine, die wegen ihrer zuverlässigen und sicheren Wirkweise häufig eingesetzt werden, aber aufgrund des

◘ Tab. 3.2. Antidepressiva

Art des Antidepressivums	Präparatename
Trizyklische Antidepressiva (bestehen aus 3 Benzolringen, erhöhen den Spiegel von Serotonin und Noradrenalin)	z. B. Saroten, Aponal, Anafranil, Tofranil, Pertofran, Stangyl usw.
Tetrazyklische Antidepressiva (bestehen aus 4 Benzolringen, erhöhen den Spiegel von Serotonin und Noradrenalin)	z. B. Ludiomil, Tolvin, Thombran usw.
Serotonin-Wiederaufnahmehemmer (reichern ganz speziell das Serotonin an)	z. B. Fevarin, Fluctin, Seroxat, Zoloft, Cipramil, Cipralex, Nefadar
Serotonin- und Noradrenalin-Wiederaufnahmehemmer (reichern Serotonin und Noradrenalin an)	z. B. Remergil, Trevilor, Cymbalta
Noradrenerge Wiederaufnahmehemmer (reichern nur Noradrenalin an)	z. B. Edronax
Monoaminooxidasehemmer (hemmen den Abbau von Serotonin)	z. B. Jatrosom, Aurorix
Pflanzliche Präparate (z. B. Johanniskraut, hebt den Serotoninspiegel, bei leichteren Depressionen geeignet)	z. B. Jarsin usw.

Risikos einer Abhängigkeitsentwicklung in der Regel jedoch nur für einen begrenzten Zeitraum (meist 4–8 Wochen) infrage kommen.

Was sind Moodstabilizer (Stimmungsstabilisierer)?

Stimmungsstabilisierer haben eine ausgleichende Wirkung bei extremen Gefühlsschwankungen wie sie bei schweren Manien oder Depressionen (himmelhochjauchzend – zu Tode betrübt) vorkommen, den sog. bipolaren affektiven Erkrankungen. Bipolar deshalb, weil die beiden gegensätzlichen Pole – Manie und Depression – abwechselnd auftreten können. Rein manische Erkrankungen werden hauptsächlich mit Stimmungsstabilisierern behandelt, in der Akutphase sind jedoch oft zusätzlich Antipsychotika und/oder Tranquilizer erforderlich. Stimmungsstabilisierer werden auch bei schizoaffektiven Psychosen und bei Psychosen aus dem schizophrenen Formenkreis eingesetzt.

❶ Insbesondere wenn Antipsychotika keine ausreichende Wirkung auf die psychotischen Symptome zeigen, zusätzlich ausgeprägte manische Symptome vorhanden sind oder die Antipsychotika wegen Nebenwirkungen nicht höher dosiert werden können, ist der Einsatz von Stimmungsstabilisierern zu überlegen. Eine ganz besondere Bedeutung besitzen die Moodstabilizer bei anhaltenden und hartnäckigen Selbstmordgedanken; dieser schützende Effekt ist bei Lithium am ausgeprägtesten.

Mit Ausnahme von Lithium (s. unten) handelt es sich bei den Moodstabilizern um Antiepileptika; das sind Medikamente, die zur Behandlung von epileptischen Krampfanfällen eingesetzt werden. Im Lauf der letzten Jahrzehnte wurde auch deren stimmungsregulierende Wirkung entdeckt. Sie werden in erster Linie zum Schutz vor Rückfällen verordnet. Sie verhindern sowohl Höhenflüge als auch depressive Abstürze und schützen vor allem vor immer wiederkehrenden Selbstmordgedanken. Die Moodstabilizer zählen inzwischen zur Standardtherapie in der Psychiatrie.

Wann kommt eine Behandlung mit Lithium infrage?

Lithium ist der bekannteste und älteste Moodstabilizer (Stimmungsstabilisierer). Lithium ist ein körpereigenes Salz, das bei jedem Menschen in sehr geringen Mengen vorhanden ist. Wenn man den körpereigenen Lithiumgehalt um den Faktor 10 oder 20 erhöht, kommt es zu einer nachhaltigen Stabilisierung des Serotonin- und Noradrenalinhaushaltes (stimmungsre-

Lithium schützt vor Selbstmordgedanken

gulierende Neurotransmitter). Dadurch wird sowohl das Risiko für depressive Abstürze mit schweren Selbstmordkrisen als auch die Gefahr von manischen Höhenflügen abgemildert. Bei den schizoaffektiven Psychosen (► Kap. 1) kann die Kombination von Lithium und Antipsychotika zu einer Regulierung sowohl von psychotischen Erlebnissen als auch starken Stimmungsschwankungen beitragen.

Da Lithium ausschließlich über die Niere ausgeschieden wird, muss auf eine ausreichende Flüssigkeitszufuhr (2–3 l täglich) gewissenhaft geachtet werden. Sehr wichtig sind außerdem regelmäßige Kontrollen des Lithiumspiegels im Blut. Eine Überdosierung muss unbedingt vermieden werden. Die genaueren Informationen zu Lithium und den übrigen Moodstabilizern können bei jedem Psychiater in Erfahrung gebracht werden.

Wann werden welche Psychopharmaka bei der Behandlung von Psychosen eingesetzt?

Je nach Befinden des Patienten und der vorherrschenden Symptome kann es gerade in der Akutphase erforderlich werden, mehrere Psychopharmaka gleichzeitig zu geben. Die Behandlung der Plus- und Minussymptomatik wird fast immer mit Antipsychotika durchgeführt. Spannungs- und Erregungszustände erfordern manchmal den Einsatz eines weiteren (beruhigenden) Antipsychotikums oder eines Tranquilizers (◖ Tab. 3.3).

zusätzliche Anwendung von Psychopharmaka

Eine zusätzliche Gabe von Antidepressiva, Stimmungsstabilisierern oder Tranquilizern bzw. Hypnotika (Schlafmittel) kann erforderlich werden, wenn

- depressive Verstimmungszustände auftauchen,
- sich eine unabschüttelbare Ängstlichkeit einstellt oder
- lang anhaltende Schlafstörungen bestehen.

Zur Linderung von Nebenwirkungen stehen Antiparkinsonmittel bzw. Medikamente gegen vermehrten Speichelfluss, Herzrasen, Verstopfung usw. zur Verfügung.

◻ **Tab. 3.3.** Medikamente bei der Behandlung von Psychosen

Art des Medikaments	Symptome, Beschwerden
Antipsychotika	Gegen Plus- und Minussymptome (früher: typische Antipsychotika) (heute: atypische Antipsychotika)
Antidepressiva	Bei depressiven Verstimmungen, Antriebslosigkeit, bei Selbstmordgedanken
Moodstabilizer	Bei schweren Stimmungsschwankungen, bei depressiven Verzweiflungszuständen, bei manischen Höhenflügen, bei hartnäckigen Selbstmordgedanken
Tranquilizer (beruhigende Medikamente)	Bei akuten Unruhe- und Erregungszuständen, bei anhaltenden Angstgefühlen, bei Schlafstörungen und akuten Selbstmordgedanken
Antiparkinsonmittel	Bei Nebenwirkungen unter Antipsychotika in Form eines Parkinsonoids (Muskelsteifigkeit)
Sonstige Medikamente	Zur Linderung von Nebenwirkungen wie z. B. vermehrtem Speichelfluss, Herzrasen, Verstopfung, Mundtrockenheit usw.

Die Kombination der Psychopharmaka sollte unbedingt von einem erfahrenen Facharzt überwacht werden, der über die möglichen Wechselwirkungen der Medikamente untereinander gut Bescheid weiß.

3.3 Behandlung mit Antipsychotika im Speziellen

Seit wann gibt es Antipsychotika?

Die Antipsychotika wurden erstmals 1952 von den französischen Psychiatern Delay und Denicker offiziell als Behandlungsverfahren bei Psychosen beschrieben. Diese Revolutionierung (Umwälzung) der psychiatrischen Behandlung von Psychosen hat die Prognose und den Verlauf dieser Erkrankungen wesentlich verbessert. Seither kann aktiv Einfluss auf den Genesungsprozess in ganz ähnlicher Weise genommen werden, wie dies bei anderen körperlichen Krankheiten auch üblich ist.

seit 1952 offiziell verwendet

Die Patienten haben durch die Einführung der antipsychotischen Behandlung die Chance erhalten, ein von anderen weitgehend unabhängiges und selbstständiges Leben zu führen.

Was ist der Unterschied zwischen Antipsychotika und Neuroleptika?

Keiner! Bis vor wenigen Jahren wurden diese Medikamente als Neuroleptika bezeichnet, was mit »Nervenentspanner« übersetzt werden kann. Im englischsprachigen Bereich hat sich zwischenzeitlich der Begriff Antipsychotika durchgesetzt. Zur Erleichterung der internationalen Verständigung soll dieser Name nun auch bei uns eingeführt werden.

Wie wirken Antipsychotika?

Antipsychotika können sowohl einen allgemein beruhigenden, dämpfenden und entspannenden (sedierenden) Effekt zeigen, als auch anregende und aktivierende Eigenschaften entwickeln. Das Bewusstsein und die Persönlichkeit werden nicht beeinflusst.

Einige Antipsychotika zeigen dosisabhängig sedierende Eigenschaften, so dass diese beruhigenden und schlafanstoßenden Effekte durchaus gezielt genutzt werden können (z. B. Gabe der Hauptdosis zur Nacht)

regulierende Wirkung auf Botenstoffe im Gehirn

Durch ihren regulierenden Einfluss auf die Neurotransmitter-Systeme (Botenstoffe im Gehirn zur Reizübertragung) schwächen sie psychotische Erlebnisweisen deutlich ab und ermöglichen den Patienten, Abstand zu ihren wahnhaften Empfindungen zu bekommen. Sie geben ihnen die Chance, wieder ihre innere Mitte zu finden.

Welche biochemische Wirkung entfalten Antipsychotika?

vier dopaminerge Funktionskreise

Wie bereits in ► Kap. 2, Abschn. »Wie kann man sich das Zustandekommen psychotischer Erlebnisse erklären?« ausgeführt, spielt das dopaminerge System im Zentralnervensystem (ZNS) eine entscheidende Rolle bei der Ausbildung psychotischer Symptome. Im ZNS unterscheidet man vier dopaminerge Funktionskreise mit unterschiedlicher Verteilung der Dopaminrezeptortypen D_{1-5} (s. folgende Übersicht).

Die Funktionskreise des Dopamins und ihre Bedeutung bei der Entstehung von psychotischen Symptomen
- Mesolimbisches System: Dopaminüberschuss (vorwiegend D_2-Rezeptoren[a]) ► Plussymptome (Behandlung mit Antipsychotika)
- Mesofrontales System: Dopaminmangel (vorwiegend D_1-Rezeptoren[a]) ► Minussymptome, Besserung durch atypische Antipsychotika
- Nigrostriatales System: Dopaminfunktion normal, durch Antipsychotika Auslösung eines Parkinsonoids (Muskelsteifigkeit)
- Tuberoinfundibuläres System: Dopaminfunktion normal, durch Antipsychotika verstärkter Milchfluss

[a] Das heißt »Empfängerstellen für Neurotransmitter«.

Verantwortlich für die psychotische Symptomatik (Plussymptomatik) scheint insbesondere der Dopaminüberschuss bzw. die Dopamindysfunktion (Ungleichgewicht im Dopaminhaushalt) im mesolimbisch-mesofrontalen System zu sein. Hier setzt der Wirkmechanismus der Antipsychotika

(Blockade der D_2-Rezeptoren) an. Allerdings erklärt die Dopaminhypothese nicht die Erkrankung selbst, sondern nur die Entstehung von Plussymptomen; die Ursache der Minussymptomatik bleibt weiter unklar. Möglicherweise bedeutsam sind gestörte Rückkopplungsmechanismen (verminderte Aktivität des dopaminergen Systems im Stirnhirn [mesofrontal] führt zur Überaktivität im Schläfenlappen und Hippokampus [mesolimbisch]) sowie die Beteiligung weiterer Neurotransmittersysteme wie z. B. des glutamatergen und serotonergen Systems. Laut heutigem Wissensstand ist die vorübergehende Überfunktion des Dopamins im limbischen System hauptverantwortlich für die Entstehung von psychotischen Symptomen. Die Antipsychotika schützen die postsynaptischen Rezeptoren (Empfängerstellen für die chemischen Überträgerstoffe) vor der dopaminbedingten Überreizung. Die Dopaminrezeptoren werden mit einer Art »Schutzpolster« überzogen, so dass es trotz des Überangebots an Dopamin zu keiner übermäßigen Reizweiterleitung mehr kommt. Dies führt zu einer Normalisierung der Reizübertragung. Längerfristig hat dies zur Folge, dass sich dadurch die übersteigerte Dopaminfreisetzung präsynaptisch (Stelle, wo die Dopaminfreisetzung beginnt) wieder normalisiert und die übersteigerte Freisetzung vom Körper automatisch zurückgefahren wird. Das vermehrt freigesetzte Dopamin kann quasi nicht mehr abgesetzt werden; wenn die Ware nicht mehr verkauft werden kann, wird die Produktion gedrosselt. Im Idealfall wird das Dopamin so optimal gefiltert, dass ein einlaufender Stromreiz in gleicher Stärke weitergeleitet wird (◘ Abb. 3.1). Dieses Schema stellt selbstverständlich eine erhebliche Vereinfachung des komplizierten Sachverhaltes dar, kommt jedoch dem gegenwärtigen wissenschaftlichen Kenntnisstand am nächsten.

Welche Unterschiede gibt es bei den Antipsychotika?

Die Einteilung der Antipsychotika kann nach unterschiedlichen Gesichtspunkten erfolgen: z. B. nach ihrer chemischen Struktur, ihres Rezeptorwirkungsprofils oder ihrer Wirkstärke (antipsychotische Wirksamkeit; ◘ Tab. 3.4).

Die exakte Kenntnis der chemischen Beschaffenheit ist hauptsächlich für den Facharzt von Bedeutung und spielt vor allem dann eine Rolle, wenn nach ausbleibendem Behandlungserfolg auf ein anderes Medikament umgestellt werden muss. In der Regel sollte dann ein Antipsychotikum aus einer anderen Wirkstoffklasse bzw. mit einem anderen Rezeptorwirkungsprofil eingesetzt werden.

chemische Beschaffenheit wichtig bei Wechsel der Medikation

❶ Die chemische Beschaffenheit des Antipsychotikums ist ebenso bedeutsam für dessen Nebenwirkungsspektrum und muss bei der Kombinationsbehandlung sowie im Behandlungskonzept von Patienten mit zusätzlichen körperlichen Krankheiten besonders beachtet werden.

Antipsychotika werden häufig auch unterteilt in typische (oder klassische, konventionelle) Antipsychotika und atypische Antipsychotika. Bei den typischen Antipsychotika wurde früher die antipsychotische Wirkung an

typische und atypische Antipsychotika

Keine Psychose: Reizleitung funktioniert normal (◘ Abb. 2.4)

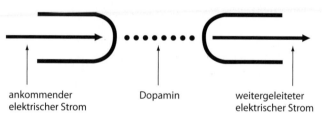

ankommender elektrischer Strom · Dopamin · weitergeleiteter elektrischer Strom

Akute Psychose, unbehandelt: Dopaminüberschuss, zigfach verstärkte Weiterleitung des Reizes

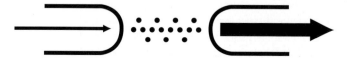

Akute Psychose, Antipsychotika in zu geringer Dosierung: Dopaminüberschuss, Schutzfunktion der Antipsychotika zu gering, überschießende Weiterleitung des Reizes

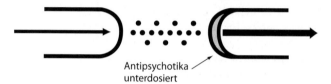

Antipsychotika unterdosiert

Akute Psychose, Antipsychotika in idealer Dosierung: der Dopaminüberschuss wird weggefiltert, durch den schützenden Effekt der Antipsychotika wird die Reizleitung wieder normalisiert

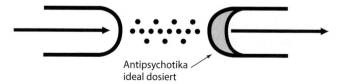

Antipsychotika ideal dosiert

Nebenwirkungen: Dopaminüberschuss, durch die zu starke Filterfunktion der Antipsychotika kommt es zu einer übermäßigen Abschwächung des Reizes: Verlangsamung, Steifigkeit (▶ 3.20)

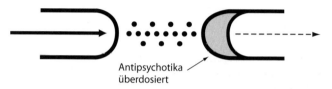

Antipsychotika überdosiert

◘ **Abb. 3.1.** Synapsenmodell: Reizübertragung von einer Nervenzelle auf eine andere *(Darstellung der Wirkungsweise von Antipsychotika bei unterschiedlichem Dopamingehalt)*. Der am Nervenende eintreffende Strom setzt, in Abhängigkeit vom Funktionszustand der Synapse (normale Situation/krankhaft verändert), jeweils eine gewisse Menge von Dopamin frei. Dadurch werden unterschiedlich starke Stromimpulse erzeugt mit entsprechend veränderter Weiterleitung des ursprünglichen Reizes (Zur besseren Verständlichkeit sehr vereinfacht dargestellt; ▶ 2.3, die ersten drei Abschnitte)

◻ Tab. 3.4. Unterschiedliche chemische Wirkstoffklassen der Antipsychotika

Chemische Wirkstoffklassen	Handelsnamen
Typische Antipsychotika	
Butyrophenone	Haldol, Glianimon, Impromen, Imap, Eunerpan, Dipiperon usw.
Phenothiazine	Fluanxol, Dapotum, Lyogen, Decentan, Taxilan, Truxal, Atosil, Neurocil usw.
Sonstige	Reserpin usw.
Atypische Antipsychotika	
Dibenzodiazepin	Clozapin (Leponex)
Benzisoxazol Piperidine	Risperidone (Risperdal)
Pyrimidinon	Paliperidon (Invega)
Thienobenzodiazepin	Olanzapin (Zyprexa)
Benzamine	Amisulprid (Solian)
Dibenzothiazepin	Quetiapin (Seroquel)
Benzisothiazolderivate	Ziprasidone (Zeldox)
Chinolinon	Aripiprazol (Abilify)
Imidazolidinon	Sertindol (Serdolect)
Dibenzothiepin	Zotepin (Nipolept)

das Auftreten von extrapyramidalmotorischen Nebenwirkungen (EPS, ▶ 3.7) gekoppelt. Bei aufsteigender Dosierung sollte diejenige Dosis gefunden werden, bei der erstmals extrapyramidalmotorische Symptome auftraten (neuroleptische Schwelle). Heute weiß man, dass für eine ausreichende Wirksamkeit solch hohe Dosen nicht mehr erforderlich sind. Neuere Untersuchungsmethoden konnten zeigen, dass die ideale antipsychotische Wirksamkeit bei einer D_2-Rezeptorblockade von 65-70% zu erzielen ist und bei einer Blockade über 80% ein hohes Risiko für extrapyramidalmotorische Nebenwirkungen besteht. Diese Schwellendosis gilt nur für die typischen Antipsychotika.

Die atypischen Antipsychotika haben ein geringeres Risiko extrapyramidalmotorische Nebenwirkungen (EPS) und Spätdyskinesien hervorzurufen. Sie haben ein breiteres Wirkungsspektrum und können auch bei Negativsymptomen, depressiver Verstimmung und Antriebsstörungen im Rahmen der schizophrenen Erkrankung hilfreich sein.

Wie werden die typischen Antipsychotika (Typika) eingeteilt?

hoch-, mittel- und niedrigpotente Antipsychotika

Die typischen Antipsychotika werden eingeteilt in hoch-, mittel- und niedrigpotent. Mit »potent« wird die Wirkungsstärke der Medikamente im Hinblick auf die antipsychotische Wirkung, also gegen Plussymptome, bezeichnet.

> ❗ Je höherpotent ein typisches (konventionelles) Antipsychotikum ist, desto niedriger ist die erforderliche Tagesdosis in Milligramm und umgekehrt: je niedrigpotenter das Medikament ist, desto mehr Wirkstoff wird gebraucht, um die gleiche antipsychotische Wirkung zu erzielen.

Im Vergleich zu obigem Abschnitt, in dem die Antipsychotika entsprechend ihrer chemischen Wirksubstanz unterteilt wurden, erfolgt hier eine teilweise Umgruppierung. Das hängt damit zusammen, dass Medikamente, die der gleichen chemischen Wirkstoffgruppe angehören, durch gewisse Veränderungen an ihrer Grundstruktur eine unterschiedliche Wirkungsstärke (Potenz) erhalten.

In den einzelnen Lehrbüchern der Psychiatrie wird die Aufteilung zwischen mittel- und niedrigpotenten Antipsychotika nicht immer einheitlich gehandhabt. Die nachfolgende Gliederung (❑ Tab. 3.5) orientiert sich vor allem an praktischen Gesichtspunkten und erhebt keinen Anspruch auf Vollständigkeit.

hochpotent: bei Wahnvorstellungen und Halluzinationen

Die hochpotenten typischen Antipsychotika helfen sehr gut bei Plussymptomen wie Wahnvorstellungen und Halluzinationen und machen kaum müde, dafür können sie aber ein deutliches Parkinsonoid in Form von Muskelsteifigkeit mit Zittern und allgemeiner Bewegungseinschränkung hervorrufen.

mittel- und niedrigpotent: bei Unruhe und Schlaflosigkeit

Die mittel- und niedrigpotenten typischen Antipsychotika sind mäßig bis stark sedierend (beruhigend), wirken weniger gegen Wahnvorstellungen und Halluzinationen, verursachen meist keine Muskelsteifigkeit, führen dosisabhängig aber zu starker Müdigkeit und können Mundtrockenheit und Kreislaufbeeinträchtigungen hervorrufen. Diese Beschwerden fasst man unter dem Begriff der psychovegetativen Nebenwirkungen zusammen.

In der Akutphase ist häufig eine Kombination aus hoch- und niedrigpotenten Antipsychotika erforderlich, um sowohl die Wahnvorstellungen und Halluzinationen als auch die innere Unruhe und Anspannung zu behandeln.

❑ **Tab. 3.5.** Wirkungsstärke der herkömmlichen, typischen Antipsychotika

Hochpotent	z. B. Haldol, Glianimon, Fluanxol, Decentan, Dapotum, Lyogen, Orap, Imap. usw.
Mittelpotent	z. B. Taxilan, Ciatyl-Z, Dogmatil usw.
Niedrigpotent	z. B. Neurocil, Atosil, Dipiperon, Eunerpan, Truxal, Melleril usw.

Was sind Atypika?

Die »a«-typischen Antipsychotika prägen seit etwa Mitte der 90er Jahre des vorigen Jahrhunderts zunehmend den psychiatrischen Behandlungsalltag. Wie der Name schon andeutet, verkörpern sie ein anderes Wirkprinzip als die althergebrachten »typischen« Antipsychotika. Die Bezeichnung typisch bezieht sich hierbei in erster Linie auf die Art der Nebenwirkungen. Typischerweise verursachten die alten Typika das Parkinsonoid; d. h. Muskelsteifigkeit, leichtes Zittern und ein eckig wirkendes Gangbild waren geradezu »Pflicht«. Das liegt daran, dass sie ihre Wirkung in allen vier Funktionskreisen des Dopaminsystems entfalten, leider auch im nigrostriatalen und im tuberoinfundibulären Bereich (❏ Tab. 3.1). Dort ist das Dopamin aber in der Psychose nicht erhöht, so dass die alten Typika dort unnötigerweise zu einer Mangelsituation von Dopamin mit Entwicklung eines Parkinsonoids oder von verstärktem Milchfluss führen. Bei atypischen Antipsychotika besteht diese Gefahr viel weniger.

Was sind die wesentlichen Unterschiede zwischen typischen und atypischen Antipsychotika?

Die Antipsychotika werden heute unterteilt in typische (klassische, konventionelle) Antipsychotika der ersten Generation (1952–1970/93) und atypische Antipsychotika der zweiten Generation (ab 1970/93 ; ❏ Tab. 3.6). Bei den typischen Antipsychotika ging man davon aus, dass das Erreichen der Wirkschwelle durch das Auftreten von extrapyramidalmotorischen Nebenwirkungen (Parkinsonoid in Form von Muskelsteifigkeit) angezeigt wird. Sobald bei einer gewissen Dosierung erstmals eine Muskelsteifigkeit zu beobachten war, sprach man vom Erreichen der »neuroleptischen Schwelle«. Heute weiß man, dass für eine ausreichende Wirksamkeit solch hohe Dosen meist nicht erforderlich sind. Mit neueren Untersuchungsmethoden (Positronen-Emissions-Tomographie, ▶ Kap. 1, S. 27) konnte gezeigt werden, dass die ideale antipsychotische Wirksamkeit bei einer D_2-Rezeptorblockade von 65–70% erreicht ist. Das heißt, wenn etwa 65–70% der Dopaminempfängerstellen durch die Medikation besetzt sind, ist das Maximum an antipsychotischer Wirkung erreicht. Wird die Dosis weiter erhöht, so dass 80% und mehr Rezeptoren abgedeckt sind, kommt es kaum noch zu einer weiteren Verbesserung der Wirkung; dafür nehmen aber die Nebenwirkungen ungleich stärker zu.

Was sind die typischen Nebenwirkungen der Atypika?

Die atypischen Antipsychotika haben, wie der Name schon sagt, ein »un«-typisches Nebenwirkungsprofil. Das heißt, sie haben ein sehr viel geringeres Risiko, extrapyramidalmotorische Nebenwirkungen (Parkinsonoid in Form von Muskelsteifigkeit) und vor allem Spätdyskinesien (unwillkürliche Muskelbewegungen vor allem im Mundbereich) hervorzurufen. Bei den

weniger Spätdyskinesien

◻ Tab. 3.6. Vergleich von Typika und Atypika

Kategorie	Typika	Atypika
Einführung	1952	1970[a]/1993
Wirkprinzip	Dopaminblockade in allen vier Funktionskreisen	Dopaminblockade vorwiegend mesolimbisch; Dopaminerhöhung mesofrontal
Wirkung gegen Plussymptome	Sehr gut	Sehr gut
Wirkung gegen Minussymptome	Kaum/gar nicht	Gut
Anwendungsgebiete	Sehr schwere Psychosen, Akuttherapie	Akuttherapie und v.a. in der Langzeittherapie
Nebenwirkungen: Parkinsonoid (Muskelsteifigkeit)	»Typischer«-weise	Viel seltener, deshalb »a«-typisch
Nebenwirkungen: Psychovegetativ (Mundtrockenheit, Müdigkeit etc.)	Stark (v. a. bei den niederpotenten Antipsychotika)	Im allgemeinen gering, deutlich jedoch bei Clozapin und Quetiapin
Nebenwirkungen: Gewichtszunahme	Gering bis mäßig	Mäßig bis deutlich
Nebenwirkungen: Spätdyskinesien (unwillkürliche Muskelbewegungen im Mundbereich)	5% pro Behandlungsjahr	1% pro Behandlungsjahr
Preis	Mittlerweile sehr billig	Aufgrund erheblicher Entwicklungskosten von neuen Medikamenten relativ hoch (etwa 5-mal so teuer wie die typischen Antipsychotika)

[a] Clozapin (Leponex) wurde bereits 1970 eingeführt, aber wegen unerwarteter Nebenwirkungen vorübergehend wieder vom Markt genommen (► 3.3, S. 84).

typischen Antipsychotika entwickeln nach einjähriger Behandlung etwa 5% der Patienten Spätdyskinesien, bei den atypischen Antipsychotika liegt diese Rate nur bei 1%.

verändertes Essverhalten   Allerdings können bei den atypischen Antipsychotika verstärkt metabolische Nebenwirkungen auftreten; damit sind Veränderungen der Kalorienaufnahme gemeint, die längerfristig zu Übergewicht mit Kreislaufproblemen bis hin zur Entwicklung einer Blutzuckerkrankheit führen können. Genaueres S. 82 und ► 3.10, S. 113.

Was können die atypischen Antipsychotika besser als die typischen?

Bei den atypischen Antipsychotika besteht eine genauso gute, wenn nicht bessere Wirkung gegen die sog. Plussymptome; d. h., Wahnerlebnisse, Stimmenhören oder auch das Gefühl, die eigenen Gedanken würden von außen beeinflusst oder gestört, werden sehr gut gebessert. Diese Wirkung entfalten sie – genauso wie die typischen Antipsychotika – im mesolimbischen System (◻ Tab. 3.1).

Darüber hinaus wirken die atypischen Antipsychotika zusätzlich im mesofrontalen Bereich; dort werden der Antrieb, die Willenskraft und die Planung von Aktivitäten etc. geregelt. Während einer Psychose kommt es in diesem Bereich eher zu einem Abfall von Dopamin. Die Atypika erhöhen in diesem Gehirnabschnitt die Dopaminkonzentration, so dass es zu einer Besserung der Minussymptome (keine Kraft, keine Energie, große Gleichgültigkeit usw.) kommt. Die typischen Antipsychotika sind hingegen in Gefahr, das ohnehin verminderte Dopamin in diesem Bereich noch weiter zu verringern.

Auch wenn die Atypika keine direkten Wunder bei der Beseitigung von Minussymptomen bewirken können, haben sie im Vergleich zu den Typika doch einen wesentlich positiveren Einfluss auf diese oft hartnäckigen und sehr belastenden Beschwerden. Deshalb sollte, von begründeten Ausnahmen abgesehen, die Gabe von atypischen Antipsychotika in der langjährigen Rückfallschutzbehandlung die Regel sein.

Welche atypischen Antipsychotika stehen derzeit zur Verfügung?

Das erste Atypikum Clozapin (Leponex) wurde bereits in den 70er Jahren des letzten Jahrhunderts mit großem Erfolg in die Behandlung von schizophrenen Psychosen eingeführt. Durch die unerwartete Beeinträchtigung des Blutbildes bei einem Teil der Patienten wurde Clozapin Ende der 70er Jahre zunächst wieder vom Markt genommen. Nach genauer wissenschaftlicher Überprüfung zeigte sich, dass eine Blutbildschädigung durch Clozapin bei etwa 1–3% der Patienten auftreten kann, bei den anderen Antipsychotika beträgt dieses Risiko nur etwa 0,3%. Unter sorgfältiger Durchführung von regelmäßigen Laborkontrollen kann Clozapin deshalb heutzutage mit gutem Gewissen empfohlen werden.

Dennoch hat diese Nebenwirkung zur Suche nach neueren Antipsychotika mit Vermeidung dieses Risikos geführt. Seit 1993 wurden in Deutschland eine Reihe atypischer Antipsychotika eingeführt, die in ◘ Tab. 3.7 übersichtlich aufgelistet sind. In den Folgekapiteln werden die einzelnen Substanzen genauer dargestellt.

Was sind weitere Nebenwirkungen der Atypika?

Die Atypika können auch bei normaler Dosierung verschiedene Nebenwirkungen wie Müdigkeit, Kreislaufstörungen, Gewichtszunahme, Veränderungen im Zucker- und Fettstoffwechsel (metabolisches Syndrom), Unruhezustände und Veränderungen der Reizleitung am Herzen hervorrufen. Muskelsteifigkeit kommt hingegen eher selten vor. Ebenso scheint das maligne neuroleptische Syndrom (sehr vereinzelt auftrendende Nebenwirkung mit Bewusstseinstrübung, Muskelsteifigkeit, hohem Fieber und Veränderungen von Laborwerten) unter Atypika seltener vorzukommen. Langfristig scheint das Risiko für Spätdyskinesien geringer zu sein als bei typischen (herkömmlichen) Antipsychotika (◘ Tab. 3.7).

3

◻ Tab. 3.7. Atypische Antipsychotika (derzeit in Deutschland zur Verfügung stehend)			
Einführungsjahr	Chemischer Name (Handelsname)	Dosierungsbereich	Typische Nebenwirkungen
Atypika mit eher hochpotenter Wirkung			
1993	Risperidone (Risperdal)	1–6 (10) mg	Muskelsteifigkeit in hoher Dosierung
1996	Amisulprid (Solian)	50–800 (1.200) mg	Muskelsteifigkeit in hoher Dosierung, Neigung zum Milchfluss
2002	Ziprasidone (Zeldox)	40–160 (240) mg	Störung der Reizleitung im Herzen (QT_C-Zeit), EKG-Kontrollen vor- und nachher
2004	Aripiprazol (Abilify)	5–30 (45) mg	Innere Unruhe, Schlafstörungen
2007	Paliperidon (Invega)	3-12 mg	Eventuell leichte Muskelsteifigkeit bei besonders empfindsamen Patienten
Atypika mit eher niederpotenter Wirkung			
1970	Clozapin (Leponex)	50–600 (800) mg	Müdigkeit, Gewichtszunahme, Veränderungen des Blutbildes (alle vier Wochen Laborkontrollen)
1995	Olanzapin (Zyprexa)	5–30 (40) mg	Gewichtszunahme, in höherer Dosierung Müdigkeit
2001	Quetiapin (Seroquel)	25–800 (1.200) mg	Müdigkeit, Kreislaufprobleme

Was versteht man unter einem metabolischen Syndrom?

Erhöhte Werte für Blutzucker und Blutfette mit Übergewicht

Unter dem Begriff des »metabolischen Syndroms« werden Veränderungen der Stoffwechsellage beschrieben, die zu einer Erhöhung des Blutzuckers, einer Erhöhung der Blutfette und damit langfristig auch zu Übergewicht, Bluthochdruck, Diabetes (Blutzuckerkrankheit) und dem damit verbundenen erhöhten Risiko für Herz-Kreislauf-Erkrankungen führen können. Das metabolische Syndrom scheint vor allem unter den neuen Atypika gehäuft vorzukommen.

War früher unter den typischen Antipsychotika das Parkinsonoid (Muskelsteifigkeit) das Hauptproblem, so wurde es bei den Atypika in letzter Zeit durch das metabolische Syndrom fast abgelöst.

Derzeit laufen viele Untersuchungen mit dem Ziel, herauszufinden, ob unter Atypika generell alle Patienten ein erhöhtes Risiko für das metabolische Syndrom besitzen oder ob es sich nur um eine spezielle Untergruppe handelt. Diese Forschungsbemühungen erlauben die Hoffnung, dass in den nächsten Jahren gezielte Behandlungsempfehlungen ausgesprochen werden können, um Patienten vor dieser unerwünschten Nebenwirkung zu schützen.

Was kann man gegen das Auftreten des metabolischen Syndroms machen?

Sofern unter der Behandlung mit Atypika eine rasche Gewichtszunahme eintritt (1 kg/14 Tage mit Gewichtssteigerungen von 10-15 kg innerhalb von drei Monaten), muss mit allen Mitteln gegengesteuert werden. Folgende Maßnahmen sind besonders wichtig:

z. B. Essenstagebuch, Bewegung

- Kalorienzufuhr beschränken (Essenstagebuch führen),
- Kalorienverdichtung beachten (weniger Schokolade oder fette Wurst, mehr Magerjoghurt und Obst),
- Untersuchung auf Blutzuckerkrankheit (falls vorhanden, fachmännische Einstellung sehr wichtig!),
- regelmäßige Bewegung (Treppe statt Aufzug, zu Fuß zur Arbeit statt Auto oder Bus usw.) sowie
- Antipsychotikum rechtzeitig wechseln, sofern kein Gewichtsrückgang möglich.

Diese Maßnahmen müssen mit dem behandelnden Arzt sehr genau abgesprochen werden. Bei anhaltendem Übergewicht müssen auch außergewöhnliche Maßnahmen wie Eingliederung in eine Laufgruppe, Teilnahme an einer Kurmaßnahme, auf den Einzelfall bezogene Ernährungsberatung usw. ergriffen werden.

Welches Atypikum passt für welchen Patienten?

Die Suche nach dem ideal geeigneten Medikament ist durch die Einführung der Atypika wesentlich erfolgversprechender geworden. Aber nach wie vor muss zusammen mit den Patienten herausgefunden werden, welches Medikament die bestmögliche Wirkung bei geringster Nebenwirkungsrate entfaltet.

gemeinsames Abwägen durch Arzt und Patienten

Hierbei muss weiterhin festgestellt werden, dass nicht jedes Medikament für jeden Patienten passt. Was manche Patienten als »Wundermittel« empfinden, kann bei anderen Patienten unakzeptable Nebenwirkungen hervorrufen. Um einen Überblick über die derzeit verfügbaren Atypika zu erhalten, werden nachfolgend die derzeit in Deutschland erhältlichen Präparate beschrieben. Selbstverständlich kann es sich hier nur um eine kurze Zusammenfassung handeln, genauere Informationen mit Daten zu wissenschaftlichen Untersuchungen können bei jedem Psychiater gerne in Erfahrung gebracht werden.

Etwas abweichend zur ◻ Tab. 3.6 sollen die Atypika gemäß ihrer zeitlichen Einführung aufgereiht werden, um dem Leser vor Augen zu führen, wie sich die Behandlungsmöglichkeiten in den letzten zwei Jahrzehnten erweitert haben.

Was ist Clozapin (Leponex)?

keinerlei EPS, Blutbild-veränderungen

Die Handelsnamen von Clozapin sind z. B. Leponex oder Elcrit. Clozapin ist das erste atypische Antipsychotikum, das sich von allen anderen Antipsychotika dadurch unterscheidet, dass es keinerlei extrapyramidalmotorische Nebenwirkungen (Muskelsteifigkeit, Bewegungseinschränkung usw.) verursacht. Damit wäre es eigentlich das ideale Antipsychotikum schlechthin! Aber Ende der 1970er Jahre wurden in Finnland unter Einnahme dieses Medikamentes gehäuft Blutbildveränderungen gefunden, so dass heutzutage die Anwendung von Clozapin sehr strengen Auflagen unterworfen ist.

wöchentliche Blutbild-kontrolle

So muss während der ersten 18 Behandlungswochen eine wöchentliche Blutbildkontrolle (Differenzialblutbild) stattfinden, die anschließend alle 4 Wochen durchgeführt werden muss. Bei gewissenhaften Laborkontrollen und Beachtung weiterer möglicher Nebenwirkungen kann Clozapin aber ohne Bedenken gegeben werden.

❶ **Die Verschreibung dieses Medikamentes sollte nur von Ärzten vorgenommen werden, die ausreichende Erfahrung mit diesem Medikament besitzen.**

So besitzt nicht jeder Hausarzt Kenntnisse über weitere Nebenwirkungen unter Clozapin wie z. B. EEG-Veränderungen oder die Beeinflussung des Medikamentenspiegels durch andere Medikamente usw.

Für viele Patienten, die unter zahlreichen Antipsychotika keine ausreichende Besserung ihrer Erkrankung erfahren haben, wird mit der Verordnung von Clozapin jedoch häufig eine deutliche Linderung der Symptome möglich.

Temperaturerhöhung, vermehrter Speichelfluss, Kreislaufbeschwerden

Unter der Behandlung mit Clozapin kann es für eine gewisse Zeit zu einer Temperaturerhöhung, zu vermehrtem Speichelfluß und zu Kreislaufbeschwerden kommen. Aber ähnlich wie bei den übrigen Antipsychotika sind diese Nebenwirkungen meistens vorübergehend oder können durch andere Medikamente (z. B. Pirenzepin gegen vermehrten Speichelfluss) gemildert werden. Manchmal kommt es auch zu einem Anstieg der weißen Blutkörperchen, der keinen Krankheitswert besitzt und nach Absetzen von Clozapin wieder völlig verschwindet. Leponex kann bis auf 600 mg, bei schweren Krankheitszuständen auch bis 800 mg gesteigert werden. Sehr wichtig ist am Anfang eine vorsichtige Dosissteigerung. Während der ersten 10 Tage sollte täglich nur um 12,5 mg, später nur um 25 mg täglich erhöht werden. Bei diesem Vorgehen können die üblichen Nebenwirkungen weitgehend vermieden werden. Das heißt aber, dass Leponex zu Beginn oft mit einem anderen Antipsychotikum kombiniert werden muss, bis es eine entsprechende Wirkung entfalten kann. Der Blutspiegel sollte zwischen 350-450 ng/ml liegen.

Risperidone (Risperdal)

Risperidone wurde 1993 in Deutschland eingeführt und war das erste auf Clozapin folgende atypische Antipsychotikum. Aus heutiger Sicht steht es den hochpotenten Typika noch am nächsten, weshalb es zur Behandlung von schweren psychotischen Symptomen (vor allem Plussymptomatik) sehr geeignet ist. In höherer Dosierung können extrapyramidalmotorische Nebenwirkungen (Parkinsonoid in Form von Muskelsteifigkeit) auftreten, so dass das Dosis-/Nebenwirkungs-Verhältnis gut abgewogen werden muss.

Der große Vorteil von Risperidon besteht darin, dass es seit dem Jahr 2000 als Atypikum in Depotform zur Verfügung steht (▶ 3.5, S. 96). Die übliche Dosis beträgt 1-6 mg, es kann aber auch auf 10 mg und höher gesteigert werden. Im Rahmen der Langzeitbehandlung hat sich ein Dosisbereich von 1-4 mg bewährt.

Olanzapin (Zyprexa)

Olanzapin wurde 1995 in Deutschland eingeführt und hat eine bemerkenswerte Verbesserung der Behandlungsmöglichkeiten bewirkt. Olanzapin könnte als typisches »mittelpotentes« Atypikum bezeichnet werden, das einerseits eine deutliche Wirkung auf die Plussymptome entfaltet, andererseits aber auch zu innerer Entspannung und Sedierung (Beruhigung) führt. Seit etwa 2000 zeichnet sich ab, dass ein Teil der Patienten unter Olanzapin eine deutliche Gewichtszunahme erfahren kann. Das sich daraus ergebende metabolische Syndrom kann nicht bei allen Patienten ausreichend beseitigt werden. In diesen Fällen ist es mittlerweile üblich, auf ein anderes Medikament umzustellen. Gewichtszunahme und Veränderungen der Laborwerte bilden sich dann wieder zurück.

Die Dosis von Zyprexa liegt zwischen 5 und 20 mg, bei akuten Psychosen kann es auch bis zu 40 mg gesteigert werden. In der Langzeitbehandlung haben sich Dosen von 5-20 mg bewährt.

Amisulprid (Solian)

Dieses Medikament wird in Frankreich schon seit Ende der 80er Jahre des letzten Jahrhunderts mit großem Erfolg eingesetzt, in Deutschland kam es erstmals 1996 auf den Markt. Es handelt sich hierbei um eine Fortentwicklung des Medikamentes Sulpirid (Dogmatil), das schon seit etwa 1970 in Deutschland erhältlich ist. Amisulprid wirkt nur auf die Dopaminrezeptoren vom D_2- und D_3-Typ, alle anderen Rezeptorsysteme werden nicht berührt. Dadurch verursacht es kaum Müdigkeit, Schläfrigkeit oder Schwindel. In höherer Dosierung kann es allerdings auch zu Muskelsteifigkeit und verstärkter Milchproduktion bei Frauen führen. In diesen Fällen muss die Dosis deutlich verringert, notfalls auch auf eine andere Substanzgruppe umgestellt werden.

Die Dosierung von Amisulprid bewegt sich zwischen 50 und 800 mg, bei schweren Psychosen kann auf 1.200 mg und höher gesteigert werden. In der Langzeitbehandlung haben sich Dosen von 200-600 mg bewährt.

Quetiapin (Seroquel)

Quetiapin wurde in Deutschland im Jahr 2001 eingeführt und hat sich rasch zu einem sehr brauchbaren Medikament entwickelt. Der Vorteil von Quetiapin besteht in erster Linie darin, dass es nahezu keine extrapyramidalmotorischen Nebenwirkungen (Parkinsonoid in Form von Muskelsteifigkeit) verursacht. Gleichzeitig hat es auch kaum einen hemmenden Einfluss auf das cholinerge System, so dass Mundtrockenheit, Darmträgheit und Verstopfung selten vorkommen. Bei älteren Patienten mit Verwirrtheitsgefahr kann es deshalb sehr hilfreich sein, da das Delir (vorübergehende Desorientiertheit mit Unruhe) dadurch günstig beeinflusst wird. Die meisten anderen sedierenden Antipsychotika (typische wie atypische) führen häufig zu einer Verschlechterung des Delirs bei älteren Menschen.

Probleme kann Quetiapin jedoch wegen seiner müdigkeitsfördernden Wirkung bereiten; diese Eigenschaft ist bei akuten Psychosen sehr erwünscht, kann aber bei der Langzeitbehandlung zu deutlichen Einschränkungen führen. Die Dosierung bewegt sich zwischen 25 und 800 mg, bei schweren Psychosen kann auch auf 1.200 mg und mehr gesteigert werden. In der Langzeitbehandlung haben sich Dosierungen zwischen 25 und 600 mg bewährt.

Ziprasidone (Zeldox)

Ziprasidone wurde in Deutschland 2002 eingeführt und zählt aufgrund seiner fehlenden Dämpfung und Sedierung eher zu den höherpotenten Antipsychotika; allerdings muss bei der Behandlung von schweren Psychosen die Dosis auf 160 mg und mehr gesteigert werden, um einen ausreichenden Effekt zu erzielen. Ziprasidone könnte aus heutiger Sicht auch als »antidepressiv wirkendes Antipsychotikum« bezeichnet werden. Unter Ziprasidone kommt es häufig zu einer merklichen Antriebsverbesserung, was manche Patienten auch als Unruhe und Nervosität empfinden. In Kombination mit einem eher beruhigenden Antipsychotikum kann es jedoch eine sehr gute Ergänzung bei Patienten sein, die unter starkem Antriebsmangel und Energieverlust leiden.

Vor der Behandlung mit Ziprasidone muss ein EKG abgeleitet werden, um den möglichen negativen Einfluss auf die QT_c-Zeit (Erregungsweiterleitung im Herzen) erkennen zu können. Bei bereits bestehender Verlängerung der Überleitungszeit (420 ms und mehr) muss der Einsatz in enger Absprache mit einem Internisten erfolgen. Ein Kontroll-EKG nach 2 Wochen muss zeigen, ob sich die Reizleitung unter der Medikation verändert hat. In enger Zusammenarbeit mit dem Psychiater kann dieses Medikament sehr gewinnbringend eingesetzt werden.

Die Dosierung bewegt sich zwischen 20 und 160 mg, bei schweren Psychosen kann es auch deutlich höher dosiert werden. In der Rückfallschutzbehandlung werden Dosen von 40–160 mg empfohlen.

Aripiprazol (Abilify)

Aripiprazol wurde 2004 in Deutschland eingeführt und zählt ähnlich wie Ziprasidone zu den nicht sedierenden (müde machenden) Antipsychotika. Aripiprazol hat ein spezielles Wirkprinzip auf das Dopaminsystem, so dass durch die deutliche Verbesserung des Dopaminmangels im mesofrontalen Bereich auch eine ausgeprägte Minussymptomatik positiv beeinflusst werden kann. Laut derzeitigem Wissensstand ist Aripiprazol vor allem für Patienten mit anhaltender Adynamie, Energiemangel und Antriebsverlust geeignet. Sofern zusätzlich massive psychotische Symptome vorhanden sind, kann eine Kombination mit einem höherpotenten und dämpfenden Medikament (Clozapin, Olanzapin, Quetiapin usw.) überlegt werden.

Bei einschleichender Überlappung mit einem bereits vorher eingesetzten Antipsychotikum soll das ursprüngliche Medikament mindestens zwei Wochen in der bisherigen Dosierung beibehalten werden; in der Zwischenzeit muss Aripiprazol sehr vorsichtig – wenn möglich, in 5-mg-Schritten alle 3–6 Tage – aufdosiert werden. Bei rascherer Aufdosierung von Aripiprazol kann es zu einer deutlichen inneren Unruhe bis hin zu schweren Schlafstörungen kommen.

Aripiprazol wird in einer Dosierung von 5–30 mg eingesetzt; in Einzelfällen wurden auch höhere Dosierungen bis 45 oder 60 mg versucht, ohne jedoch immer eine deutliche Wirkungsverbesserung zu beobachten. In der Langzeitbehandlung werden Dosen von 5–30 mg empfohlen.

Paliperidon (Invega)

Paliperidon wurde 2007 in Deutschland zugelassen und stellt eine Fortentwicklung von Risperidon dar. Der Vorteil von Paliperidon besteht darin, dass durch eine völlig neue Einbindung des Wirkstoffes in eine osmotisch aktive Kapsel das Medikament gleichmäßig über 24 h abgegeben wird. Osmotisch aktiv heißt, dass die Kapsel Feuchtigkeit aus dem Magen-Darm-Trakt aufnimmt; dadurch schwillt eine Trägersubstanz in der Kapsel sehr lansam an, die dabei gleichzeitig den Wirkstoff ebenso langsam aus der Kapsel hinauspresst. Dieses Verfahren garantiert einen sehr gleichmäßigen Wirkstoffspiegel über den ganzen Tag, ohne dass es zur merklichen Zunahme von Nebenwirkungen in den ersten Stunden nach der Einnahme der Kapsel kommt. Dieses »Ein-Tages-Depot« scheint besonders geeignet für sehr nebenwirkungssensible Patienten.

Die Dosis beträgt 3–12 mg.

3

Was ist Asenapin?

Asenapin ist ein neues, atypisches Antipsychotikum, das aber zum Erscheinungszeitpunkt dieses Buches noch nicht auf dem deutschen Markt erhältlich war. Klinische Studien haben bisher gezeigt, dass Asenapin keine sedierende (müdemachende) Wirkung besitzt; aufgrund seiner antriebssteigernden und aktivierenden Wirkung soll es vor allem bei Patienten mit Minussymptomatik besonders geeignet sein. Extrapyramidalmotorische Nebenwirkungen (Parkinsonoid in Form von Muskelsteifigkeit) werden kaum beschrieben. Bei Bedarf kann sich der interessierte Leser nähere Informationen bei jedem Psychiater holen.

Der Dosierungsbereich liegt bei 5–20 mg.

Was ist Sertindol (Serdolect)?

Sertindol, ebenfalls ein atypisches Antipsychotikum, wurde Ende der 90er Jahre vorigen Jahrhunderts auf dem deutschen Markt eingeführt und schien aufgrund seines Rezeptorprofils das nahezu ideale Medikament für Patienten zu sein, die auf andere Antipsychotika mit schweren EPMS-Symptomen (Parkinsonoid in Form von Muskelsteifigkeit) reagierten. Zusätzlich wurden kaum sedierende (müdemachende) Effekte beschrieben.

Wenige Monate nach Einführung des Medikaments wurden jedoch negative Einflüsse auf die Reizleitung des Herzens beobachtet, so dass das Medikament sicherheitshalber rasch wieder aus dem Handel genommen wurde.

Seit 2005 kann Serdolect unter strengen Auflagen (regelmäßige Ableitung von EKG-Untersuchungen usw.) wieder verordnet werden. Im Bedarfsfall kann das genaue Vorgehen mit einem Psychiater besprochen werden.

Dosisbereich zwischen 5 und 24 mg.

3.4   Dosierung von Antipsychotika

Wie werden Antipsychotika eingenommen?

oral, parenteral

Die meisten Präparate werden oral (»über den Mund«) als Tabletten, Tropfen oder Saft eingenommen. Einige werden in Spritzenform in die Armvene oder den Muskel verabreicht (parenteral). Damit kann in Einzelfällen ein schnellerer Eintritt der Wirkung oder eine bessere Wirksamkeit erzielt werden, wenn die orale Einnahme nicht den gewünschten Erfolg zeigt oder krankheitsbedingt nicht möglich ist.

Wie werden Antipsychotika dosiert?

Beginn: mit Normaldosis

Bisher gibt es keine sehr verlässlichen Anhaltspunkte, welcher Mensch welche Dosis braucht. Man beginnt deshalb mit einer üblichen Normaldosis. In

Abhängigkeit von Wirkung und Nebenwirkungen wird dann entsprechend gesteigert oder verringert.

❗ Die erforderliche Dosis ist abhängig von Körpergröße, Gewicht, Geschlecht, Alter und vielen anderen Faktoren, die für den einzelnen Patienten bisher nicht genau vorausberechnet werden können.

Bis heute gibt es auch keine zuverlässige Voraussagemöglichkeit, wie schnell beim jeweiligen Patienten diese Medikamente im Körper abgebaut werden. Dieses Problem ist in etwa vergleichbar mit dem Blutalkoholspiegel: Beim Genuss der gleichen Alkoholmenge können bei verschiedenen Personen völlig unterschiedliche Promillewerte gemessen werden.

Die Antipsychotika werden überwiegend in der Leber mithilfe sog. Enzyme (Verdauungsstoffe) weiterverarbeitet. Die Ausstattung der Leber mit diesen Enzymen kann von Mensch zu Mensch unterschiedlich sein. Da andere Stoffe und Medikamente (z. B. Nikotin, Koffein, Grapefruchtsaft, Antibiotika usw.) diese Enzyme beeinflussen, müssen bei der Dosierung des Antipsychotikums die Gewohnheiten des Patienten und die Begleitmedikamente genau berücksichtigt werden.

unterschiedliche Abbaugeschwindigkeit der Leber

Wie in ❏ Abb. 3.1 anschaulich dargestellt, braucht jeder Patient ein genau für ihn passendes Schutzpolster an der Synapse (Empfängerstelle zur Reizweiterleitung) um eine optimale Wirkung bei minimalen Nebenwirkungen zu erreichen.

Jeder Patient braucht deshalb seine spezielle Dosis, die im Laufe der Behandlung in enger Rücksprache mit dem betreuenden Arzt gefunden werden muss.

Ermittlung der individuellen Dosis

❗ Dabei gilt stets der allgemeine Grundsatz:
Soviel wie nötig, so wenig wie möglich!

Was sind Quick-Metabolizers?

Die wörtliche Übersetzung dieses aus dem Englischen stammenden Begriffes lautet: »Schnellverdauer«. Damit wird die Tatsache beschrieben, dass etwa 5-10% der Menschen erblich bedingte Besonderheiten ihres Enzymsystems besitzen. Das heißt, die Verdauungssäfte dieser Menschen führen zu einem schnelleren Abbau von Medikamenten. Bei diesen Patienten ist es oft nicht möglich, mit den üblichen Dosierungen einen ausreichenden Wirkspiegel im Blut zu erreichen.

Menschen mit schnellem Abbau von Medikamenten

Bevor man diese Besonderheiten feststellen konnte, wurden viele Patienten zu Unrecht verdächtigt, sie würden ihre Medikamente nicht regelmäßig einnehmen, da im Blut nur geringe Spuren des Medikamentes festzustellen waren. Sofern der Verdacht auf dieses Quick-Metabolizer-Problem besteht, muss mit dem Patienten nochmals gewissenhaft das Einnahmeverhalten besprochen werden. Sofern an der Zuverlässigkeit des Patienten keinerlei Zweifel besteht, kann das Problem durch Umstellung auf ein Depotpräparat (Medikament wird dann in den Muskel gespritzt) oder die Umstellung auf ein Medikament mit einem anderen Abbauweg im Körper gelöst werden.

Was versteht man unter einer nebenwirkungsorientierten Behandlungsplanung?

Nebenwirkungen bestimmen die Auswahl der Medikation

Wie bereits der Name andeutet, wird die Auswahl der Medikation heute überwiegend an dem zu erwartenden Nebenwirkungsprofil orientiert. Die Patienten werden deshalb ausführlich befragt, welche positiven und welche negativen Vorerfahrungen sie mit den unterschiedlichen Antipsychotika gemacht haben. Wenn irgendwie möglich, bilden dann diese Erfahrungen die Entscheidungsgrundlage für die Planung der aktuellen Medikation.

Dies ist deshalb erwähnenswert, weil zu Beginn der Antipsychotika-Ära in den 50er und 60er Jahren des letzten Jahrhunderts die symptomorientierte Planung der Medikation (d. h., die Wahl des Medikamentes richtete sich ausschließlich nach der vorliegenden psychischen Symptomatik) die Regel war.

Damit es zu einer erfolgversprechenden Medikamentenauswahl kommt, muss deshalb eine vertrauensvolle Grundlage zwischen Patienten und Behandlern bestehen, damit alle verfügbaren Erfahrungen einbezogen werden können. Den Beobachtungen der Angehörigen kommt hierbei auch eine große Bedeutung zu, da sie aus ihrer engen Beziehung zu den Patienten oft sehr gut beschreiben können, welche Medikamente sich in der Vergangenheit nicht bewährt haben.

Was passiert bei Unter- bzw. Überdosierung?

Unterdosierung: weitere Unruhe

Überdosierung: zu starke Dämpfung, aber auch Übererregung, Verwirrtheit

Verabreicht man eine zu hohe Dosis, so fällt die Dopaminkonzentration zu stark ab und die Weiterleitung von Reizen kommt fast völlig zum Erliegen. Die Patienten fühlen sich sehr gedämpft, »wie betäubt«, wirken träge und energielos. Diese Dämpfung wird hauptsächlich durch eine übermäßige Blockade von weiteren Neurotransmittern (Botenstoffe im Gehirn) wie Azetylcholin, Noradrenalin, Serotonin, Histamin usw. hervorgerufen. Das heißt, die Antipsychotika entfalten ihre Wirkung nicht nur innerhalb des Dopaminsystems, sondern sie blockieren auch andere Nervenzellen, die für den Ausbruch der Erkrankung weit weniger Bedeutung haben als das Dopamin. Eine zu hohe Dosis kann auch zur Übererregung bis hin zu Verwirrtheitszuständen (Delir) führen. Derartige Überdosierungserscheinungen können durch eine Dosisverringerung oder ein vorübergehendes Absetzen rasch gebessert werden. Ist die Dosis jedoch zu gering, so besteht weiterhin ein Dopaminüberschuss mit Überstimulierung der Rezeptoren (Empfängerstellen für Botenstoffe) und die Patienten können nicht zur Ruhe kommen.

Bis die optimale Dosierung gefunden wird, dauert es oft sehr lange und viele Patienten müssen in dieser Zeit leidvolle Erfahrungen durchstehen. Wie bereits erwähnt, gibt es bisher leider keine zuverlässige Methode, die exakte Dosis auf Anhieb zu finden. Durch eine enge Zusammenarbeit zwischen Arzt und Patient lässt sich jedoch im Laufe der Zeit in jedem Falle eine wirksame und gleichzeitig gut verträgliche Dosis finden (◘ Abb. 3.1).

Wie rasch tritt die Wirkung der Antipsychotika ein?

Der beruhigende und dämpfende Effekt tritt bei manchen Antipsychotika bei ausreichender Dosierung bereits innerhalb weniger Stunden ein. Die eigentliche antipsychotische Wirkung, d. h. das gänzliche Freiwerden von paranoiden Symptomen (wahnhaften Erlebnissen), Halluzinationen (Trugwahrnehmungen) und Ich-Störungen (Gefühl, von außen beeinflusst oder gesteuert zu werden) kann aber oft Wochen bis Monate dauern.

Wirkungseintritt oft erst nach Wochen

Meist entfalten die Antipsychotika bei etwa 2/3 aller behandelten Patienten innerhalb von 4–8 Wochen eine befriedigende Wirkung.

Wann soll wegen fehlender Wirksamkeit auf ein anderes Präparat umgestellt werden?

Zu Beginn der Behandlung soll ein Antipsychotikum in üblicher Dosierung (z. B. Risperdal 4-6 mg, Fluanxol 5–15 mg, Solian 400-800 mg, Zyprexa 5-20 mg usw. täglich) über einen Zeitraum von 2-4 Wochen oral, d. h. in Tabletten- oder Tropfenform, eingenommen werden. Bei fehlender Wirkung aber guter Verträglichkeit wird meistens die Dosis spätestens nach 4 Wochen erhöht und nochmals 14 Tage lang gegeben.

ab zwei bis vier Wochen oraler Einnahme

❶ Bei weiterer Wirkungslosigkeit wird auf ein Präparat aus einer anderen Wirkstoffgruppe umgestellt. Derartige Entscheidungen müssen von einem erfahrenen Psychiater vorgenommen werden.

Ganz allgemein muss betont werden, dass die Behandlung von Psychosen außerordentlich viel Geduld von Patienten, Angehörigen und auch den behandelnden Ärzten abverlangt. Nur wenn man den Medikamenten ausreichend lange Zeit gibt, ihre Wirksamkeit zu entfalten, kann ein zufriedenstellender Behandlungserfolg erzielt werden.

Geduld bei allen Beteiligten erforderlich

Ein ständiges Wechseln der Medikamente mit wöchentlichem Umstellen auf ein neues Präparat mag zwar auf den ersten Blick das Gefühl verleihen, dass »viel getan wird«, im Endeffekt hat dies aber oft nur einen Zuwachs an Nebenwirkungen zur Folge und verbaut die Übersichtlichkeit der Behandlung. Dies heißt natürlich nicht, dass in Ausnahmefällen nicht auch einmal der rasche Wechsel auf ein anderes Präparat durchaus sinnvoll sein kann.

Wozu ist eine Erhaltungsdosis erforderlich?

Wenn die Akuterkrankung unter der antipsychotischen Behandlung abgeklungen ist, kann leider noch von keiner Heilung gesprochen werden. Würde man die Medikamente nun rasch weglassen, käme es bei fast allen Patienten innerhalb weniger Tage oder Wochen zum Wiederaufflackern der Psychose. Erst wenn das Befinden der Patienten während einiger Wochen bei langsamer Belastungssteigerung stabil bleibt, kann man von einem Abklingen des akuten Krankheitsschubs ausgehen.

dauerhafte Symptom-suppression

Die Fortführung derjenigen Medikamentendosis, die sich in der Akutbehandlung zuletzt als ausreichend wirksam erwiesen hat, sollte zunächst in der anschließenden Erhaltungstherapie beibehalten werden, um eine ausreichende Unterdrückung der Krankheitssymptome (Symptomsuppression) zu erreichen.

> ❶ Im weiteren Verlauf kann behutsam eine schrittweise Dosisreduktion vorgenommen werden, um diejenige Dosis herauszufinden, die geeignet ist, die Krankheitssymptome ausreichend in Schach zu halten und einen erneuten Krankheitsschub (Rezidiv) zu verhindern. Die hierzu erforderliche Wirkstoffmenge wird als Erhaltungsdosis bezeichnet.

Da in den letzten Jahren aus gutem Grund die früher angewandte Hochdosistherapie mit Antipsychotika verlassen wurde, ist eine ausgeprägte Verringerung der Dosis für die Erhaltungstherapie meist nicht mehr notwendig. Das heißt, heute sollte die antipsychotische Dosis fast in gleicher Höhe während der anschließenden Langzeitbehandlung beibehalten werden.

Wann kommt eine Kombinationsbehandlung aus unterschiedlichen Antipsychotika in Betracht?

Laut Lehrbüchern eigentlich gar nicht. Dort wird zu Recht empfohlen, möglichst nur mit einem Antipsychotikum zu behandeln. Bei fehlender Wirksamkeit wird der Wechsel auf ein anderes Präparat empfohlen.

manchmal reicht 1 Antipsychotikum nicht aus

In der klinischen Praxis hat sich aber immer wieder gezeigt, dass dieses Vorgehen nicht bei allen Patienten zur ausreichenden Besserung führt. Manche Krankheitsverläufe sind so verfestigt und hartnäckig, dass die Behandlung mit nur einer Substanz trotz langer Verabreichungsdauer von einigen Wochen und viel Geduld auf allen Seiten zu keinem wesentlichen Fortschritt führt. Sollte deshalb eine ausreichend hoch dosierte Behandlung mit einem Antipsychotikum alleine innerhalb von 6–8 Wochen zu keiner nennenswerten Besserung führen und wurden bereits alle anderen zur Verfügung stehenden Antipsychotika in ebenfalls ausreichender Dosierung eingesetzt, muss über die Frage einer Kombination von zwei und unter Umständen auch drei Antipsychotika nachgedacht werden. Häufig sind die Nebenwirkungen bei Hochdosierung einzelner Antipsychotika so ausgeprägt, dass sie auf Dauer nicht ertragen werden können. In diesen Fällen kann die Kombination von zwei Antipsychotika mit unterschiedlichem Wirkprofil empfohlen werden. Beide Antipsychotika können meistens in geringerer Dosierung eingesetzt werden, so dass keines von beiden den maximalen Nebenwirkungspegel erreicht. Im Idealfall ergänzen sich die unterschiedlichen Wirkungsprofile sehr günstig, so dass auch bisher nicht beeinflussbare psychotische Erlebnisse plötzlich besser werden.

❗ **Infrage kommen Kombinationen von hochpotenten mit niedrigpotenten Antipsychotika.**

Positive Erfahrungen liegen vor bei Kombination von Medikamenten aus der Gruppe der eher niederpotenten Antipsychotika wie
— Leponex, Zyprexa oder Seroquel

mit höherpotenten Antipsychotika wie
— Risperdal, Solian, Zeldox, Abilify oder Invega.

Das genaue Vorgehen muss selbstverständlich mit einem erfahrenen Psychiater abgesprochen werden. Die regelmäßigen laborchemischen Untersuchungen sowie die Kontrolle von EKG und EEG sind dabei sehr wichtig!

Diese Kombinationen kommen dann infrage, wenn sich sowohl auf seiten der Behandler als auch der Behandelten Resignation und Mutlosigkeit einzustellen drohen, weil die Symptomatik nicht gebessert werden kann. Resignation und Fatalismus wären aber die schlechtesten aller Behandlungsformen!

unbedingt EKG- und EEG-Kontrollen

Das übergeordnete Ziel von Kombinationsbehandlungen lautet deshalb:
— Die Wirkung durch die Kombination von zwei Präparaten steigern.
— Die Nebenwirkungen durch Kombination von zwei Präparaten in möglichst niedriger Dosierung verringern.
— Weitere Behandlungsmöglichkeiten auch dann noch offenhalten, wenn bisherige Behandlungsversuche mit nur einem Präparat nicht erfolgreich waren.

Welche zusätzlichen Behandlungsmöglichkeiten gibt es bei ausbleibendem Therapieerfolg?

Nahezu 90% aller schizophren erkrankten Patienten profitieren sehr deutlich von den heute zur Verfügung stehenden Antipsychotika; wie bereits erwähnt, muss bei hartnäckigen Behandlungsverläufen eine Kombination von unterschiedlichen Antipsychotika versucht werden. Bei manchen Patienten kann auch die Doppelbehandlung aus einem klassischen typischen Antipsychotikum und einem neueren atypischen Antipsychotikum versucht werden. Die zusätzliche Gabe von Moodstabilizern (Stimmungsstabilisierern) in hoher Dosierung kann vor allem bei hartnäckigen Erregungszuständen und nicht zu beeinflussender Selbstmordgefährdung eine Erleichterung bringen.

Moodstabilizer

Elektrokrampfbehandlung

Wenn sich trotz aller medikamentösen Kombinationsversuche die Beschwerden überhaupt nicht mildern lassen, sollte eine Elektrokrampfbehandlung (EKT) erwogen werden. Einige Universitätskliniken haben in den letzten Jahren auf diesem Gebiet sehr ermutigende Erfahrungen gemacht. Besonders medikamentös nicht beeinflussbare quälende Halluzinationen, unbeherrschbare Erregungszustände und vor allem Depressionen mit hoher Selbstmordgefährdung können durch eine EKT in vielen Fällen eine nicht mehr für möglich gehaltene Besserung erfahren. Diese Spezialbehandlung muss mit den Ärzten genau abgestimmt werden. Auch bei sehr schwierigen Krankheitsverläufen lässt sich bei entsprechender Geduld und Ausdauer eine ausreichende Besserung erzielen!

3.5   Depotmedikation

Was sind Depotspritzen?

Medikamentenvorrat wird in den Muskel gespritzt

Die Antipsychotika werden hierbei als Depot (Vorratsspeicher) in einen Muskel gespritzt. Die Menge beträgt je nach Präparat etwa 0,5–4 ml (ml ist die Abkürzung für Milliliter: 1 ml ist 1/1000 Liter. Zum Vergleich: 1 normales Schnapsglas enthält etwa 10 ml).

Dieser Vorrat reicht je nach Medikament 1–4 Wochen lang. Der Organismus baut täglich eine gewisse Menge davon ab und führt den Wirkstoff über den Blutkreislauf dem Zentralnervensystem zu.

Der Arzt orientiert sich bei der Dosierung jedoch an der Milligrammzahl (mg), das heißt, wie viel Wirkstoff in einem Milliliter enthalten ist. Die wichtigsten Depotpräparate sind in der nachfolgenden ◻ Tab. 3.8 zusammengestellt:

◻ **Tab. 3.8.** Antipsychotika in Depotform

Typische Antipsychotika	Wirkungsdauer
Haldol-Decanoat	4 Wochen
Fluanxol-Depot (10%)	2–4 Wochen
Fluanxol-Depot (2%)	2–3 Wochen
Dapotum D, Lyogen-Depot	2–3 Wochen
Ciatyl-Z-Depot	2–3 Wochen
Decentan-Depot	2 Wochen
Imap	1 Woche
Ciatyl-Z Acuphase	3 Tage
Atypische Antipsychotika	**Wirkungsdauer**
Risperdal consta	2 Wochen
Zyprexa (ab 8/2008)	4 Wochen

Was sind die Vorteile einer Depotspritze?

Grundsätzlich sind beide Behandlungsarten – Depotspritze oder Tabletten bzw. Tropfen – möglich. Aber die Alltagserfahrung lehrt, dass die Tabletteneinnahme auch von noch so gewissenhaften Patienten immer wieder vergessen wird. Die dabei entstehenden Schwankungen des Wirkstoffspiegels im Blut tragen zu einem unerwünschten Auf- und Abflauen der Nebenwirkungen bei, was viele Patienten als sehr lästig empfinden.

gleichmäßige, automatische Medikamentenabgabe

Darüber hinaus ist die Verarbeitung des Depotpräparates im Organismus günstiger, so dass insgesamt weniger Wirkstoff gebraucht wird, was sich wiederum vorteilhaft auf die Nebenwirkungsrate auswirkt. Ein zusätzlicher Vorteil ergibt sich aus der Tatsache, dass das Wirkstoffdepot im Muskel regelmäßig ans Blut abgegeben wird, was einen sehr stabilen und gleichmäßigen Wirkstoffspiegel im Blut garantiert.

weniger Wirkstoff notwendig

Außerdem erinnert die tägliche Tabletteneinnahme an die Tatsache der seelischen Erkrankung, was von vielen als belastend empfunden wird. Durch eine Depotspritze wird dieser Nachteil umgangen.

Warum wird die Behandlung nicht von Anfang an mit Depotspritzen durchgeführt?

Wie bereits erwähnt, benötigt jeder Patient seine ganz persönliche Dosis, die erst im Verlauf von einigen Wochen, nach wiederholten Dosisänderungen – Erhöhung wie Verminderung – gefunden werden kann. Des Öfteren muss auch die chemische Wirkstoffgruppe gewechselt werden. Ebenso muss die Verträglichkeit des gewählten Präparates geprüft werden.

mehr Flexibilität

Bei einem Depotmedikament sind dem Arzt unter Umständen 4 Wochen lang die Hände gebunden. Deshalb werden Depotinjektionen in der Anfangsphase meist nicht gegeben.

Eine Ausnahme bildet hierbei das Kurzzeitdepot Zuclopenthixol, z. B. Ciatyl-Z Acuphase. Durch die nur 3 Tage dauernde Wirkung bleibt das Medikament trotz Depotform gut steuerbar.

Ausnahme: Kurzzeitdepot

Dieses Präparat hat sich bei besonders schwer kranken Patienten bewährt, die keine Krankheitseinsicht besitzen und nur mit Mühe zur Medikamenteneinnahme zu bewegen sind. Dadurch kann die zu Beginn einer Akutbehandlung oft zermürbende Auseinandersetzung um die tägliche Tabletteneinnahme vermieden werden.

Ab wann kann auf eine Depotspritze umgestellt werden?

Sobald eine ausreichend wirksame und gut verträgliche Dosis eines Antipsychotikums gefunden ist, kann das Medikament auf die Depotform umgestellt werden Zunächst wählt man für die erste Verabreichung eine niedrigere Dosis und gibt überlappend noch eine orale Dosis hinzu bis die optimale Depotdosis gefunden ist. Bei dem atypischen Depotpräparat Risperidon Consta ist während der ersten drei bis fünf Wochen auf jeden Fall

exakte Antipsychotikumdosis gefunden

die orale Medikation fortzuführen, da sich ein wirksamer Blutspiegel der Depotform erst nach dieser Zeit ausbildet (s. dort).

Welche atypischen Antipsychotika gibt es in Depotform?

zzt. nur Risperdal consta

Zum Zeitpunkt der Überarbeitung dieses Buches gab es nur ein Atypikum in Depotform: Risperdal consta. Die besondere chemische Beschaffenheit dieses atypischen Antipsychotikums erfordert eine spezielle Bearbeitung des Wirkstoffes, um eine Depotverabreichung zu ermöglichen. Durch den Einschluss des Wirkstoffes in kleinste Kügelchen in Form von »Mikrosphären« mit dem Durchmesser von einigen hunderstel Millimetern kann dieses Medikament in Form einer wässrigen Lösung in den Muskel gespritzt werden. Dort wird der Wirkstoff nach genau 21 Tagen freigesetzt. Das heißt, der Wirkeintritt beginnt erst 3 Wochen nach Verabreichung der Spritze. Bei einer Langzeitbehandlung spielt das keine Rolle, da sich dann die in 14-tägigem Abstand verabreichten Spritzen überlappen. Zu Beginn einer Behandlung muss jedoch dieser verzögerte Wirkungseintritt berücksichtigt werden, damit keine Wirkstofflücke entsteht. Während dieser Zeit wird überbrückend ein orales Antipsychotikum gegeben, um bereits von Beginn an einen ausreichenden Schutz zu haben. Nach 3 Wochen kann das orale Medikament allmählich ausgeschlichen werden.

Risperdal consta zeichnet sich durch einen sehr gleichmäßigen Wirkstoffspiegel aus, so dass es zu keinen zwischenzeitlichen Nebenwirkungsspitzen kommt. Da in der Leber kein zusätzlicher Abbau erfolgt, kann durch die Depotverabreichung etwa 30% an Wirkstoff eingespart werden. Das Medikament gibt es derzeit in drei Dosierungsformen: 25 mg, 37,5 mg und 50 mg.

Die Depotverabreichung von Olanzopin (Zyprexa) soll Ende 2008 zur Verfügung stehen mit einem Injektionsabstand von 4 Wochen. Nähere Einzelheiten sind über jeden Psychiater zu erfahren.

Was sind die Nachteile einer Depotverabreichung?

anfängliche Müdigkeit und Schlappheit

Von einigen Patienten wird berichtet, dass sie sich vor allem bei den 4-wöchentlich verabreichten Spritzen während der ersten Woche nach der Injektion müde und schlapp fühlen. Dies kommt besonders während der Umstellung von der Tabletten- oder Tropfenform zur Depotspritze vor und ist meist Zeichen für eine zu hohe Dosierung.

Durch vorsichtige Anpassung der Medikation gelingt es jedoch fast immer, nach einigen Monaten eine gut verträgliche und gleichzeitig noch ausreichend wirksame Depotdosis zu ermitteln.

Die Injektionen verursachen in der Muskulatur nur ganz selten Beschwerden; Depotmedikamente sind gut verträglich und muskelfreundlich. Da es bisher aber mit Ausnahme von Risperdal consta nur typische Antipsychotika in Depotform gibt, müssen deren Nebenwirkungen hierbei berücksichtigt werden.

3.6 Rückfallschutz durch Antipsychotika

Wann ist eine längerfristige Behandlung mit Antipsychotika angezeigt?

Nach Abklingen der akuten Krankheitsphase besteht ein sehr hohes Wiedererkrankungsrisiko!

70-80% der nicht mit Antipsychotika behandelten Patienten erkranken innerhalb eines Jahres erneut an einer schizophrenen Episode. Durch Antipsychotika kann das Rückfallrisiko auf ungefähr 20% gesenkt werden (❑ Abb. 3.2).

❗ Über diesen Sachverhalt müssen Patienten und Angehörige unbedingt Bescheid wissen, damit sie verstehen können, warum sich die Durchführung dieser Behandlung trotz der bekannten Nebenwirkungen lohnt.

Nur etwa 1/10, also 10% der Patienten, die in ihrem Leben eine erste psychotische Episode aus dem schizophrenen Formenkreis durchgemacht haben, erleiden keine weiteren psychotischen Episoden mehr. Die Schizophrenie ist eine häufig chronisch verlaufende Erkrankung und das Ziel der antipsychotischen Medikation ist eine stabile Kontrolle der Symptome mit Verhinderung von weiteren Krankheitsepisoden.

2 Jahre nach Ersterkrankung

4–5 Jahre nach wiederholter Erkrankung

Gemäß der Behandlungsleitlinie Schizophrenie der DGPPN (Deutsche Gesellschaft für Psychiatrie, Psychotherapie und Nervenheilkunde) wird folgendes Vorgehen vorgeschlagen:

- Bei einer Ersterkrankung an einer schizophrenen Psychose sollte zunächst mindestens für ein Jahr die antipsychotische Medikation weitergeführt werden (sicherheitshalber sind zwei Jahre zu empfehlen).
- Nach insgesamt zwei Krankheitsepisoden sollte die antipsychotische Medikation für zunächst 2-5 Jahre durchgehend eingenommen werden.

zeitlich unbefristet bei immer wiederkehrenden Psychosen

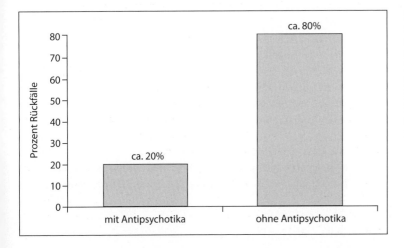

❑ **Abb. 3.2.** Rückfallrisiko mit und ohne Antipsychotika. Das Rückfallrisiko bei Psychosen aus dem schizophrenen Formenkreis im ersten Jahr nach der Entlassung aus der Klinik beträgt unter antipsychotischer Behandlung 10–20%, ohne Antipsychotika erhöht es sich auf 70–80%

— Bei mehreren Krankheitsepisoden wird eine durchgehende und zeitlich nicht begrenzte Einnahme des Antipsychotikums empfohlen.

Die Entscheidung, wie lange die antipsychotische Rückfallschutzbehandlung durchgeführt wird, hängt jedoch letztlich vom Einzelfall ab und sollte in enger Zusammenarbeit zwischen Patient und Behandler erfolgen. Die Entscheidung ist auch abhängig von der Schwere der bisherigen Krankheitsepisoden und etwaiger Gefährdungen für den Patienten (z. B. Selbsttötungsversuche im Rahmen des psychotischen Erlebens) oder Gefahren für andere Menschen (Erregungszustände oder Verfolgungswahn mit Tätlichkeiten gegenüber einem Mitmenschen).

Welche Dosierungen sollten in der Langzeittherapie beibehalten werden?

niedrigste wirksame Dosis   Es sollte diejenige niedrigst wirksame Dosis gewählt werden, die einen Rückfall verhindert. Dies ist in der Praxis nicht immer einfach.

> ❗ Da nach einer Dosisverringerung nicht immer sofort Krankheitssymptome auftreten, sondern manchmal erst nach Wochen oder Monaten, muss die Dosisfindung langsam geschehen und weitere Rückfallschutzmechanismen mit einbeziehen (Frühwarnzeichen beachten, Umgang mit Stress, Vermeidung von Drogen und zuviel Alkohol usw.).

Generell unterscheiden sich die Dosierungen in der Rückfallschutzbehandlung nicht wesentlich von denen der Akutbehandlung. Dies war vor 15 Jahren noch ganz anders, da damals sehr viel höhere Dosierungen in der Akutbehandlung verwendet wurden.

Wie rasch kommt es nach dem vorzeitigen Absetzen der Antipsychotika zu einem Rückfall?

Aufgrund bisheriger Untersuchungen ist bekannt, dass es bis zu einem halben Jahr dauern kann, bis der Einfluss der Antipsychotika auf das Zentralnervensystem vollständig abgeklungen ist. PET-Untersuchungen (▶ 1.7, Abschn. »Wie lassen sich die apparativen Untersuchungsmethoden kurz beschreiben?«) haben nämlich gezeigt, dass die Blockade der Dopaminrezeptoren und deren Anpassungsvorgänge hierauf (Empfängerstellen für Dopamin im Gehirn) bis zu 6 Monate andauern kann.

nach ca. 3–7 Monaten   ❗ Deshalb muss ein Rückfall nicht gleich wenige Tage nach dem Absetzen der Medikamente auftreten! Im Gegenteil: Die meisten Wiedererkrankungen ereignen sich 3–7 Monate nach Absetzen der Antipsychotika.

Typischerweise tritt hierbei der »honey-moon«-Effekt zu Tage; die Betroffenen sehen alles durch die rosa Brille; die Nebenwirkungen verschwinden, der Rückfall kommt aber nicht sofort.

    Viele Patienten fühlen sich zunächst in der Richtigkeit ihres Verhaltens bestätigt. Ein typischer Ausspruch lautet deshalb: »Jetzt nehme ich schon seit 10 Wochen keine Medikamente mehr ein, ohne dass mir etwas passiert wäre. Ich hab's ja gleich gewusst, dass die Ärzte da viel zu ängstlich sind ..«.

»honey-moon«-Effekt

Wie hoch ist das Rückfallrisiko unter einer antipsychotischen Langzeitbehandlung?

Das Rückfallrisiko von 70–80% innerhalb des ersten Jahres kann durch Antipsychotika auf ca. 20% gesenkt werden.

Rückfallrisiko: unter Medikation 20%

    Bisher gibt es keine sicheren Hinweise, welche Patienten ein höheres bzw. geringeres Wiedererkrankungsrisiko besitzen. Eine verlässliche Voraussage ist kaum möglich.

individuelle Risikovoraussage kaum möglich

    Sofern es während einer antipsychotischen Behandlung zu einem neuerlichen Rückfall kommt, verläuft die Erkrankung meist weniger schwer und die Patienten erholen sich wieder rascher. In diesen Fällen muss noch einmal sehr sorgfältig überlegt werden, ob die Dosis ausreichend hoch war und ob die Medikation wirklich regelmäßig eingenommen wurde.

❶ Neben einer unregelmäßigen Medikamenteneinnahme spielt die Häufung von sozialem Stress (Ärger und Enttäuschung in zwischenmenschlichen Beziehungen, Überforderungssituationen, Häufung von Problemen usw.) bei Rückfällen eine ganz wesentliche Rolle!

Deshalb laufend prüfen, ob der Patient den anstehenden Belastungen gewachsen ist und ob nicht doch eine intensivere psychotherapeutische oder psychosoziale Unterstützung erforderlich ist.

psychotherapeutische oder psychosoziale Unterstützung

    Sofern der behandelnde Arzt die psychotherapeutische Betreuung aus zeitlichen oder anderen Gründen nicht vollständig selbst übernehmen kann, wird er entsprechend weitergebildete Psychiater oder Psychologen mit psychotherapeutischer Zusatzausbildung einbeziehen. Die enge Zusammenarbeit mit diesen Fachkräften ist sehr wichtig während der Langzeittherapie.

Welche Nebenwirkungen treten während einer Langzeitbehandlung mit Antipsychotika auf?

Im Prinzip sind es die gleichen Nebenwirkungen, die auch aus der Akutbehandlung bekannt sind (→3.6). Dies trifft jedoch nicht für die Spätdyskinesien zu. Das Risiko von Spätdyskinesien (unwillkürlichen Muskelbewegungen, hauptsächlich im Gesichtsbereich) nimmt, wie einige Untersuchungen zeigen, vermutlich mit der Länge der Behandlung zu. Deshalb ist eine genaue Beobachtung durch einen Facharzt entscheidend, damit rasch reagiert werden kann (▶ 3.7, Abschn. »Was sind Spätdyskinesien?«).

u. a. Spätdyskinesien

Manchmal wird ein nur leichter Fingertremor (Zittern in den Händen) oder eine milde Akathisie (Sitz- und Bewegungsunruhe) während der Behandlung nicht gleich erkannt. Diese Nebenwirkungen sind auf Dauer sehr unangenehm, deshalb setzen manche Patienten ihre Medikamente eigenständig ab.

enge Zusammenarbeit mit behandelndem Arzt

Bei neu auftretenden als auch bei lästig werdenden »alten« Nebenwirkungen sofort mit dem behandelnden Arzt Verbindung aufnehmen, um die Medikation umzustellen oder geeignete Zusatzmaßnahmen zu treffen.

Wann ist der richtige Zeitpunkt zur Beendigung der Langzeitbehandlung?

Bei Beendigung der Behandlung, nach einem geplanten Zeitraum von z. B. 2 Jahren, sollten die allgemeinen Lebensumstände geordnet und in »sicheren Bahnen« verlaufen. Die wichtigsten Grundvoraussetzungen sind:

- Besuch einer psychoedukativen Gruppe,
- keine psychotischen Symptome in den letzten 6 Monaten,
- passende Wohnung,
- befriedigende berufliche Tätigkeit,
- ausreichend Geld,
- erholsame Freizeitbeschäftigung,
- verständnisvolle Angehörige,
- zuverlässige Freunde,
- guter Krisenplan.

Natürlich sind nicht immer alle Voraussetzungen erfüllt. Sofern die »Mängelliste« aber zu groß, das Leben recht hektisch, und der Stress zu groß sein sollten, muss das Absetzen nochmals sehr gründlich überlegt werden.

nur nach Absprache mit dem Arzt

Erfahrungsgemäß ist das Rückfallrisiko bei einer seelischen Daueranspannung auch nach 2 Jahren noch sehr hoch. Deshalb sollte das Absetzen der Antipsychotika grundsätzlich in sehr enger Absprache mit dem behandelnden Arzt und niemals auf eigene Faust erfolgen.

Warum sollen die Antipsychotika nicht abrupt abgesetzt werden?

❶ Ein plötzliches Absetzen kann zum Wiederaufflackern der Psychose führen!

Da die Dopaminrezeptoren durch den medikamentösen Schutz zwischenzeitlich vor einem möglichen Dopaminüberschuss bewahrt und somit »verwöhnt« wurden, brauchen sie Zeit, sich wieder mit dem ursprünglichen Zustand vertraut zu machen und sich an die »rauhe Wirklichkeit ohne Antipsychotika« zu gewöhnen.

Bei zu schnellem Absetzen der Antipsychotika besteht die Gefahr, dass die Rezeptoren wegen ihrer zwischenzeitlich eingetretenen Überempfindlichkeit bereits bei einem normalen Dopaminangebot überreagieren (▶ 2.2) und es so zu einer künstlichen Reizüberflutung kommt. Das kann ein Wiederaufflackern der Psychose begünstigen. Dieses Phänomen wird mit dem Begriff Rebound-Psychose (das heißt soviel wie »durch eine krankhafte Gegensteuerung ausgelöst«) umschrieben. Wenn die Antipsychotika schrittweise reduziert werden, d. h. über einen 6-monatigen Zeitraum die Dosis alle 4 Wochen verringert wird, lässt sich diese Gefahr weitgehend vermeiden.

Überempfindlichkeit der Dopaminrezeptoren Rebound-Psychose

Sofern die Zeit nicht drängt und keine unakzeptablen Nebenwirkungen vorliegen, sollte die Absetzgeschwindigkeit weiter verlangsamt und somit noch schonender gestaltet werden.

Wie geht es nach dem Absetzen der Antipsychotika weiter?

Vor allem in den ersten 12 Monaten nach Beendigung einer Langzeitbehandlung besteht weiterhin ein erhöhtes Rückfallrisiko, auch wenn es vermutlich um einiges niedriger liegt als unmittelbar nach der Akuterkrankung. Deshalb sollten die regelmäßigen Arztbesuche in 2- bis 4-wöchigem Abstand unbedingt beibehalten werden. Gemeinsam mit dem behandelnden Arzt muss ein über die antipsychotische Behandlung hinausreichender Gesamtbehandlungsplan erstellt werden. Hierbei ist die enge Einbeziehung von mitbehandelnden Psychotherapeuten und Sozialarbeitern außerordentlich wichtig.

regelmäßige Arztbesuche

Erstellen eines Gesamtbehandlungsplans

Was versteht man unter einer Intervallbehandlung?

Wie der Name schon besagt, erfolgt die Verabreichung der antipsychotischen Medikation nach Abklingen der Akutphase nicht dauerhaft, sondern nur in Intervallen (Abständen). Das heißt, die Medikation wird nur dann eingenommen, wenn sich die wiederbeginnende Psychose durch Frühwarnzeichen ankündigt.

Im Idealfall werden dann die Antipsychotika rechtzeitig in ausreichend hoher und ausreichend langer Dosierung eingenommen, bis die kritische Phase wieder überstanden ist.

Wie zuverlässig ist die Intervallbehandlung?

In der Praxis hat sich leider gezeigt, dass diese Methode nur bei etwa 10–30% aller Patienten einen sicheren Rückfallschutz gewährt. Bei den meisten Patienten kommt es dennoch zum Rückfall, weil sie die Frühwarnzeichen entweder zu spät erkennen oder weil der erneute Ausbruch der Psychose trotz Gegenmedikation nicht mehr gestoppt werden kann.

nur bei 10–30% der Patienten sicher

❗ Da das Rückfallrisiko während der ersten beiden Jahre nach einer akuten Psychose am größten ist, fahren jene Patienten am besten, die zumindest während dieser Zeit eine Dauerbehandlung mit Antipsychotika durchführen.

Werden Antipsychotika nur bei Psychosen eingesetzt?

auch bei anderen seelischen Erkrankungen manchmal sinnvoll

Nein! Den dämpfenden und entspannenden Effekt hat man sich mittlerweile auch bei der Behandlung von anderen seelischen Erkrankungen zunutze gemacht, z. B. bei innerer Unruhe, Angstzuständen, Schlafstörungen, hartnäckigen Schmerzen, manchen Depressionen, Manien und anderen seelischen Auffälligkeiten, wie z. B. aggressivem Verhalten bei intelligenzgeminderten Menschen. Auch zur Narkosevorbereitung werden Antipsychotika regelmäßig eingesetzt.

Die Verordnung der Antipsychotika bei derartigen Beschwerden sollte aber eher die Ausnahme bleiben und unbedingt von einem erfahrenen Arzt veranlasst werden, der auch über die möglichen Nebenwirkungen gut Bescheid weiß und eine vernünftige Nutzen-Risiko-Abwägung vornehmen kann!

Wie erleben die Patienten die Wirkung der Antipsychotika?

zwar allgemeine Dämpfung, aber bessere Konzentrationsfähigkeit

Viele Patienten berichten von einer Entaktualisierung, dass
- sie alles nicht mehr so tragisch nehmen müssten,
- die innere Unruhe nachlasse,
- Angstgefühle geringer würden und
- psychotische Erlebnisse wie Verfolgungsgedanken oder Stimmenhören allmählich in den Hintergrund träten.

Trotz des damit verbundenen Gedämpftseins kommt es zu einer Besserung der Konzentrationsfähigkeit oder anderer Beeinträchtigungen des Denkens wie Gedankenabreißen, den »Faden verlieren« oder Gedankenkreisen.

❗ Am Anfang treten die Nebenwirkungen meist rascher ein als die eigentliche Wirkung!

zu frühes Absetzen wegen der Nebenwirkungen

Deshalb setzen viele Patienten die Medikamente vorzeitig ab. Wenn sie nur die Nebenwirkungen erlebten und von der eigentlichen Wirkung noch nichts spüren konnten, erzeugt dies eine massive Abneigung gegenüber Antipsychotika, was sich auf den langfristigen Krankheitsverlauf sehr ungünstig auswirken kann.

Deshalb war es allen forschenden Arzenimittelfirmen in den letzten Jahren ein großes Anliegen, nebenwirkungsärmere Medikamente zu entwickeln. Mit der Einführung der atypischen Antipsychotika sind die extrapyramidalmotorischen Nebenwirkungen (Parkinsonoid, in Form von Muskelsteifigkeit) deutlich zurückgegangen. Allerdings hat sich mit dem metabolischen Syndrom (Gewichtszunahme mit Herz-Kreislauf-Belastungen) ein neues und sehr ernstzunehmendes Problemfeld eröffnet. Bei guter Zusammenarbeit zwischen Patienten und Behandlern kann aber nahezu immer eine wirksame und gleichzeitig gut verträgliche Medikation gefunden werden.

3.7   Nebenwirkungen der Antipsychotika

Was sind die häufigsten Nebenwirkungen der Antipsychotika?

Wer zur Beantwortung dieser Frage in einem der üblichen Beipackzettel nachliest, dem kann hierbei angst und bange werden. Aus juristischen Gründen müssen dort alle Nebenwirkungen, die weltweit irgendwann einmal beobachtet wurden, aufgeführt werden.

Selbstverständlich kann diese Gründlichkeit nur begrüßt werden, da sie alle Beteiligten – Patienten wie Ärzte – zu größter Vorsicht erzieht. Doch die meisten der als gefährlich einzustufenden Nebenwirkungen treten glücklicherweise nur sehr selten auf!

gefährliche Nebenwirkungen sehr selten

Die am häufigsten zu beobachtenden Nebenwirkungen sind zwar unangenehm, aber nicht bedrohlich, wenn sie rechtzeitig erkannt werden und entsprechend darauf reagiert wird.

In ◘ Abb. 3.3 sind die typischen und häufigen Nebenwirkungen während der Akutbehandlung sowie praktische Vorschläge für Abhilfemaßnahmen zusammengestellt.

Welche Nebenwirkungen können während einer antipsychotischen Behandlung insgesamt vorkommen?

Um die Fülle aller Nebenwirkungen einigermaßen übersichtlich darstellen zu können, werden sie – gestaffelt hinsichtlich »häufig« oder »selten« – nach dem Verursachungsmechanismus in ◘ Tab. 3.9 in drei große Gruppen eingeteilt:

— **extrapyramidalmotorische** (durch übermäßige Blockade von Dopaminrezeptoren),
— **psychovegetative** (durch die unerwünschte Blockade von Botenstoffen, die mit der Erkrankung selbst nicht in direktem Zusammenhang stehen. Dadurch wird das vegetative (unwillkürliche) Nervensystem in Mitleidenschaft gezogen; ► Kap. 3.4, Abschn. »Was passiert bei Über- oder Unterdosierung?«),
— **sonstige Nebenwirkungen** (auf vielfältige Wechselwirkungen mit anderen Rezeptoren usw. zurückzuführen).

3

Wirkungsstärke der Antipsychotika:	hochpotent	mittel- und niedrigpotent
Typische Antipsychotika:	Glianimon, Haldol, Fluanxol, Dapotum, Imap etc.	Taxilan, Truxal, Neurocil, Atosil etc.
Atypische Antipsychotika:	Risperdal, Invega, Solian, Zeldox, Abilify	Leponex, Zyprexa, Seroquel
Typische Nebenwirkungen:	– Bewegungseinschränkung – kleinschrittiger Gang – Muskelsteifigkeit – Zittern, vor allem in den Händen – Sitz- und Bewegungsunruhe (Akathisie) – Spätdyskinesien	– Mundtrockenheit – verschwommenes Sehen – Kreislaufschwäche – Schwindelgefühl – Verlangsamung der Reaktionsgeschwindigkeit – Müdigkeit – Darmträgheit
Medikamentöse Abhilfemaßnahmen:	– Muskelsteifigkeit (z.B. Akineton) – Sitz- und Bewegungsunruhe (Akathisie, z.B. Valium) – Spätdyskinesien (z.B. Tiapridex)	– Kreislaufprobleme (z.B. Effortil, Novadral etc.) – Harnverhaltung (z.B. Doryl) – Speichelfluss (Gastrozepin 25–100 mg) – Verstopfung (z.B. Movicol)
Allgemeine Abhilfemaßnahmen:	– Dosis umverteilen oder verringern – Umstellen auf eine andere Substanzgruppe – ausreichende Flüssigkeitszufuhr – regelmäßige Bewegung mit Gymnastik und täglichen Spaziergängen – optimal: sportliche Aktivitäten wie Laufen, Wandern, Schwimmen, Radfahren usw.	

■ **Abb. 3.3.** Typische und häufige Nebenwirkungen der Antipsychotika während der Akutbehandlung. Die links aufgeführten Störungen des extrapyramidalmotorischen Systems (EPMS) sind typisch für die hochpotenten Antipsychotika. Die auf der rechten Seite aufgelisteten und überwiegend anticholinerg bedingten Nebenwirkungen sind dagegen charakteristisch für die mittel- und niederpotenten Antipsychotika. Im Kopfteil der Abbildung sind die wichtigsten typischen und atypischen Medikamente gemäß ihres Nebenwirkungsprofils aufgelistet. Je weiter oben die Medikamente stehen, desto ausgeprägter sind die Nebenwirkungen

Eine ganz exakte Häufigkeitsangabe aller Nebenwirkungen ist bisher nicht möglich, insbesondere kann bei keinem Patienten sicher vorhergesagt werden, welche Nebenwirkungen speziell bei ihm auftreten werden.

❶ **Es ist außerordentlich wichtig, dass Patienten und Angehörige über die möglichen Nebenwirkungen genau Bescheid wissen, um gegebenenfalls rechtzeitig den behandelnden Arzt informieren zu können.**

3.8   Extrapyramidalmotorische Nebenwirkungen
(■ Tab. 3.8)

Was sind Frühdyskinesien?

Muskelverkrampfungen

Mit Frühdyskinesien werden Muskelverkrampfungen umschrieben, die meist zwischen dem 1. und 5. Behandlungstag und insbesondere unter

◘ **Tab. 3.9.** Antipsychotika: Sämtliche Nebenwirkungen

Nebenwirkungen	Auftrittswahrscheinlichkeit	
	Häufig	**Selten**
Extrapyramidal-motorisch (Typika ≫ Atypika)	*Frühdyskinesien:* Zungen-Schlund-Krampf (vor allem 1.–5. Behandlungstag) *Parkinsonoid:* Muskelsteifigkeit, Zittern, kleinschrittiger Gang (meist nach der 2. Behandlungswoche) *Akathisie:* Sitz- und Bewegungsunruhe (im späteren Behandlungsverlauf, nach einigen Wochen)	*Spätdyskinesien:* unwillkürliche Muskelbewegungen (vor allem im Gesichtsbereich) (meist erst nach jahrelanger Einnahme)
Psychovegetativ (Typika > Atypika)	*Mundtrockenheit (schon nach einigen Tagen möglich) Verschwommenes Sehen Kreislaufbeeinträchtigung mit Schwindelgefühl Verlangsamung der Reaktionsgeschwindigkeit Müdigkeit Darmträgheit*	*Probleme beim Wasserlassen Glaukomanfall (Erhöhung des Augeninnendrucks) Verwirrtheitszustände*
Sonstige Nebenwirkungen (Typika=Atypika)	*Erhöhte Sonnenbrandgefahr der Haut Gewichtszunahme Nachlassen des sexuellen Interesses*	*Erhöhung der Leberwerte Milchfluss- und Menstruationsstörungen Allergien Ödeme* (Wasseransammlungen) *Störung der Schweißsekretion Störung des Zucker- und Fettstoffwechsels* **Selten, aber sehr ernstzunehmend:** *Blutbildveränderungen Herz-Kreislauf-Störungen Krampfanfälle Malignes neuroleptisches Syndrom* (▶ 3.10, S. 112) *Depressive Verstimmungen.* Unterscheidung von Nebenwirkungen und Auswirkungen der Erkrankung oft sehr schwierig

Anwendung typischer hochpotenter Antipsychotika (z. B. Haloperidol) auftreten. Im Vordergrund stehen Verkrampfungen der Zungen- und Schlundmuskulatur; dabei kann es den Hals zur Seite drehen und das Abschlucken des Speichels kann erschwert sein. Diese Muskelverspannungen sind äußerst unangenehm, aber zum Glück nicht gefährlich!

Durch die intravenöse Verabreichung einer Biperiden- (z. B. Akineton-) Spritze (anticholinerg wirksames Gegenmittel) klingen die Beschwerden innerhalb von 2–3 min vollständig ab. Alle Patienten und auch deren Angehörige, die diese Muskelverkrampfungen zum ersten Mal unvorbereitet miterleben, sind verständlicherweise zutiefst beunruhigt. Deshalb müssen Patienten wie Angehörige über diese mögliche Nebenwirkung rechtzeitig informiert werden, damit sie dem Arzt bei den ersten Anzeichen Bescheid geben können.

Biperiden-Spritze

3

> ❗ Durch frühzeitige Tablettengabe (Biperiden, z. B. Akineton) kann das Voll-
> bild der Frühdyskinesien weitgehend vermieden werden. Bevorzugt tritt
> diese Nebenwirkung bei jungen Männern auf.

Biperiden-Tabletten

Während früher unter der Behandlung mit typischen Antipsychotika etwa 20% der Patienten mit diesem Problem geplagt wurden, kommen Frühdyskinesien bei Atypika praktisch kaum noch vor. In dieser Hinsicht stellen Atypika einen enormen Fortschritt dar.

Was ist ein Parkinsonoid?

Wie der Name sagt, ähneln diese Beschwerden der Parkinson-Krankheit (»Muskelsteifigkeit mit Zittern«). Diese Nebenwirkungen werden durch die antipsychotikabedingte Blockade der Dopaminrezeptoren im nigrostriatalen Bereich (▶ Box »Die Funktionskreise des Dopamins…«) hervorgerufen, haben aber nichts mit der Parkinson-Krankheit selbst zu tun! Die Parkinson-Krankheit wird auch nicht durch Antipsychotika verursacht!

Nebenwirkung, die der Parkinson-Krankheit ähnelt

Der Name Parkinsonoid wurde nur deshalb gewählt, weil diese Nebenwirkungen in etwa vergleichbar sind mit den Symptomen der Parkinson-Krankheit. Typisch sind hierbei

- Tremor (Zittern) in den Händen,
- Rigor (Steifigkeit der Muskeln in Ober- und Unterarmen, in den Beinen sowie im Nackenbereich) und
- Akinese (Einschränkung der Beweglichkeit).

Die Haltung der Patienten wirkt dann »eingebunden«, d. h. der Bewegungsablauf ist nicht so flüssig und locker wie früher, das Gangbild wirkt kleinschrittig, eckig und unbeholfen. Diese Symptome treten in der 1.-10. Woche nach Behandlungsbeginn auf und sind dosisabhängig. Zusätzlich kann es zu einer Verarmung der Gesichtsmimik, einer salbig glänzenden Gesichtshaut und einem vermehrten Speichelfluss kommen.

Auch diese Nebenwirkung ist seit der Einführung der Atypika deutlich seltener geworden und sollte heute unter keinen Umständen mehr längerfristig hingenommen werden.

Was kann man gegen das Parkinsonoid tun?

Dosis verringern Antiparkinson-Medikament

Wenn möglich, sollte die Dosis verringert werden. Da dies während der akuten Phase meist nicht möglich ist, kann durch die zusätzliche Gabe eines Antiparkinson-Medikamentes (z. B. Akineton) eine deutliche Erleichterung erzielt werden. Da heute eine ganze Reihe von Atypika zur Verfügung stehen, sollte rasch nach den ersten Anzeichen eines Parkinsonoids auf ein anderes Antipsychotikum umgestellt werden. Die geringste Parkinsonoidgefahr besteht bei Leponex.

❗ Längerfristig müssen derartige Nebenwirkungen vollkommen zum Verschwinden gebracht werden, denn es ist niemandem zuzumuten, diese Bewegungseinschränkung länger als unbedingt erforderlich zu ertragen!

Was ist eine Akathisie?

Darunter versteht man eine Sitz- und Bewegungsunruhe, die zum ständigen Hin- und Herlaufen oder auf der Stelle Trippeln zwingt. Die Patienten berichten typischerweise, dass die Unruhe nicht im Inneren sitze – also nicht seelisch bedingt ist – sondern direkt in den Beinen zu spüren sei. Diese Rastlosigkeit tritt oft bei einer sehr raschen Dosiserhöhung wie auch bei einer plötzlichen Dosisverminderung auf.

Sitz- und Bewegungsunruhe

Die medikamentöse Abhilfe besteht in einem Wechsel des Medikamentes. Sollte dies nicht möglich sein, kann ein Behandlungsversuch mit Biperiden (z. B. Akineton), Benzodiazepinen oder Betablockern erfolgen.

❗ Die Akathisie wird von den meisten Patienten als besonders unangenehm empfunden! Deshalb muss schon bei den ersten Anzeichen der behandelnde Psychiater aufgesucht werden.

Auch diese Nebenwirkung ist unter der Behandlung mit Atypika eher zu einem Randproblem geworden.

Was sind Spätdyskinesien?

Damit werden unwillkürliche Bewegungen der Muskulatur beschrieben, die hauptsächlich im Gesichtsbereich, aber auch an Händen und Füßen auftreten. Diese oft rhythmisch ausgeführten Muskelbewegungen sind den Patienten meistens gar nicht bewusst; typischerweise wird die Zunge im Mund hin- und hergerollt, die Oberlippe geschürzt oder mit den Fingern geschnippt. Finden regelmäßige Besuche beim Psychiater statt, so kann dieser rechtzeitig auf diese Nebenwirkung reagieren. In der Früherkennung von Spätdyskinesien kommt aber auch den Angehörigen eine wichtige Rolle zu! Sie müssen den behandelnden Arzt so rasch wie möglich informieren, sobald über eine längere Zeit hinweg immer wieder verdächtige Bewegungsmuster zu beobachten sind, ohne dass diese vom Patienten selbst bewusst registriert werden.

unwillkürliche Muskelbewegungen

Spätdyskinesien treten bei etwa 20–30% aller Patienten auf, die mit typischen Antipsychotika behandelt werden und beginnen erfahrungsgemäß frühestens nach einigen Monaten, meist aber erst nach einer mehrjährigen Einnahme typischer Antipsychotika. Durch eine deutliche Dosiserniedrigung oder Umstellung auf eine andere Wirkstoffgruppe klingen Spätdyskinesien in 50% der Fälle rasch wieder ab.

Auftreten meist erst nach Jahren

Bei den verbleibenden 50% der Betroffenen kann die Rückbildung allerdings geraume Zeit dauern oder ganz aus bleiben. Eine Garantie für das völlige Abklingen der Beschwerden gibt es nicht. Bei einem kleinen Prozent-

Heilungschance: fast 100%

satz der Behandelten sind bleibende und das Allgemeinbefinden deutlich beeinträchtigende Beschwerden zu verzeichnen. Dies trifft in erster Linie auf Patienten zu, die viele Jahre mit hochdosierten Typika behandelt werden mussten. Bei den Atypika ist das Risiko für Spätdyskinesien nach heutigem Wissen um den Faktor 5 geringer. Unter Typika betrug das Risiko für Spätdyskinesien pro Jahr etwa 5%, bei den Atypika ist es nur noch 1%. Somit sollte bei den ersten Anzeichen von Spätdyskinesien auf jeden Fall die Umstellung auf eine andere Wirkstoffgruppe erwogen werden. Atypika wie z. B. Clozapin, Olanzapin oder Quetiapin haben ein deutlich niedrigeres Risiko, solche Spätdyskinesien zu verursachen, unter Clozapin wurden bisher noch kaum Spätdyskinesien beobachtet.

> **❶** Zweifelsohne stellen Spätdyskinesien eine der gravierendsten Nebenwirkungen bei der Anwendung von typischen Antipsychotika dar.

Auch deshalb sind regelmäßige Arztbesuche unter der Therapie mit Antipsychotika dringend erforderlich.

3.9 Psychovegetativ bedingte Nebenwirkungen
(❒ Tab. 3.8)

Welche Abhilfemaßnahmen haben sich bei Mundtrockenheit am besten bewährt?

Die Mundtrockenheit trat früher sehr häufig auf und wird als besonders unangenehm erlebt; sie ist typisch für niedrigpotente typische Antipsychotika. Aber auch eine plötzliche Zunahme des Speichelflusses kann als Rebound-Phänomen (Gegenregulationsphänomen) auftreten, vor allem bei Leponex. Die zusätzliche Verabreichung von Pirenzepin (z. B. Gastrozepin) kann eine deutliche Entlastung darstellen.

viel trinken

Bei Mundtrockenheit hilft am besten
- viel trinken,
- Kaugummi kauen,
- zuckerfreie Bonbons oder Emser-Salz-Pastillen lutschen.

> **❶** Während dieser Zeit ist auf eine sorgfältige Zahnpflege zu achten, da durch die eingeschränkte Speichelproduktion die automatische Mundreinigung vermindert ist. Dadurch besteht eine erhöhte Gefahr für Karies und Zahnfleischerkrankungen!

Was kann man bei vermehrtem Speichelfluss tun?

Dieses Problem tritt eigentlich nur bei Leponex in höherer Dosierung auf. Dann kann es jedoch sehr unangenehm werden, wenn durch den ständigen Speichelfluss nachts das Kopfkissen feucht wird. In diesem Fall sind Medikamente angezeigt, die als »Nebenwirkung« den Speichelfluss hemmen, wie

z. B. Pirenzepin (Gastrozepin). Auch die Dosisverringerung von Leponex mit Ergänzung z. B. durch Seroquel hat sich bewährt.

Was sind Akkomodationsstörungen?

Darunter versteht man eine Störung der Feinregulierung der Augenlinsen, die sich vor allem beim Nahsehen auswirkt, so dass man Kleingedrucktes plötzlich nicht mehr genau entziffern kann. Diese Nebenwirkung tritt in den ersten Behandlungswochen auf, ist aber völlig ungefährlich und klingt wieder vollständig ab, wenn sich der Organismus nach einiger Zeit auf die Medikation eingestellt hat. Notfalls kann man durch Dosisverminderung oder Umstellung auf ein weniger anticholinerges Antipsychotikum (weniger vegetative Nebenwirkungen) rasch Abhilfe leisten. Die zusätzliche Anpassung einer Brille kann bei den meisten Patienten eine Erleichterung bringen.

Feinregulierung der Augenlinse gestört

Was kann man gegen Schwindelgefühle und Müdigkeit tun?

Vor allem in den ersten Behandlungstagen kann es sowohl bei typischen wie auch atypischen Antipsychotika zu einer Erniedrigung des Blutdrucks mit Schwindelgefühlen und Müdigkeit kommen.

Sofern die Psychose so akut ist, dass eine Dosisverminderung nicht infrage kommt, muss entweder auf ein anderes Medikament umgestellt oder eine kreislaufstabilisierende Medikation zusätzlich gegeben werden (z. B. Effortil oder Dihydergot).

kreislaufstabilisierende Medikamente

Bei niederem Blutdruck sind regelmäßige körperliche Betätigungen wie Joggen, Schwimmen, Radfahren, gymnastische Übungen usw. am wirksamsten.

Besonders empfehlenswert sind eine regelmäßige Morgengymnastik sowie ein behutsames Gefäßtraining. Das heißt, man sollte sich am Morgen durch eine warme Dusche richtig aufwärmen. Abschließend dann mit der kalten Brause den Körper von den Zehen bis zum Kopf abduschen. Dadurch ziehen sich die Blutgefäße zusammen und pressen das Blut in das Herz-Kreislauf-System zurück. Dieser Vorgang trainiert auf Dauer die Muskulatur der Blutgefäße und wirkt Schwindelgefühlen entgegen. Auch das vorübergehende Tragen von Stützstrümpfen wirkt kreislaufstabilisierend, weil das Versacken des Blutes in den Beinen verhindert wird.

❗ Während dieser kreislauflabilen Zeit muss darauf geachtet werden, dass durch plötzlich einsetzenden Schwindel keine Gefährdung eintritt (z. B. beim Autofahren, Bedienen von Maschinen usw.). Diese Beschwerden klingen später wieder vollständig ab.

Wie lange kann die Reaktionsgeschwindigkeit beeinträchtigt bleiben?

keine exakte Vorhersage möglich

Wie bei anderen Nebenwirkungen kann das Ausmaß und vor allem die Dauer der Reaktionseinbuße nicht exakt vorhergesagt werden.

zu Beginn der Behandlung am stärksten

Aller Erfahrung nach macht sich die medikamentös bedingte Verlangsamung mit Verschlechterung der Reaktionsgeschwindigkeit vor allem in den ersten Behandlungstagen und -wochen am stärksten bemerkbar. Während dieser Zeit – wenn die Dosis immer wieder rasch an das wechselnde psychische Befinden anzupassen ist – muss unter allen Umständen auf das Autofahren verzichtet werden. Erhöhte Vorsicht ist auch bei der Bedienung von schnell laufenden Maschinen, beim Besteigen von Leitern oder anderen waghalsigen Unternehmungen geboten.

Später, d. h. nach einigen Wochen oder Monaten, wenn
- die akute Symptomatik abgeklungen ist,
- die Anfangsdosis deutlich verringert werden konnte und die Dosis über einen längeren Zeitraum gleich geblieben ist und
- ausreichend Gelegenheit bestand, sich an die Verlangsamung der Reaktionsgeschwindigkeit zu gewöhnen,

kann wieder ans Autofahren gedacht werden.

> **❶** Ein oder zwei Übungsfahrten in Begleitung eines Fahrschullehrers nach einer längeren Autopause sind sehr empfehlenswert.

Prinzipiell sollte man sich nicht ans Steuer setzen, ohne vorher Rücksprache mit dem behandelnden Arzt gehalten zu haben.

Welche Abhilfen gibt es bei einer hartnäckigen Obstipation (Darmträgheit)?

ballaststoffreiche Kost, viel Flüssigkeit

Der Einfluss der Antipsychotika kann auch zu einer unerwünschten Herabsetzung der Darmtätigkeit führen. Durch ballaststoffreiche Kost (Gemüse, Obst, vor allem Weintrauben, Sauerkraut, Salate, Vollkornbrot usw.), ausreichende Flüssigkeitszufuhr (mindestens 3 l täglich!) und viel Bewegung (Radfahren, Gymnastik, Schwimmen, Spaziergänge usw.) kann der nebenwirkungsbedingten Darmträgheit entgegengewirkt werden.

Bewegung

Durch Bewegung kommt es zur Mitaktivierung der Muskulatur im Bauchraum und damit zur Massage ganzer Darmabschnitte. Dies wirkt sich günstig auf die Verdauungsleistung aus.

Häufig reichen jedoch gerade in der Anfangsphase der Behandlung solche Maßnahmen alleine nicht aus, so dass zunächst über eine gewisse Zeit gut verträgliche Abführmittel (z. B. Movicol, Bifiteral) gegeben werden.

Was ist bei Harnverhaltung zu tun?

Harnverhaltung tritt bei jüngeren Patienten sehr selten auf. Am häufigsten sind davon Männer im höheren Lebensalter betroffen, die unter einer altersmäßig bedingten Vergrößerung der Prostata (Vorsteherdrüse) leiden. Auch hier hat sich die Umstellung auf ein weniger anticholinerg wirkendes Präparat bewährt. Bei länger anhaltenden Beschwerden muss in jedem Fall der behandelnde Arzt informiert werden.

Präparatwechsel

Was ist ein Glaukomanfall?

Ein Glaukomanfall ist extrem selten und tritt nur bei entsprechend vorerkrankten Patienten auf. Es handelt sich dabei um eine Erhöhung des Innendruckes im Auge, wenn das sog. Kammerwasser im Augeninneren nicht mehr abfließen kann. Bei Menschen mit einem sehr engen Abflusskanal kann es unter der Behandlung mit niederpotenten Antipsychotika zu einer übermäßigen Verengung dieses Kanals kommen, so dass eine Stauung des Kammerwassers eintritt.

erhöhter Innendruck des Auges

❗ Kopfschmerzen, Augentränen und »farbige Ringe« vor den Augen kündigen einen Glaukomanfall an. In diesen Fällen muss sofort ein Arzt aufgesucht werden!

Durch spezielle blutdrucksenkende Medikamente kann rasch für Abhilfe gesorgt werden (z. B. Diamox). Diese insgesamt sehr seltene Nebenwirkung tritt bevorzugt bei Menschen im höheren Lebensalter auf und muss stets von einem Augenarzt mitbehandelt werden.

Kann es unter Antipsychotika auch zu Verwirrtheitszuständen kommen?

Insbesondere bei körperlich geschwächten Patienten und Patienten im höheren Lebensalter kann es unter der Behandlung mit Antipsychotika zu Verwirrtheitszuständen kommen.

äußerst selten Verwirrtheitszustände

❗ Manche dieser Patienten haben zu wenig getrunken, so dass sie sich in einem Flüssigkeitsdefizit befinden.

Durch Dosisverminderung oder Absetzen des Präparates, Sicherstellung einer ausreichenden Flüssigkeitszufuhr und ggf. durch die zusätzliche Gabe von Medikamenten, die die Gehirnfunktion stabilisieren, klingen diese Verwirrtheitszustände rasch ab. Während dieser Zeit brauchen die Patienten eine sehr sorgfältige ärztliche und pflegerische Überwachung.

Dosis vermindern oder absetzen

In Ausnahmefällen kann die Verwirrtheit auch ein Symptom der Krankheit selbst sein. Zum Beispiel bei einer verworrenen Psychose, einer Unterform der schizoaffektiven Psychosen, können die Patienten vorübergehend

bei verworrener Psychose jedoch Dosis erhöhen

wie verwirrt oder fehlorientiert wirken. In diesen Fällen müssen die Antipsychotika erhöht und nicht verringert werden! Die Entscheidung in solchen Situationen muss unbedingt von einem erfahrenen Psychiater getroffen werden.

3.10   Sonstige Nebenwirkungen (◘ Tab. 3.8)

Warum soll man unter einer Therapie mit Antipsychotika eine pralle Sonnenbestrahlung möglichst vermeiden?

erhöhte Sensibilisierung der Haut

Durch manche Antipsychotika kommt es zu einer besonderen Sensibilisierung (erhöhte Empfindlichkeit) der Haut gegenüber ultravioletten Strahlen. Deshalb muss man eine direkte Sonneneinstrahlung möglichst vermeiden und für einen ausreichenden Sonnenbrandschutz durch eine geeignete Sonnencreme sorgen. Die spezielle Beratung wird der behandelnde Arzt gerne vornehmen.

❶ Beim Baden empfiehlt sich eine Sonnencreme mit einem Lichtschutzfaktor über 20, bei Hochgebirgstouren ein Faktor über 30.

Was lässt sich gegen eine Gewichtszunahme machen?

Bei einigen Patienten kommt es während der Behandlung mit Antipsychotika zur Gewichtszunahme. Dies lässt sich nicht immer auf die Medikamente allein zurückführen. Mit der Besserung des seelischen Befindens stellt sich häufig auch eine Appetitsteigerung ein, die zwangsläufig zu einer erhöhten Kalorienaufnahme führt. Allerdings ist von einigen Antipsychotika bekannt, dass sie häufig zu einer Gewichtszunahme führen z. B. wie Clozapin (Leponex, Elcrit) und Olanzapin (Zyprexa).

❶ Vor einem plötzlichen Absetzen des Antipsychotikums muss auch hier gewarnt werden.

evtl. Wirkstoffgruppe wechseln
keine Hungerkuren

Mit dem zuständigen Psychiater sollte zunächst besprochen werden, ob eine Umstellung auf eine andere Wirkstoffgruppe zu vertreten ist.

Am besten bewährt sich hier die Aufstellung eines Diätplanes mit genauer Einhaltung der errechneten Nahrungsmenge. Derartige Diätpläne müssen unbedingt mit dem behandelnden Arzt abgesprochen werden; auf keinen Fall dürfen selbstständige »Hungerkuren« durchgeführt werden. Der damit verbundene Stress könnte ein erhöhtes Rückfallrisiko bewirken.

Bewegung

Ganz wesentlich trägt auch hier eine regelmäßige körperliche Betätigung zur Gewichtsnormalisierung bei.

So sinnvoll und das allgemeine Wohlbefinden steigernd die Einhaltung des Normalgewichtes auch sein mag, während der Behandlung mit Antipsychotika darf man sich nicht zum falschen Zeitpunkt zu sehr auf das Erreichen seines Idealgewichtes versteifen.

Wann kann eine weitere Gewichtszunahme nicht mehr hingenommen werden?

Bei entsprechender Veranlagung kann es unter der Behandlung mit Atypika zu einer massiven Gewichtszunahme von 20% und mehr des Ausgangsgewichtes kommen. Sofern sich eine derartige Entgleisung des Körpergewichtes bereits in den ersten 8 Wochen abzeichnet – pro Woche 1 kg mehr – muss das Medikament, wenn irgendwie möglich, umgestellt werden. Andernfalls besteht die Gefahr der Entwicklung eines metabolischen Syndroms (Entgleisung des Zucker- und Fettstoffwechsels) mit dem Risiko einer zusätzlichen Herz-Kreislauf-Erkrankung. Das genauere Vorgehen muss hierbei eng mit den Behandlern abgesprochen werden.

Was versteht man unter einem metabolischen Syndrom?

Dieser Ausdruck (die Zusammenfassung mehrerer Symptome nennt man Syndrom) stammt aus der Inneren Medizin. Man versteht hierunter das Vorhandensein einer Fettstoffwechselstörung (z. B. erhöhte Triglyceride, erniedrigtes HDL-Cholesterin), Zuckerstoffwechselstörung, Übergewicht und evtl. auch Bluthochdruck (Triglyceride sind bestimmte Fette im Blut, ähnlich wie das Cholesterin).

> **Fett- oder Zuckerstoffwechselstörung, Übergewicht, Bluthochdruck**

Diese Symptome können unter der Einnahme von Antipsychotika auftreten. Es ist noch unklar, ob es sich hierbei tatsächlich um eine direkte Nebenwirkung der Medikamente handelt oder ob eine gewisse erbliche Veranlagung unter bestimmten Medikamenten zu einer Veränderung des Appetit- und Sättigungsgefühls führt. Zahlreiche Studien lassen ein erhöhtes Risiko für die Entwicklung eines Diabetes (Blutzuckerkrankheit) unter der Behandlung mit Clozapin und Olanzapin erwarten.

❶ Da ausreichende wissenschaftliche Untersuchungen zu diesem Thema sowohl für die Atypika wie auch für die typischen Antipsychotika noch fehlen, sind generell vor Gabe dieser Medikamente und auch während der langfristigen Einnahme regelmäßig Gewicht, Blutzucker, Blutfette und Blutdruck zu kontrollieren.

Menschen mit Risikofaktoren (z. B. Diabetes in der Familie, Übergewicht mit deutlich vergrößertem Bauchumfang, höheres Lebensalter, bestehende Fettstoffwechselstörung usw.) müssen enger überwacht werden. Meist geschieht dies in bewährter Zusammenarbeit mit dem Hausarzt.

> **enge Überwachung von Risikogruppen**

Wie lange kann das nachlassende Interesse an Sexualität anhalten?

Im akuten Krankheitsstadium kommt es bei den meisten Patienten zum Nachlassen des sexuellen Interesses. Trotz Dosisverminderung, wenn die

3

akute Psychose abgeklungen ist, klagt ein Teil der Patienten weiterhin darüber, dass sich das Intimleben noch nicht wieder normalisiert habe.

krankheitsbedingte Herabgestimmtheit

Neben dem negativen Einfluss der Medikation kann dies aber manchmal auch Ausdruck der allgemeinen Herabgestimmtheit im Rahmen der Grunderkrankung sein.

Vielen Patienten ist das sehr unangenehm und sie scheuen sich, mit ihrem behandelnden Arzt oder dem Partner darüber zu sprechen. Aus vielen Gesprächen mit Patienten ist bekannt, dass sie gelegentlich befürchten, dies sei ein unveränderbarer Zustand und würde für immer andauern. Man kann aber mit absoluter Sicherheit sagen, dass es sich hierbei nur um ein vorübergehendes Problem handelt, das sich nach Umstellung oder Verringerung der Medikation wieder völlig normalisiert; es entwickelt sich also keine bleibende Störung!

wechseln der Wirkstoffgruppe oder -dosis

Bei anhaltenden Problemen sollte deshalb eine Dosisverringerung oder der Wechsel auf eine andere Wirkstoffgruppe versucht werden. Mittlerweile können auch zusätzliche Medikamente gegeben werden, wenn z. B. bei Männern durch die blutdrucksenkende Wirkung der Antipsychotika Erektionsprobleme auftreten (z. B. Viagra).

sachliche Aufklärung durch den Arzt

Aus einer Fehleinschätzung der Situation heraus befürchten die Partner der Patienten oft insgeheim, dass das nachlassende Interesse Zeichen einer inneren Ablehnung sei und suchen oft vergeblich nach den Gründen dieser Haltung. Sofern es deshalb zu größeren Problemen in der Partnerschaft kommt, sollte unbedingt eine Aussprache in Anwesenheit des behandelnden Arztes zwischen Patient und Partner stattfinden. Die sachliche Aufklärung über die hier angedeuteten Zusammenhänge kann in vielen Fällen zu einer raschen Entspannung und Entkrampfung der Beziehung führen.

Wann können erhöhte Leberwerte auftreten?

medikamentös bedingter Anstieg der Abbaufermente

Ein Großteil der Medikamente wird in der Leber abgebaut; dies führt zu einem erhöhten Umsatz des Leberstoffwechsels. Dadurch kommt es bei 5–10% der Patienten zu einem vorübergehenden Anstieg von Leberenzymen (Abbaustoffe), der meistens spontan wieder abklingt. In ganz seltenen Fällen kann es zu einer Entzündung der Gallengänge kommen (»Gelbsucht«). Durch sofortiges Absetzen der Medikamente gehen die Beschwerden rasch zurück; sicherheitshalber werden die Leberwerte alle drei Monate untersucht.

Wann treten eine Galaktorrhö (Schwellung der Brustdrüsen) mit unerwünschtem Milchfluss sowie Menstruationsstörungen (Veränderungen der Regelblutungen) auf?

Erhöhung des Prolaktin

Ein Teil der Antipsychotika wirkt auch auf das tuberoinfundibuläre System ein (◻ Abb. 2.7 und ◻ Tab. 3.9). Dort wird dann durch die Blockade von Dopamin das Prolaktin erhöht. Prolaktin steuert u. a. die Milchproduktion. Dadurch kann es bei Frauen in manchen Fällen zu einem leichten Spannungsgefühl in der Brust mit Absonderung von milchiger Flüssigkeit kommen. Auch bei Männern kann es zu einer Schwellung der Brustdrüsen kommen.

❶ Wenn möglich, sollte die Medikation verringert oder auf ein anderes Präparat umgestellt werden.

In Ausnahmefällen kann die zusätzliche Gabe von Pravidel (Medikament, das den Prolaktinspiegel hemmt) erforderlich werden.

Es kann auch zu einer Störung des Menstruationszyklus kommen; entweder bleibt die Regelblutung für längere Zeit ganz aus oder sie wird unregelmäßig mit ganz unterschiedlicher Blutungsdauer. Verständlicherweise führt dies zu einer erheblichen Beunruhigung der betroffenen Patientinnen. Es sollte in jedem Falle ein Gynäkologe aufgesucht werden, um eine zusätzliche Erkrankungsursache auszuschließen. Diese Zyklusstörungen sind nicht gefährlich und hinterlassen keine Langzeitschäden.

Wie häufig treten Allergien bei Einnahme von Antipsychotika auf?

Sehr selten! Grundsätzlich kann der Körper gegen jedes Medikament allergisch reagieren. Auch die Einnahme von Schmerzmitteln kann z. B. bei besonders veranlagten Personen zu einer Allergie (Unverträglichkeitsreaktion) mit Hautrötung, Juckreiz und Bläschenbildung führen.

in Ausnahmefällen

Derartige Krankheitssymptome treten am ehesten zwischen der 2. und 18. Behandlungswoche auf.

meist zwischen 2. und 18. Behandlungswoche

Man sollte bei auftretenden Allergien vorerst keine weiteren Medikamente einnehmen und sofort den behandelnden Arzt benachrichtigen.

❶ Durch Antihistaminika (Medikamente zur Linderung von Juckreiz und Hautrötung) kann die allergische Reaktion rasch beseitigt werden. Häufig wird die Behandlung dann mit einem Antipsychotikum aus einer anderen Wirkstoffgruppe fortgesetzt.

Antihistaminika und Wechsel der Wirkstoffgruppe

Das Medikament, unter dem die Allergie aufgetreten ist, darf ohne vorherige Abklärung durch den Arzt auf keinen Fall mehr eingenommen werden.

Welche Rolle spielen Medikamente bei der Entstehung von Ödemen?

In Einzelfällen kommt es nach einigen Wochen zu einer leichten Schwellung der Augenlider. Manchmal finden sich auch an den Unterschenkeln und im Sprunggelenksbereich Wassereinlagerungen (Ödeme), die Füße werden dann dick. Diese vermehrte Wassereinlagerung hängt z. T. damit zusammen, dass durch den entspannenden Effekt der Antipsychotika auch

entspannende Wirkung auf die Hautgefäße

die Hautgefäße etwas weiter gestellt sind, so dass sich Flüssigkeit im Gewebe ansammeln kann.

> ❶ Durch regelmäßiges Hochlagern der Beine, durch Fußwechselbäder (Gefäßtraining) oder das Tragen von Stützstrümpfen lassen sich dicke Füße vermeiden.

evtl. Gabe von Diuretuka

Gegebenenfalls kann der vorübergehende Einsatz von Diuretika (Medikamente, die das Gewebswasser ausschwemmen) für rasche Abhilfe sorgen.

Derartige Nebenwirkungen können bisweilen als recht lästig empfunden werden, verschwinden aber nach einigen Wochen wieder vollständig und hinterlassen keine dauerhaften Beschwerden.

Kann es durch Antipsychotika zu einer Zunahme der Schweißbildung kommen?

evtl. Wechsel der Wirkstoffgruppe; Baumwollkleidung

Gelegentlich kommt es auch im Ruhezustand zu vermehrtem Schwitzen. Meistens ist es sehr schwierig zu beurteilen, ob es sich hier wirklich um eine Nebenwirkung handelt oder nicht doch um eine Auswirkung des erhöhten innerseelischen Stresses im Rahmen der Grunderkrankung. Bei besonders ausgeprägter Schweißneigung sollte die Umstellung auf eine andere Wirkstoffgruppe erwogen werden. Unabhängig von der Ursache sollte in jedem Fall auf eine saugfähige Baumwollkleidung geachtet werden. Besonders empfiehlt sich hierbei eine gründliche Körperhygiene mit mehrmaligem Wechsel der Unterwäsche und entsprechender Reinigung.

3.11   Sehr seltene Nebenwirkungen, aber von großer Bedeutung (◘ Tab. 3.4)

Können Veränderungen des Blutbildes auftreten?

Produktionshemmung der Leukozyten

Bei 0,3–0,5% der behandelten Patienten kann es zu einer vorübergehenden Produktionshemmung bestimmter Zellen des Blutes, insbesondere der weißen Blutkörperchen (Leukozyten), kommen. Unter der Einnahme von Clozapin liegt diese Rate sogar bei 1-3%. Am häufigsten tritt diese Nebenwirkung während der ersten 12 Behandlungswochen auf, bei Clozapin innerhalb der ersten 18 Behandlungswochen. Deshalb sind je nach Medikament in diesem Zeitraum regelmäßige Blutbildkontrollen erforderlich. Danach reichen Kontrollen in größeren Abständen. Bei Clozapin sind während der ersten 18 Wochen wöchentliche Blutbildkontrollen erforderlich, dann vierwöchentliche Kontrollen. Sofern es zu einem Abfall der weißen Blutkörperchen kommt, kann man durch rasches Absetzen der Antipsychotika und den Wechsel auf eine andere Wirkstoffgruppe schnell für Abhilfe sorgen. Die Produktion der weißen Blutkörperchen erholt sich zumeist innerhalb von wenigen Tagen.

❗ Bitte unbedingt zur eigenen Sicherheit die vom Arzt empfohlenen Kontrollen einhalten.

Inwiefern ist die Mitarbeit der Patienten bei möglichen Blutbildveränderungen besonders wichtig?

Sofern ein grippaler Infekt länger als üblich anhält, wenn Wunden leicht eitrig werden und schlecht abheilen oder sich die Patienten unerklärlich müde und abgeschlagen fühlen, muss stets eine Störung des blutbildenden Systems ausgeschlossen werden. Bei einem Mangel an weißen Blutkörperchen kommt es zu einer erhöhten Infektanfälligkeit des Körpers. Wird dieser Mangel rechtzeitig erkannt, kann man durch entsprechende Gegenmaßnahmen mögliche Folgeschäden vermeiden.

Folgeschäden können vermieden werden

Deshalb ist es sehr wichtig, bei entsprechenden Anzeichen sofort mit dem behandelnden Arzt Kontakt aufzunehmen. Lieber 10-mal zu oft eine Blutbildkontrolle zusätzlich durchführen lassen als einmal zu wenig!

Was versteht man unter der QT$_c$-Zeit im EKG (Ableitung der Herzströme)?

Dieser Begriff stammt aus der Kardiologie (Herzspezialisten). Nach unten stehender Formel wird hierbei die sog. QT-Zeit in Abhängigkeit von der Herzschlagfrequenz korrigiert (❏ Abb. 3.4). Die QT-Zeit beschreibt die Entspannungsphase des Herzmuskels nach einem abgeschlossenen Herzschlag. Je schneller das Herz schlägt, desto kürzer muss die anschließende Entspannugnszeit sein, sonst kann das Herz die erforderliche Mehrleistung nicht aufrechterhalten. Neben den Antipsychotika können auch eine ganze Reihe von anderen, nicht psychiatrischen Medikamenten die QT$_c$-Zeit verlängern. Unter den atypischen Antipsychotika trifft dies besonders bei Zeldox zu, weshalb zu Beginn und nach 14 Tagen ein erneutes EKG abgeleitet werden muss. Bei sorgfältiger Beachtung dieser Maßnahmen können evtl. Risiken rechtzeitig erkannt werden.

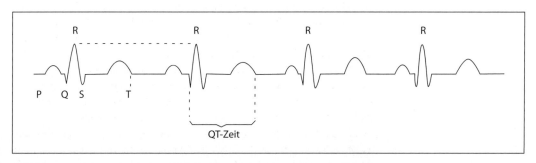

❏ **Abb. 3.4.** QT$_c$-Zeit. Obige Kurve ist ein kurzer Ausschnitt aus einer EKG-Ableitung. Hierbei sind 4 Herzschläge abgebildet, die das Zusammenspiel von den Herzvorhöfen *(P-Welle)*, den Hauptkammern *(QRS)* und der anschließenden Ruhephase *(T-Welle)* darstellen

Bei den Typischen Antipsychotika kann dieses Problem ebenfalls auftreten. Besondere Sorgfalt ist hierbei angeraten bei Thioridazin (Melleril) und Zuclopenthixol (Ciatyl).

Im Zweifelsfall sollte eine enge Zusammenarbeit zwischen Psychiatern und Internisten eine Selbstverständlichkeit sein.

Die QT$_c$-Zeit wird nach folgender Formel berechnet:

$$QT_c = \frac{QT}{\sqrt{RR}}$$

QT = Zeit von Q bis T in ms
RR = Länge des vorangehenden RR-Intervalls in ms

Das heißt, aus dem zeitlichen Abstand der letzten 2 Kammerschläge (R-R) wird die Wurzel gezogen. Mit diesem Wert wird die nachfolgende QT-Zeit geteilt.

Bei einem RR-Abstand von 0,9 s und einer QT-Zeit von 0,36 s beträgt die QT$_c$-Zeit:

$$QT_c = \frac{0,36}{0,95} = 0,38 \text{ s}$$

❗ Je schneller das Herz schlägt, desto kürzer muss die QT$_c$-Zeit sein.

Die genaue Berechnung dieser Werte ist Aufgabe der behandelnden Ärzte und wird nur deshalb so ausführlich dargestellt, damit sich Patienten und Angehörige ein Bild von diesem Begriff machen können.

Reizleitung im Herz beeinflusst

In sehr seltenen Fällen kann die Reizleitung im Herz beeinflusst werden. Deshalb sollte bei allen Patienten zu Beginn der antipsychotischen Therapie und nach 2-4 Wochen sowie erneut nach 3-6 Monaten ein EKG abgeleitet werden, um eventuelle Veränderungen der Reizleitung im Herzen erkennen zu können. Sicherheitshalber wird bei der Langzeitbehandlung mit Antipsychotika geraten, alle 6-12 Monate eine EKG-Kontrolle vorzunehmen, bei bestimmten Medikamenten und bei Dosiserhöhungen eventuell häufiger.

In den letzten Jahren wurden während der Entwicklung von neuen Antipsychotika sehr gründliche und engmaschige Kontrollen des EKG (Ableitung der Herzströme) durchgeführt. Dabei zeigte sich, dass ein kleiner Teil von Patienten (1-5%) mit einer Verlängerung der QT-Zeit reagiert. Damit ist die Entspannungsphase im Herzmuskel gemeint, die nach einer Herzschlagaktion eintritt. Normalerweise dauert diese Phase 0,3-0,4 s. Bei manchen Menschen sind auch 450 ms (=0,45 s) noch normal. Sollte sich aber diese Phase nach Ansetzen der Antipsychotika plötzlich deutlich verlängern, muss ein Herzspezialist hinzugezogen werden. Deshalb muss grundsätzlich zu Beginn einer antipsychotischen Behandlung ein EKG abgeleitet werden. Bei Patienten mit bekannter Herzerkrankung müssen die Kontrollen am Anfang sehr gründlich erfolgen. Den Patienten kommt hierbei die wichtige Aufgabe zu, die behandelnden Ärzte notfalls selbst an die anstehenden Kontrollen zu erinnern.

Wie häufig treten unter der Behandlung mit Antipsychotika Krampfanfälle auf?

Sehr selten. Die Häufigkeitsangaben schwanken zwischen 0,5 und 1%. Bei rascher Dosissteigerung, bei gleichzeitiger Verordnung mehrerer Antipsychotika oder bei raschem Absetzen von bisher eingenommenen Tranquilizern (Beruhigungstabletten wie z. B. Valium, Tavor, Lexotanil usw.) kann es zu einem plötzlichen Krampfanfall mit kurzzeitigem Bewusstseinsverlust kommen.

Deshalb lautet ein wichtiges Gebot:

❗ Wenn zusätzlich Beruhigungstabletten wie z. B. Valium oder Tavor (Benzodiazepine) erforderlich werden, dürfen diese nur unter ärztlicher Anweisung ganz langsam wieder abgesetzt werden!

Diese Medikamente muss man grundsätzlich über mehrere Wochen hinweg ganz vorsichtig reduzieren.

Welche Ursachen kommen bei einem Fieberanstieg infrage?

Am häufigsten handelt es sich hierbei um einen gewöhnlichen grippalen Infekt, wie er auch bei seelisch Gesunden auftreten kann. Wie unter obigem Abschn. »Inwiefern ist die Mitarbeit der Patienten bei möglichen Blutbildveränderungen besonders wichtig?« beschrieben, sollte hierbei grundsätzlich eine Kontrolle des Blutbildes erfolgen. — **grippaler Infekt**

Wenn ein solcher Temperaturanstieg mit Symptomen der Katatonie (▶ 1.6, Abschn. »Was ist eine katatone Schizophrenie?«) einhergeht, bedarf ein solcher Zustand der genauen klinischen Überwachung. Vor Einführung der Antipsychotika trat die fieberhafte Katatonie (Bewegungs-Starre) wesentlich häufiger auf und nahm oft einen tragischen Verlauf. Seit der Behandlung mit Antipsychotika und Elektrokonvulsionstherapie (EKT; ▶ 3.12, Abschn. »Eletrokonvulsionstherapie«) kann dieser lebensbedrohliche Zustand nahezu ausnahmslos erfolgreich behandelt werden. — **fieberhafte Katatonie**

❗ Antipsychotika und EKT wirken hier unmittelbar lebensrettend!

In extremen Ausnahmefällen kann eine Temperaturerhöhung auch Zeichen einer sehr schwerwiegenden Nebenwirkung, dem sog. malignen neuroleptischen Syndrom sein (▶ folgender Abschnitt). Diese Nebenwirkung ist sehr selten und tritt unter den atypischen Antipsychotika kaum noch auf. Sie erfordert nahezu immer eine intensivmedizinische Überwachung; auch hier kann die Elektrokonvulsionstherapie rasch helfen. — **malignes neuroleptisches Syndrom**

Was versteht man unter dem malignen neuroleptischen Syndrom?

Unter dem malignen neuroleptischen Syndrom (MNS) versteht man eine sehr ernstzunehmende Begleiterscheinung der antipsychotischen Therapie, die zum Glück nur äußerst selten auftritt (Häufigkeit 0,02-2,4%) und seit dem Jahr 2000 im Vergleich zur Zeit vorher weiter abgenommen hat..

wichtigste Symptome

Die wichtigsten Zeichen für ein MNS in Verbindung mit einem Antipsychotikum sind:

- Fieber,
- Rigor (Muskelsteifigkeit),
- CK-Anstieg (Muskelenzym, das im Blut bestimmt werden kann),
- Leukozytose (Erhöhung der weißen Blutkörperchen) und
- Bewusstseinstrübung.

Nur der erfahrene Psychiater kann entscheiden, ob es sich bei einem Fieberanstieg um einen harmlosen grippalen Infekt oder evtl. um ein malignes neuroleptisches Syndrom handelt. Deshalb sollte es selbstverständlich sein, dass bei jeder Temperaturerhöhung über 38,5 °C ein Psychiater hinzugezogen wird.

> **❶** Sofern es sich um das seltene maligne neuroleptische Syndrom handelt, müssen alle Antipsychotika sofort abgesetzt und fiebersenkende Maßnahmen eingeleitet werden! In Abhängigkeit des Zustandes des Patienten, insbesondere bei steigenden CK-Werten, ist die Verlegung auf eine Intensivstation erforderlich.

Meist tritt das MNS innerhalb der ersten 12 Behandlungswochen auf; während dieser Zeit muss ohnehin eine sehr engmaschige Kontrolle der Patienten stattfinden.

Welche regelmäßigen Untersuchungen sind bei einer Therapie mit Antipsychotika erforderlich?

regelmäßige Untersuchungen

Regelmäßig sollten Blutbild (▶ 3.10, Abschn. »Können Veränderungen des Blutbildes auftreten?«), Nieren- und Leberwerte, Nüchternblutzucker und Nüchternblutfette, Körpergewicht, Blutdruck und Puls, EKG, bei manchen Medikamenten (Clozapin und Zotepin) auch EEG kontrolliert werden (◘ Tab. 3.10). Der behandelnde Psychiater kennt die verschiedenen Medikamente und die erforderlichen Kontrollen genau. Diese Untersuchungen werden selbstverständlich von der Krankenkasse übernommen und bei ambulanter Behandlung meist vom Hausarzt durchgeführt.

◻ Tab. 3.10. Regelmäßige Untersuchungen während einer Langzeitbehandlung mit Antipsychotika

Untersuchungsart	Behandlungsdauer	Untersuchungszeitpunkte
Blutbild	1.-3. Monat	Alle 2 Wochen
	4.-6. Monat	Alle 4 Wochen
	Nach 1/2 Jahr	Alle 12 Wochen
Leber- und Nierenwerte	1.-3. Monat	Alle 4 Wochen
	Nach 1/4 Jahr	Alle 12 Wochen
EKG		Alle 6-12 Monate
EEG		Alle 6-12 Monate

3.12 Depressive Verstimmungen

Können depressive Verstimmungen ebenfalls eine Nebenwirkung der Antipsychotika sein?

Niedergeschlagenheit, Mutlosigkeit und ängstlich-resignative Verstimmungszustände kommen im Verlauf von Psychosen nicht selten vor (▶ 4.6). Dies ist häufig eine gut nachvollziehbare Reaktion auf die Tatsache, erkrankt zu sein. Erinnert sei dabei an Patienten mit schweren körperlichen Erkrankungen, die ebenfalls oft sehr bedrückt und deprimiert sind, weil sie im Krankenhaus liegen müssen und wichtige Dinge nicht wie geplant erledigen können u. Ä.

Sehr viel häufiger jedoch ist die Depression ein eigenständiges Symptom der psychotischen Erkrankung, sozusagen eine »Nebenerscheinung« des gestörten Nervenstoffwechsels. Wie unter ▶ 3.2 beschrieben, kann der Einsatz von Antidepressiva (stimmungsaufhellenden Medikamenten) notwendig werden.

Darüber hinaus können Antipsychotika gelegentlich depressive Reaktionen hervorrufen. Hinweise dafür sind Klagen über unabschüttelbare Müdigkeit, Lustlosigkeit, Kraftlosigkeit und Interessenseinbuße. In diesen Fällen spricht man von einer pharmakogenen Depression (durch Medikamente verursacht); unter Haldol in hoher Dosierung kommen solche Zustände häufiger vor. Schwer zu unterscheiden ist die pharmakogene Depression von der eigentlichen Minussymptomatik der Erkrankung. In jedem Fall muss die medikamentöse Behandlung verändert werden! Eine Verringerung der Dosis, ein Behandlungsversuch mit Biperiden (Akineton) oder die Umstellung auf eine andere Substanz müssen mit dem Psychiater besprochen werden.

pharmakogene Depression

Wie soll man sich bei anhaltender Niedergeschlagenheit verhalten?

Hinzuziehen eines erfahrenen Psychiaters

Um gegebenenfalls sofort eine Änderung des medikamentösen Behandlungsregimes vornehmen zu können oder zusätzlich stimmungsaufhellende Medikamente dazu zu geben, muss bei anhaltender Niedergeschlagenheit unbedingt ein erfahrener Psychiater zu Rate gezogen werden. Depressionen sind für Patienten, die an einer Psychose leiden, äußerst schwer auszuhalten und durch eigene Willensanstrengung kaum beeinflussbar.

Bei fehlender Abhilfe kann die Situation so unerträglich werden, dass es zum Auftreten von Selbstmordgedanken kommt. Oft sind die von einer Depression betroffenen Patienten nicht mehr in der Lage, aus eigenem Antrieb heraus sich um Hilfe zu kümmern und einen Arzt aufzusuchen (► 5.7).

> ❶ Deshalb ist es in solchen Fällen überlebenswichtig, dass die Angehörigen diese depressiven Zustände rechtzeitig erkennen und erforderlichenfalls mit dem Patienten gemeinsam zu einem Arzt gehen. Die Einbeziehung der Angehörigen in den Behandlungsplan ist nicht zuletzt deshalb von immenser Bedeutung!

Auch wenn die depressiven Verstimmungszustände manchmal kaum erträglich zu sein scheinen, sind sie sehr gut behandelbar und klingen wieder vollständig ab. Hinterher ist es für die Betroffenen oft selbst kaum fassbar, dass sie während dieser Phase so wenig Hoffnung und Zuversicht besaßen.

3.13   Wichtige Zusatzinformationen zur Behandlung mit Antipsychotika

Darf man während einer antipsychotischen Behandlung auch andere Medikamente einnehmen?

Absprache mit dem behandelnden Arzt

Prinzipiell sollte man nicht mehr Medikamente einnehmen, als unbedingt nötig ist! Falls es aber erforderlich wird, können zahlreiche Medikamente mit Antipsychotika kombiniert werden, also auch Antibiotika bei Infekten, Bluthochdruckmittel, Schmerzmedikamente usw. Auch die »Pille« kann weitergenommen werden. Natürlich sollten derartige Medikamentenkombinationen stets mit dem behandelnden Arzt abgesprochen werden, zumal die Wirksamkeit der verschiedenen Medikamente dadurch beeinflusst werden kann!

Darf man während einer Schwangerschaft Antipsychotika einnehmen?

Abwägen des Risikos

Wenn irgend möglich, sollte man während einer Schwangerschaft überhaupt keine Medikamente einnehmen. Frauen mit Kinderwunsch, bei denen eine Psychose aus dem schizophrenen Formenkreis bekannt ist, sollten aber nicht ohne Rücksprache mit ihrem Psychiater und Gynäkologen die Antipsychotika absetzen.

❗ **Eine erneute psychotische Episode während der Schwangerschaft kann u. U. das ungeborene Kind mehr schädigen, als eine fortgesetzte antipsychotische Medikation.**

Sollte während der Behandlung mit Antipsychotika eine Schwangerschaft eintreten, kann diese ohne weiteres fortgeführt werden; nach heutigem Kenntnisstand ist das Risiko einer Schädigung des heranwachsenden Kindes durch Antipsychotika wahrscheinlich nur minimal erhöht. Aus grundsätzlichen Überlegungen heraus sollten die Medikamente aber nach Möglichkeit abgesetzt bzw. umgestellt oder die Dosis zumindest verringert werden. Eine intensive Absprache zwischen Gynäkologen und behandelndem Arzt versteht sich dabei von selbst. Die genaue Vorgehensweise muss immer auf die jeweilige Patientin abgestimmt werden.

Grundsätzlich sollte bei Kinderwunsch vorher eine eingehende Beratung durch den behandelnden Arzt und einen Gynäkologen sowie durch den behandelnden Psychiater stattfinden.

Am meisten Erfahrung mit schwangeren Patienten gibt es derzeit bei Haldol. Nach heutigem Wissen kommt es unter Haldol zu keiner Schädigung des heranwachsenden Kindes. Haldol spielt aufgrund seiner Nebenwirkungen in Form eines Parkinsonoids (Muskelsteifigkeit) in der Langzeitbehandlung eine immer geringere Rolle. Bei schwangeren Patientinnen, die unbedingt eine Fortführung der Medikation brauchen, stellt Haldol aber nach wie vor eine sehr sichere Behandlungsmöglichkeit dar.

Machen Antipsychotika abhängig?

Viele Medikamente, die über längere Zeit eingenommen werden müssen, können zu einer Gewöhnung führen. Das heißt, es müssen immer größere Mengen zugeführt werden, um dieselbe Wirkung zu erzielen.

Bei Antipsychotika kann man in dieser Beziehung erfreulicherweise beruhigt sein. Weltweit wurde bisher noch nie von einer Suchtentwicklung berichtet! Vom biochemischen Aufbau her unterscheiden sich die Antipsychotika ganz wesentlich von den bekannten Medikamenten, die eine Abhängigkeit erzeugen können.

keine Abhängigkeit

❗ **Trotzdem muss vor einem plötzlichen Absetzen der Antipsychotika gewarnt werden, da dies zum schlagartigen Auftreten von innerer Unruhe oder Schlaflosigkeit führen kann. Insbesondere erhöht sich das Rückfallrisiko sehr deutlich, wenn die Medikamente rasch abgesetzt werden!**

3.14 Alkohol und Drogen

Ist während der Behandlung mit Antipsychotika der Genuss von Alkohol oder die Einnahme von Drogen erlaubt?

unberechenbare Wirkungsverstärkung

Durch die gleichzeitige Einnahme von Alkohol oder anderen Drogen ist eine unberechenbare Wirkungsverstärkung der Antipsychotika zu befürchten; Wirkung wie auch Nebenwirkungen der Antipsychotika können nicht mehr zuverlässig kalkuliert werden. Und vor allem muss bedacht werden, dass durch die Einnahme von Drogen ein Rezidiv (Rückfall) der Psychose ausgelöst werden kann (folgende Box)!

> **Drogen, die sowohl den Ausbruch der Psychose als auch das Wiederaufflackern von Symptomen bewirken können**
> - Haschisch, Cannabis
> - Marihuana
> - LSD
> - Kokain
> - Heroin/Codein
> - Amphetamine/Exstasy
> - Pilzextrakte
> - Synthetische Drogen

Ein Glas Bier oder ein Schoppen Wein sind bei Patienten, bei denen keine zusätzliche Suchterkrankung vorliegt, vertretbar.

❶ Wer sich abends ein Glas Bier oder Wein genehmigt hat, darf dann aber auf keinen Fall anschließend mit dem Auto fahren. Medikation und Alkohol gleichzeitig können die Fahrtüchtigkeit erheblich beeinträchtigen!

3.15 Kann durch Drogen eine Psychose ausgelöst werden?

Der Begriff der drogeninduzierten Psychose (durch Drogen ausgelöst) taucht in der psychiatrischen Literatur immer wieder auf. Tatsächlich ist festzustellen, dass vor allem bei Ersterkrankungen etwa 40% der Patienten in engem zeitlichem Zusammenhang mit dem Auftreten der psychotischen Erscheinungen Drogen eingenommen haben. Meist handelt es sich hierbei um Cannabis (Haschisch, Marihuana) oder Stimulanzien (aufputschende Drogen). Exstasy und amphetaminhaltige Substanzen sind hier besonders zu erwähnen. Leider musste man feststellen, dass viele dieser psychotischen Beschwerdebilder nach Absetzen der Drogen weiter anhalten. Von einer ausschließlich durch Drogeneinnahme verursachten Psychose müsste man aber erwarten, dass die psychotischen Erscheinungen nach dem Weglassen der Droge innerhalb weniger Tage ganz abklingen.

Das heißt, die Drogen haben in diesen Fällen die Funktion eines Schrittmachers. Nach heutigem Wissen heizen die Drogen die Katecholamine und damit indirekt auch das Dopaminsystem an. Die dadurch bewirkte verstärkte Dopaminfreisetzung ruft kurzfristig das Gefühl der Leistungssteigerung und der Bewusstseinserweiterung hervor; dieser »Kick« ist wohl ausschlaggebend dafür, dass viele Menschen immer wieder zu Drogen greifen. Wer keinerlei Vulnerabilität, d. h. erhöhte Verletzlichkeit und Anfälligkeit für psychotische Erkrankungen besitzt, wird trotz Drogeneinnahme keine anhaltende Psychose entwickeln.

Wer aber ein feingliedriges und sensibles Nervenkostüm, eben eine erhöhte Vulnerabilität besitzt, kann durch Drogeneinnahme das Fass sozusagen »zum Überlaufen« bringen. Die Drogen haben eine Art Beschleunigungsfunktion, sind aber nicht die eigentliche Ursache der Erkrankung.

Drogen als Schrittmacher für Psychosen

Wird die Prognose durch die Drogeneinnahme verschlechtert?

Mittlerweile gibt es Hinweise, dass durch Drogeneinnahme in der frühen Jugend der Beginn der Erkrankung um 1–2 Jahre vorverlegt wird. Das heißt, wenn eine Psychose normalerweise mit 20 Jahren ausgebrochen wäre, kann sie durch die vorherige Einnahme von Drogen schon zwei Jahre eher auftreten. Derartige frühere Krankheitseinbrüche beeinträchtigen ganz erheblich die schulische und berufliche Ausbildung. Patienten ohne gleichzeitige Drogeneinnahme haben eine größere Chance, schulisch und beruflich bereits mehr erreicht zu haben als Patienten mit Drogeneinnahme. Deshalb haben Patienten mit gleichzeitiger Drogeneinnahme von Beginn an eine größere »Hypothek« auf ihren Schultern, weshalb man aus psychiatrischer Sicht vor Drogen nur warnen kann!

früheres Auftreten einer Psychose

Kann man erkennen, ob man sich Drogen »leisten« kann?

Nein! Viele Patienten stellen sich immer wieder die Frage, warum die meisten ihrer Freunde scheinbar gefahrlos Drogen einnehmen können und sie nicht. Laut Angaben von Drogenberatungsstellen haben 30–50% der Menschen bis zu ihrem 20. Lebensjahr mindestens einmal Cannabis oder ähnliche Drogen probiert. An einer schizophrenen Psychose erkranken aber nur 1% der Menschen. Diese Ungerechtigkeit, dass ein Großteil der Jugendlichen Drogen ohne die Gefahr einer psychotischen Entgleisung einnehmen kann und ein kleiner Teil eben nicht, kann mit dem Vulnerabilitäts-Stress-Modell erklärt werden. Entsprechend veranlagte Menschen gießen mit der Einnahme von Drogen praktisch »Öl ins Feuer«.

Leider gibt bisher nur die praktische Erfahrung darüber Auskunft, ob die Drogeneinnahme zu einer Psychose führt. Bei nüchterner Betrachtung dieses Problems gibt es deshalb überhaupt keine Rechtfertigung, sich diesem Risiko auszusetzen. Die Schlussfolgerung aus diesen Befunden kann nur heißen: Ein konsequentes »Nein« gegenüber Drogen!

Welchen Einfluss haben Drogen im Rahmen der Rückfallschutzbehandlung?

Während der Langzeitbehandlung kommt es darauf an, die erhöhte Vulnerabilität durch entsprechende Gegenmaßnahmen abzumildern. Durch Medikation wird ein langfristiges Schutzpolster aufgebaut, um die erhöhte Dopaminausschüttung systematisch abzufangen. Durch psychotherapeutische Maßnahmen sollen die Betroffenen lernen, möglichst keine größeren Stressspitzen aufkommen zu lassen (▶ Kap. 4)

höhere Medikamenten-
dosierung
verstärkte
Nebenwirkungen

Die Einnahme von Drogen boykottiert diese Maßnahmen auf das Heftigste! Der medikamentöse Schutzfilter wird durch die gleichzeitige Einnahme von Drogen verstärkt unter Druck gesetzt, so dass trotz Medikation wieder psychotische Schübe auftreten können. Eine häufige Konsequenz besteht darin, dass Patienten unter gleichzeitiger Drogeneinnahme deutlich höhere Medikamentendosen brauchen als drogenfreie Patienten. Die damit einhergehenden erhöhten Nebenwirkungen stehen in keinem Verhältnis zu den kurzfristigen positiven Erlebnissen durch die Drogen.

Wenn Patienten das Gefühl haben, ihr Leben sei so nicht attraktiv und lebenswert, dann liegt meistens eine Depression oder zumindest eine Minussymptomatik vor. Durch entsprechende Zusatzmedikation, durch Umstellung der Antipsychotika und vor allem durch zusätzliche psychotherapeutische Maßnahmen unter engmaschiger Einbeziehung der Angehörigen und des sozialen Umfeldes kann in jedem Falle eine Erleichterung bewirkt werden.

Der Wunsch nach besserer Behandlung bei anhaltender Niedergeschlagenheit und Energielosigkeit ist sehr gut verstehbar und muss für alle Therapeuten ein Signal sein, sich maximal zu engagieren. Alle therapeutisch Tätigen sollten sich diesen Grundsatz mit Leuchtschrift in ihre Zimmer hängen:

> **❶** Energielosigkeit bei Patienten muss eine maximale Energieleistung bei den Therapeuten hervorrufen! Drogen sind hierbei keine zu rechtfertigende Alternative!

Was muss beim Führen eines Kfz beachtet werden?

Grundsätzlich sollte man sich erst dann wieder hinters Steuer setzen, wenn die Nebenwirkungen soweit abgeklungen sind, dass Reaktionsfähigkeit, Schnelligkeit und Durchhaltevermögen ausreichen, um problemlos am Straßenverkehr teilnehmen zu können.

Aber wie unter ▶ 3.8, Abschn. »Wie lange kann die Reaktionsgeschwindigkeit beeinträchtigt bleiben?« und ▶ 6.8 bereits beschrieben, sollte diese Entscheidung, ab wann das Führen eines Kfz wieder infrage kommt, mit dem behandelnden Arzt gründlich besprochen werden.

❗ **Der Arzt kann aufgrund seiner Erfahrung die Patienten im Zweifelsfall am besten beraten, um kein unnötiges Risiko einzugehen.**

Wer längere Zeit nicht mehr mit dem Auto gefahren ist und sich unsicher fühlt, ob er den Anforderungen des Straßenverkehrs schon wieder gewachsen ist, sollte in einer Fahrschule einige Fahrstunden nehmen. Die entstehenden Kosten halten sich in Grenzen, der Gewinn hinsichtlich Sicherheit und Selbstvertrauen wiegt sie aber spielend auf!

erneut Fahrstunden nehmen

Besitzen Antipsychotika eine persönlichkeitsverändernde Wirkung?

Nein! Erst durch die Abmilderung der akuten psychotischen Erlebnisse haben die Patienten überhaupt wieder eine Chance, ihre eigene Persönlichkeit zu entfalten! Es kommt zwar in der Anfangsphase der Behandlung unter bestimmten Antipsychotika oft zu einer deutlichen Sedierung (Beruhigung) mit Einbuße an Spontaneität. Aber weder die intellektuellen Fähigkeiten noch das unverwechselbare Temperament eines Menschen werden durch diese Medikamente verändert. Bei sinnvoller Auswahl des Antipsychotikums ist für ca. 2/3 der Patienten ein weitgehend beschwerdefreies und normales Leben möglich. Einschränkungen der Gefühlswelt wie z. B. das Fehlen von Höhen und Tiefen werden von zahlreichen Patienten beklagt. Nur teilweise sind hier die Medikamente Ursache der Beschwerden. Häufig handelt es sich auch um Symptome der Erkrankung (Minussymptome). Eine sorgfältige Beobachtung und Auswahl des Antipsychotikums sind hier erforderlich.

keine Persönlichkeitsveränderungen

Wenn trotzdem manchmal berichtet wird, dass die typischen Wesensmerkmale eines Menschen etwas nachgelassen haben, so muss daran erinnert werden, dass ein langjähriger Krankheitsprozess nicht immer spurlos vorübergeht.

Früher – lange bevor es Antipsychotika gab –, als die Krankheit noch nicht gezielt durch Medikamente beeinflusst werden konnte und ihrem natürlichen Verlauf überlassen werden musste, war es fast die Regel, dass die so gezeichneten Menschen zurückhaltender, gleichmütiger und stiller wurden. Dies kann in den Krankheitsschilderungen früherer Psychiater nachgelesen werden.

❗ **Dass derartige Persönlichkeitsveränderungen heute eher die Ausnahme sind, ist neben einer allgemeinen Verbesserung der Betreuungssituation vor allem auf den Einfluss der Antipsychotika zurückzuführen.**

3.16 Welche therapeutischen Neuerungen bringt die Zukunft?

Welche medikamentösen Neuerungen sind in Sicht?

Atypika

Die in den 50er und 60er Jahren des vorigen Jahrhunderts entwickelten Antipsychotika kommen auch heute noch zur Anwendung, inzwischen ist jedoch die sog. 2. Generation in Form der Atypika hinzugekommen. Nach bisheriger Erkenntnis wirken diese zwar nicht wesentlich besser auf die Plussymptome, aber sie beeinflussen die Negativsymptome wirkungsvoller und sind z. T. deutlich besser verträglich als die herkömmlichen, typischen Antipsychotika.

Wissenschaftler in aller Welt verfolgen mit großem Engagement neue Forschungsansätze, um Medikamente zu entwickeln, die sowohl eine hervorragende Wirkung wie auch eine bessere Verträglichkeit besitzen, um die schizophrenen Erkrankungen erfolgreicher behandeln zu können.

präventive Medikamente noch nicht in Sicht

Ideal wäre ein Medikament, das den Ausbruch der Erkrankung gänzlich verhindern würde. Solange jedoch die genauen Ursachen der Psychosen aus dem schizophrenen Formenkreis nicht bis ins Detail geklärt sind, wird es solche Medikamente allerdings vorerst nicht geben.

Somit müssen alle Anstrengungen unternommen werden, um die Erkrankung mit den zur Verfügung stehenden medikamentösen, somatischen (körperliche), psychotherapeutischen wie auch psychosozialen und rehabilitativen Verfahren zu behandeln.

Welche ergänzenden somatischen Therapieverfahren gibt es?

Normalisierung des Hirnstoffwechsels

Seit Wissenschaftler herausgefunden haben, dass bei zahlreichen psychischen Erkrankungen wie Depressionen oder Psychosen auch eine Veränderung im Hirnstoffwechsel vorliegt, gab es gezielte Überlegungen, diese Veränderungen durch eine künstliche Stimulation (Anregung) von außen zu normalisieren.

Während die nachfolgend beschriebene Elektrokonvulsionstherapie als sicheres und wirksames Behandlungsverfahren in der Klinik einen festen Platz hat, ist die Magnetstimulation noch im Erprobungsstadium und wird noch nicht routinemäßig angewandt.

Eletrokonvulsionstherapie (EKT)

nebenwirkungsarm und erfolgreich

Die Elektrokonvulsionstherapie wurde ursprünglich anfang des 20. Jahrhunderts zur Behandlung schizophrener Psychosen entwickelt, lange bevor antipsychotisch wirkende Medikamente zur Verfügung standen. Mit der Einführung der Antipsychotika verlor dieses Behandlungsverfahren bei den schizophrenen Psychosen an Bedeutung. Ende der 1990er Jahre konnte in zahlreichen wissenschaftlichen Untersuchungen gezeigt werden, dass die EKT bei therapieresistenten (wenn also Medikamente oder Psychotherapie nicht wirken) schizophrenen Erkrankungen ein nebenwirkungsarmes und sicheres Verfahren ist, das eine gute Wirksamkeit zeigt.

Nach wie vor ist es das wichtigste Behandlungsverfahren bei schwer katatonen Zuständen (Bewegungsstarre) und dem malignen neuroleptischen Syndrom (Muskelsteifigkeit mit Fieber und Bewusstseinsstörungen).

Anwendung bei schwerer Katatonie und malignem neuroleptischen Syndrom

❗ **Bei sehr schweren depressiven Erkrankungen ist die EKT weiterhin eines der wichtigsten und rasch wirksamsten Therapieverfahren.**

Die EKT wird nur in psychiatrischen Kliniken durchgeführt, die mit dieser Therapie ausreichend Erfahrung haben. Hierbei ist stets ein Facharzt für Anästhesie (Narkosearzt) einbezogen, der die ordnungsgemäße Durchführung der Narkose und Überwachung des Patienten während der Aufwachphase gewährleistet. Nach ausführlicher Aufklärung und Einholung des schriftlichen Einverständnisses der Patienten erfolgt eine ausführliche internistische und neurologische Untersuchung zur Feststellung der Narkosefähigkeit und zum Ausschluss von Erkrankungen, bei denen die EKT nicht angewendet werden sollte.

schriftliche Einverständniserklärung der Patienten

Die Durchführung der EKT erfolgt in Kurznarkose (wenige Minuten) und nach Gabe eines speziellen Muskelrelaxans (Medikament, das die Muskulatur vollkommen ruhigstellt). Dadurch spielt sich der Krampfanfall ausschließlich im Gehirn ab, ohne Mitbeteiligung von Arm- und Beinmuskeln. Die früher immer wieder berichteten Verletzungen der Patienten können heute deshalb nicht mehr auftreten. Durch einen kurzen elektrischen Stromimpuls, der über Elektroden auf der Kopfhaut übertragen wird und gerade stark genug ist, einen epileptischen Krampfanfall auszulösen, werden die Umstimmungsreaktionen auf den Nervenstoffwechsel ausgelöst. Meist werden 2-3 Behandlungen pro Woche durchgeführt mit einer Gesamtzahl von 8-12. Die EKT kann auch als Erhaltungstherapie durchgeführt werden. Hierzu kommen die Patienten nur zur Durchführung der EKT in die Klinik und können diese nach ausreichender Überwachungszeit meist noch am selben Tag wieder verlassen. Diese Erhaltungs-EKT wird meist zunächst wöchentlich, dann 14-tägig und danach 4-wöchentlich durchgeführt. Hiermit kann langfristig ein besseres Ansprechen auf die Medikamente mit Verringerung des Wiedererkrankungsrisikos erreicht werden.

Durchführung der EKT

Leider ist die EKT für die Klinik ein teures Verfahren, das von den Krankenkassen bislang nicht gesondert vergütet wird, obwohl es den Patienten erheblichen Nutzen bringt.

teures Verfahren

Transkranielle Magnetstimulation (TMS)

Bereits Anfang des 20. Jahrhunderts wurde in Österreich ein Patent für eine elektromagnetische Spule entwickelt, die über den Kopf des Patienten gehalten wurde, um Depressionen zu behandeln. Die Entwicklung der modernen transkraniellen Magnetstimulation in den 1980er Jahren erfolgte zunächst in England.

Stimulation von Nerven-zellen

Zum einen dient diese Methode zu diagnostischen Zwecken in der Neu-rologie und zur Erforschung der Hirnfunktionen, zum anderen wird wis-senschaftlich untersucht, ob dieses Verfahren zur Behandlung psychischer Erkrankungen eingesetzt werden kann. Mittels Magnetstimulation wird versucht, die Nervenzellen einzelner Hirnregionen anzuregen (zu stimu-lieren). Hierzu werden über eine Magnetspule Serien von magnetischen Impulsen auf die Hirnrinde des Patienten gegeben.

Anwendung noch in der Studienphase

Während die Ergebnisse bei depressiven Patienten ermutigend sind, gibt es bei schizophrenen Patienten noch zu wenige Untersuchungen zur Wirksamkeit, so dass dieses Verfahren bisher nur im Rahmen klinischer Studien angewendet wird.

Welche Verbesserungen sind durch die molekulargenetischen Forschungen zu erwarten?

Seit der Jahrtausendwende hat die Entschlüsselung des menschlichen Erb-gutes rasante Fortschritte gemacht. Mittlerweile ist es gelungen, fast den gesamten genetischen Code (Verschlüsselung des Erbgutes) mithilfe von Computeranalysen darzustellen. Damit kann man zwar noch nicht direkt behandeln, aber die Grundlage zur Entwicklung von neuen zielgerichteten Therapiemöglichkeiten ist damit geschaffen.

In Zukunft wird es möglich sein, von jedem Menschen die genetischen Besonderheiten seiner einzelnen Organsysteme zu berechnen.

In einem nächsten Schritt wird auf der Grundlage dieses genetischen Codes versucht, die genau hierzu passenden Medikamente zu entwickeln. Mit dieser Methode hofft man, eines Tages passgenaue Substanzen zu gewinnen, die bei einem Minimum an Nebenwirkungen ein Maximum an Wirkung bringen.

Diese Technik lässt ungeahnte Entwicklungen erwarten und gibt allen Erkrankten die berechtigte Hoffnung, dass das langjährige Ausharren mit den bisherigen noch nicht ganz optimalen Behandlungsmöglichkeiten durch immer bessere und wirksamere Verfahren eines Tages belohnt wird.

Nichtmedikamentöse Behandlungsverfahren

4.1   Psychotherapeutische Behandlungsverfahren   – 130

4.2   Ergo-, Kunst- und Milieutherapie   – 141

4.3   Psychosoziale Maßnahmen, Rehabilitation   – 143

4.4   Postpsychotische Depressionen   – 145

4.5   Welche Maßnahmen haben sich bei der Behandlung von depressiv gefärbten Erschöpfungszuständen bewährt?   – 148

4.6   Zur Rolle der Angehörigen   – 152

4.7   Rechtliche Bestimmungen   – 155

4.8   Krisenplan und Frühwarnzeichen   – 160

4.1   Psychotherapeutische Behandlungsverfahren

Wie lassen sich die psychotherapeutischen Behandlungsansätze bei Psychosen prinzipiell unterteilen?

Anlehnung an das Vulnerabilitäts-Stress-Modell

Grundsätzlich lassen sich die psychotherapeutischen Behandlungsansätze in Anlehnung an das Vulnerabilitäts-Stress-Modell (◘ Abb. 2.2) in zwei Strategien unterteilen:

- Bearbeitung von überwiegend lebensgeschichtlich bedingten Altlasten (unverdaute Konflikte aus der Kindheit und Jugend) und
- Bearbeitung von Konflikten, die aufgrund einer nur mangelhaft entwickelten Fähigkeit, mit Problemen und Stress fertig zu werden, entstanden sind.

lebensgeschichtlich bedingte Konflikte

Die lebensgeschichtlich bedingten seelischen Konflikte, die auf Enttäuschungen und Kränkungen in der frühen Kindheit und Jugend (unglückliche Kinderstube) zurückgeführt werden können, benötigen meist ein sehr langfristiges und behutsames Vorgehen. Früher wurden diese in erster Linie mit tiefenpsychologischen Behandlungsverfahren bearbeitet (▶ 4.1, Abschn. »Wie wird eine Familientherapie durchgeführt?«).

> ❶ Da es hierbei unweigerlich zur Wiederbelebung von alten Konflikten und Ängsten kommt, sind derartige Behandlungsmethoden nur für ausreichend stabile und psychisch gefestigte Patienten geeignet.

verhaltenstherapeutische Techniken

Bei Nachholbedarf in der Problem- und Stressbewältigung kann vor allem mit verhaltenstherapeutischen Behandlungstechniken in relativ kurzer Zeit und ohne übermäßige Aktivierung von alten Ängsten ein beachtlicher Zuwachs an sozialer Kompetenz (Fertigkeiten) mit positiver Rückwirkung auf das Selbstwertgefühl erzielt werden (▶ 4.2, Abschn. »Was sind die Prinzipien einer verhaltenstherapeutischen Behandlung?«). Verhaltenstherapeutische Behandlungstechniken haben sich vor allem bei Patienten mit Psychosen aus dem schizophrenen Formenkreis bewährt und sollten Bestandteil jedes längerfristigen Behandlungskonzeptes sein.

Durcharbeitung der Lerngeschichte

Mittlerweile wird auch in der Verhaltenstherapie die Lerngeschichte (alle Ereignisse seit der frühesten Kindheit, die die Einstellungen und Überzeugungen entscheidend geprägt haben) im Zusammenhang mit der seelischen Erkrankung ganz genau erfasst, um die erforderlichen Behandlungsmaßnahmen entsprechend anpassen zu können.

psychoedukative Verfahren

Durch psychoedukative Verfahren werden Patienten und Angehörige über die Krankheit und deren Behandlungsmöglichkeiten informiert. Über die Verbesserung des Krankheitsverständnisses soll der selbstverantwortliche Umgang mit der Krankheit gefördert werden

Da dieses Buch hauptsächlich als Einführung in die Grundprinzipien der medikamentös ausgerichteten Basisbehandlung von Psychosen gedacht ist, können die psychotherapeutischen Behandlungstechniken nur kurz beschrieben werden. Es würde den Rahmen dieses Ratgebers bei Weitem sprengen, wenn hier auf die Vielfalt der verschiedenen psychotherapeutischen Behandlungsmöglichkeiten ausführlicher eingegangen werden sollte. Für interessierte Leser findet sich deshalb am Ende dieses Kapitels eine Zusammenstellung von speziellen Psychotherapieverfahren mit weiterführenden Literaturhinweisen.

Die auf den nächsten Seiten folgende Kurzbeschreibung der wichtigsten Psychotherapieverfahren ist sehr pragmatisch orientiert und kann natürlich keinen Anspruch auf Vollständigkeit erheben.

Welche psychotherapeutischen Behandlungsformen werden in der Akutphase und welche nach der Akutphase eingesetzt?

In Anlehnung an den unterschiedlichen Krankheitsverlauf – vorwiegend Plussymptomatik während der Akutphase und allmählicher Übergang in die eher von Minussymptomen bestimmte Zeit danach – erfolgt in ◘ Tab. 4.1 eine Unterteilung der psychotherapeutischen Behandlungstechniken in
- allgemein stützende psychotherapeutische Maßnahmen für die Zeit der Akutbehandlung und
- spezielle psychotherapeutische Verfahren für die längerfristige Weiterbehandlung.

allgemein stützende psychotherapeutische Maßnahmen

Die allgemein stützenden psychotherapeutischen Maßnahmen (empathische und regelmäßige Kontaktaufnahme, Erkennen von Notlagen) sind

◘ **Tab. 4.1.** Psychotherapeutische Behandlungsmaßnahmen bei psychotischen Erkrankungen

Allgemein stützende psychotherapeutische Basistherapien	Vor allem während der Akutphase
Seelische Unterstützung durch Gespräche und persönlichen Beistand	Grundsätzlich bei allen Patienten Durch jeden behandelnden Arzt
Patientengerechte Information über die Krankheit und die erforderlichen Behandlungsmaßnahmen (Psychoedukation)	
Krankheitskonzeptbildung mit Compliance-Förderung	
Hilfestellung, die Erlebnisse während der akuten Erkrankung zu verdauen. Unterstützung in der längerfristigen Auseinandersetzung mit der Krankheit	
Spezielle psychotherapeutische Verfahren	*Nach der Akutphase*
Entspannungsverfahren	Angepasst an die individuellen Bedürfnisse des einzelnen Patienten Psychotherapeut sollte sehr viel Erfahrung in der Behandlung von Psychosen besitzen Stets in Absprache mit dem behandelnden Arzt
Stützende Psychotherapie	
Verhaltenstherapeutische Verfahren	
Tiefenpsychologische Verfahren	
Familientherapie	
Weitere Psychotherapieverfahren	

4

dabei als eine Selbstverständlichkeit anzusehen, die grundsätzlich bei allen Patienten angezeigt sind – vor allem während der Akutphase – und die von jedem Therapeuten beherrscht werden müssen.

spezielle psychotherapeutische Techniken

Die speziellen psychotherapeutischen Techniken werden im Anschluss an die Akutphase geplant. Sie sind an die persönlichen Bedürfnisse bzw. an die jeweilige Krankheitsphase der einzelnen Patienten angepasst. Hierzu ist eine spezielle Schulung der Therapeuten erforderlich, die große Erfahrung in der Behandlung von Psychosen haben sollten (◨ Tab. 2.1).

Welche psychotherapeutischen Hilfen sind während der Akutphase sinnvoll?

Rückzugsmöglichkeiten

Während der Akutphase brauchen die Patienten vor allem ausreichende Rückzugsmöglichkeiten, um sich vor Überstimulierung und Überreizung zu schützen. Darüber hinaus hat sich eine stützende, vorsichtig führende Betreuung bewährt, die es den Patienten ermöglicht, ohne Beschämung oder kränkenden Gesichtsverlust wieder ihre innere Mitte zu finden. Das heißt, sie brauchen Zeit, um die durch Wahnvorstellungen und Beeinträchtigungen des Denkens hervorgerufene Verunsicherung zu überwinden.

emotionale Bewältigung zurückliegender Ereignisse

Nach Abklingen der akuten Symptomatik besteht häufig ein großes Bedürfnis, über die zurückliegenden Erlebnisse zu sprechen, um das in der Psychose Erlebte einigermaßen »verdauen« zu können.

gründliche Informationsvermittlung

Damit einhergehend ist eine gründliche Informationsvermittlung über die wesentlichen Hintergründe der Erkrankung und die erforderlichen Behandlungsmaßnahmen notwendig. Die Betroffenen wollen und sollen ihre Krankheit verstehen und begreifen lernen, um daraus die notwendigen Konsequenzen für die weitere Lebensplanung ziehen zu können. Besonders bewährt haben sich psychoedukative Gruppen (▶ Abschn. »Was bedeutet Psychoedukation?«).

intensive Gespräche mit dem Pflegepersonal

Insbesondere muss es für sie nachvollziehbar werden, dass sie zur langfristigen Stabilisierung eine antipsychotische Langzeitbehandlung brauchen und es sich lohnt, diese Therapie, trotz hiermit verbundener Nebenwirkungen, zu akzeptieren. Während dieser Zeit kommt vor allem den Gesprächen mit dem Pflegepersonal eine außerordentlich wichtige Bedeutung zu. Die sich automatisch ergebenden Kontakte mit den Schwestern und Pflegern während der täglichen Stationsroutine werden zwangsläufig zum Ersatz für die bisherige Umgebung. Die möglichst natürliche, offene und unkomplizierte Haltung des Stationspersonals bedeutet eine wertvolle Bereicherung des Therapiealltags und einen entsprechenden Ausgleich gegenüber den strukturierten Therapiemaßnahmen. Ein zwangloses Gespräch über alltägliche Angelegenheiten

— weckt die gesunden Anteile in den Patienten,
— schützt davor, dass die Patienten zu sehr in ihrer Krankenrolle verharren und
— hält die Erinnerung wach, dass es auch noch andere Menschen gibt außer Therapeuten usw.

❗ Grundsätzlich muss bei allen therapeutischen Maßnahmen bedacht werden, dass die psychotischen Verhaltensweisen möglicherweise gescheiterte Bewältigungsversuche waren, das krankheitsbedingte innere Chaos in den Griff zu bekommen (▶ 2.3, Abschn. »Wie reagiert der Patient zu Beginn einer Psychose«).
Es ist außerordentlich wichtig, die bisherigen Bewältigungsversuche in Erfahrung zu bringen, um einen Überblick zu erhalten, was sich bewährt hat und ausbaufähig erscheint (z. B. Rückzug und Verkriechen bei Gedankenabreißen oder Musikhören zur Ablenkung, wenn sich Stimmen bemerkbar machen).

Die Förderung der Selbstheilungskräfte und der Selbstkompetenz (eigenes Können) der Betroffenen wird auch als Ich-stützend bezeichnet. Trotz ihrer Krankheit besitzen die Patienten auch weiterhin sehr viele »gesunde Anteile«, die nur vorübergehend ins »Hintertreffen« geraten und durch gezielte Unterstützung wieder »nutzbar« gemacht werden können.

Ich-Stützung

Was muss bei psychotherapeutischen Behandlungsverfahren nach Abklingen der Akutphase besonders bedacht werden?

Bei der Planung von zusätzlichen psychotherapeutischen Maßnahmen ist stets im Auge zu behalten, dass die Patienten auch nach Abklingen der Akutphase noch sehr vulnerabel (verletzlich) sind und alles vermieden werden muss, was zu einer erneuten Reizüberflutung mit Überforderung und zusätzlichem Stress führt. Dieser Hinweis ist deshalb von Bedeutung, weil einige Psychotherapieverfahren, wenn sie intensiv betrieben werden, sehr aufwühlend und belastend sein können.

Überforderung und zusätzlichen Stress vermeiden

❗ Vor allem affektaktualisierende Therapien – also Behandlungsmethoden, die starke innerseelische Spannungen erzeugen – sollten bei Patienten, die an einer Psychose erkrankt waren, nur in Ausnahmefällen zur Anwendung kommen.

Warum sollte eine Psychotherapie bei Patienten mit einer Psychose nie ohne gleichzeitige antipsychotische Behandlung durchgeführt werden?

Wissenschaftliche Untersuchungen haben ergeben, dass bei einer ausschließlich psychotherapeutischen Behandlung mit gänzlichem Verzicht auf Antipsychotika mehr Rückfälle zu verzeichnen waren, als bei Patienten, die überhaupt keine Behandlung – weder Psychotherapie noch Antipsychotika – bekamen. Bei der alleinigen Verabreichung von Antipsychotika dagegen, d. h. ohne zusätzliche Psychotherapie, waren die Behandlungsergebnisse wesentlich besser. Am stabilsten erwiesen sich jene Patienten, die

erhöhte Rückfallgefahr

eine sinnvolle Kombination aus Antipsychotika und psychotherapeutischer Behandlung erhielten.

Um nicht durch eine ungeeignete Psychotherapiemethode ungewollt die Gefahr eines Rückfalls heraufzubeschwören, müssen alle psychotherapeutischen Maßnahmen mit einem erfahrenen Psychiater abgesprochen werden. Er kann am besten abschätzen, welche Vor- und Nachteile die einzelnen Therapieformen bergen und wann welches Verfahren am gewinnbringendsten eingesetzt werden kann.

Sollte der Psychiater aufgrund seiner zeitlichen Beanspruchung oder wegen mangelnder eigener Erfahrungen mit dem geeignet erscheinenden Psychotherapieverfahren nicht selbst zur Durchführung der Behandlung in der Lage sein, kann er diese an ihm bekannte Psychotherapeuten oder entsprechend ausgebildete Psychologen delegieren (übertragen).

Was bedeutet Psychoedukation?

Dieser Begriff setzt sich aus dem griechischen Wort »Psycho« (Seele) und dem lateinischen Wort »educatio« (wörtliche Übersetzung: Erziehung, Ausbildung, Bildung) zusammen. Beschränkte man sich auf die erstgenannte Bedeutung, könnte dieser Begriff als »seelische Erziehung« missverstanden werden. Dagegen würden sich Patienten und Angehörige zu Recht wehren, denn Erziehung ist keine Aufgabe von Therapeuten! Die zweite Bedeutung des Begriffes, nämlich die der »Bildung«, der Aufklärung und Information über die Krankheit als ein Herausführen aus der Unwissenheit bzgl. der Krankheit mit psychotherapeutischen Mitteln, beschreibt genau das, was die Psychoedukation will. Psychoedukation versteht sich als Pflichtprogramm, um die von der Krankheit Betroffenen und auch ihre Angehörigen über die Hintergründe der Krankheit und die erforderlichen Behandlungsmaßnahmen genau zu informieren, damit sie langfristig möglichst gut und möglichst unabhängig von anderen zurechtkommen.

weg vom »Fachchinesisch«

Die besondere Kunst der Psychoedukation besteht darin, das für Laien oft nicht nachvollziehbare »Fachchinesisch« so zu dolmetschen, dass es den Betroffenen und ihren Angehörigen praktisch wie »Schuppen von den Augen« fällt. In einer Psychoedukativen Gruppe müssen ständig »Aha!«-Äußerungen fallen. Die Teilnehmer sollen praktisch die Treppe hinaufstolpern, sie sollen sich mit ihrer Krankheit aussöhnen können und richtig Lust bekommen, die Krankheit möglichst erfolgreich zu bewältigen.

Das Eingebettetsein in eine Gruppe von gleichgesinnten Schicksalsgenossen hat hierbei große Vorteile. Zum einen wird klar, dass auch andere erhebliche Mühe haben, diese Krankheit zu verstehen und anzunehmen. Zum anderen wird deutlich, dass das vermeintlich Einmalige der eigenen Krankheit sehr viele Gemeinsamkeiten mit den Schilderungen der anderen Gruppenteilnehmer aufweist. Dieses Gefühl, eine im Grunde genommen gut bekannte, gut beschreibbare und auch gut berechenbare Krankheit zu haben, verleiht Hoffnung und Mut. Wenn etwas berechenbar ist, so kann es auch beherrscht werden!

So gesehen bedeutet Psychoedukation eine basale Psychotherapie bei Menschen mit einer psychotischen Erkrankung aus dem schizophrenen Formenkreis inklusive ihrer Angehörigen. Die weiterführenden psychotherapeutischen Maßnahmen, die im Folgenden beschrieben werden, können als Kür-Programm bezeichnet werden. Die Kür kann aber nur gelingen, wenn das Pflichtprogramm wie im Schlaf beherrscht wird.

Alle, die sich zum Durchlesen dieses Buches aufraffen können, sind auf dem besten Wege, einen Teil dieses Pflicht-Programms abzuleisten. Wer sich selbst fachkundig macht und sich informiert, kann auch selbst bei der Behandlung mitreden und diese aktiv mitgestalten!

Was sind die Ziele der Psychoedukation?

Patienten und ihre Angehörigen sollen in ihrem Krankheitsverständnis und im selbstverantwortlichen Umgang mit der Krankheit gefördert und bei der Bewältigung ihrer Krankheit unterstützt werden. Ganz wesentlich ist hierbei die sog. interaktive Informationsvermittlung; damit ist gemeint, dass die wesentlichen Informationen im gemeinsamen Gespräch erarbeitet werden. Die Therapeuten nehmen hierbei stets Bezug auf das Vorwissen und die Vorerfahrungen von Patienten und Angehörigen, um deren Erfahrungsschatz gewinnbringend in die weitere Aufklärungsarbeit einzubauen. Das bisherige Erfahrungswissen der Betroffenen und ihrer Angehörigen soll dann Schritt für Schritt mit dem fachlichen Wissen erweitert werden, das sich in den letzten Jahren aus therapeutischer Sicht als wesentlich erwiesen hat.

> **interaktive Informationsvermittlung**

Da manche Erkrankte trotz vieler, unangenehmer Vorerfahrungen ihre Medikamente immer wieder absetzen, besteht die Befürchtung, dass viele von ihnen den eminent wichtigen Zusammenhang zwischen regelmäßiger Medikamenteneinnahme, möglichst stressarmer Lebensführung und der sich daraus ergebenden gesundheitlichen Stabilisierung nicht richtig nachvollziehen können. Manchmal wird deutlich, dass für das Absetzen der Medikamente gar nicht so sehr irgendwelche Nebenwirkungen, sondern die massive Unterschätzung des Rückfallrisikos verantwortlich waren.

Durch entsprechende Informationsvermittlung und Aufklärung soll die Psychoedukation deshalb helfen, Rückfälle und stationäre Wiederaufnahmen möglichst zu vermeiden. In vielen Studien konnte mittlerweile gut belegt werden, dass die Kombination aus einer intelligenten Medikation mit psychoedukativen Verfahren die besten Langzeitergebnisse ermöglicht.

> **Aufklärung**

Wer soll an psychoedukativen Gruppen teilnehmen?

Alle! In jeder psychiatrischen Einrichtung sollten Psychoedukative Gruppen für Patienten und Angehörige angeboten werden, damit sie eine umfassende Informationsvermittlung bei einer Ersterkrankung erhalten oder, im Falle eines erneuten Rückfalls, das bisher noch nicht ausreichend gefestigte Wissen auffrischen und vertiefen können. Bei Ersterkrankten muss unbedingt sichergestellt werden, dass die Patienten erst dann entlassen werden, wenn sie einen guten und fundierten Überblick über ihre Krankheit besitzen.

Mittlerweile werden in sehr vielen Kliniken »Psychoedukative Gruppen« für Patienten und Angehörige angeboten. Notfalls empfiehlt sich die Kontaktaufnahme mit den organisierten Betroffenen- und Angehörigenverbänden, um Adressen von Sozialpsychiatrischen Diensten oder niedergelassenen Therapeuten in Erfahrung zu bringen, die derartige Gruppen durchführen. Psychoedukation ist mit einer Art Führerschein zu vergleichen, den jeder Patient und jeder Angehörige in der Tasche haben sollte!

Psychoedukative Gruppen (Mod. nach Bäuml et al. 2005)
- **Informationsinhalte**
    - Krankheitsbegriff, Diagnose, Symptomatik
    - Ursachen
    - Akutbehandlung
    - Rückfallschutzbehandlung
    - Reha-Maßnahmen
- **Emotionale Entlastung**
    - Angstreduktion (Stigmatisierung, Chronifizierung)
    - Trauerarbeit (Adaption der Lebensperspektive)
    - Entlastung von Schuld- und Versagensgefühlen
    - Relativierung der vermeintlichen Einmaligkeit des eigenen Schicksals
    - Erfahrungsaustausch mit anderen
    - Kontakt mit Schicksalsgenossen (Solidaritätsaspekt)
    - Sinnfindung
    - Mut und Hoffnung geben

Was sind die Prinzipien einer verhaltenstherapeutischen Behandlung?

individuelle Trainingsprogramme

Die Verhaltenstherapie versucht zunächst immer dort zu helfen, wo es im Augenblick brennt. Das heißt, bei auftretenden Problemen wie Selbstunsicherheit, mangelndem Durchsetzungsvermögen, massiven Angstgefühlen oder ähnlichen Beschwerden wird ein geeignetes Therapieprogramm zusammengestellt, um diese Schwächen zu bessern.

Verbesserung der Bewältigungsmöglichkeiten

Durch die gezielte Beseitigung einiger besonders problematischer Schwachpunkte kommt es unweigerlich zu einer Besserung des Gesamtbefindens. Darauf aufbauend können nachfolgende Therapieschritte geplant werden, um das allgemeine Zurechtkommen weiter zu verbessern. Je leichter es dadurch gelingt, bisherige Probleme zu meistern, desto positiver wird sich dies auf die Gemütsverfassung ganz allgemein auswirken. Und bei entsprechend positiver Stimmungslage mit wachsendem Selbstvertrau-

en gelingt es wiederum besser, bisher ängstlich gemiedene Probleme anzu-
packen usw.

❶ **Verhaltenstherapie stellt also den Versuch dar, durch gezielten Ausbau
der schon vorhandenen Möglichkeiten die Zufriedenheit mit sich selbst
und das Selbstvertrauen in das eigene Können zu erhöhen.**

> **Therapiebausteine im Rahmen eines kognitiv-verhaltensthera-
> peutischen Behandlungsplans. (Nach Pitschel-Walz et al. 2005)**
> - Psychoedukation
> - Aktivitätenaufbau/Tagesstrukturierung
> - Training kognitiver Funktionen (Training der geistigen Leistungs-
>   fähigkeit)
> - Frühwarnzeichentraining
> - Problemlösetraining
> - Stressbewältigungstraining
> - Selbstsicherheitstraining
> - Soziales Kompetenztraining (Verbesserung der Alltagsfertigkeiten
>   im zwischenmenschlichen Kontakt)
> - Kommunikationstraining (Kontaktaufnahme mit anderen)
> - Entspannungstraining
> - Aufbau kognitiver Bewältigungsstrategien (gedankliche Umbewer-
>   tung von als belastend erlebten Situationen usw.)
> - Einbeziehung der Angehörigen

Wie wird ein Selbstsicherheitstraining durchgeführt?

Die meisten Patienten fühlen sich nach einer akuten Psychose verständlicherweise sehr verunsichert. Sofern auch schon vor der Erkrankung eine
gewisse Selbstwertproblematik bestand, kann die Durchführung eines
Selbstsicherheitstrainings – einzeln und in Gruppen – von großem Vorteil
sein. In vorsichtigen Schritten und mit behutsamer Steigerung der Anforderungen werden zunächst ganz einfache Alltagssituationen geübt, die normalerweise kaum Schwierigkeiten bereiten, einem selbstunsicheren Menschen aber sehr schwer fallen können. Dazu zählt z. B. das Ansprechen von
fremden Personen auf der Straße, um sich nach der Uhrzeit oder einem
unbekannten Lokal zu erkundigen. In sog. Rollenspielen, d. h. mit dem
Therapeuten allein oder in einer Gruppe zusammen mit anderen Mitpatien-
ten werden diese Szenen so lange geübt, bis sie ohne Zögern oder Hemmungen durchgespielt werden können.

Rollenspiele

Wichtig ist dabei, dass der Therapeut dem Patienten nach jeder Übung
genau beschreibt, was er gut gemacht hat und was er noch verbessern
könnte. So z. B., dass er
- Blickkontakt halten soll,
- dem Gesprächspartner mit freundlichem Gesichtsausdruck begegnet,

Feedback

4

— deutlich spricht,
— sein Anliegen mit klarer Stimme wiederholt, wenn der Angesprochene beim ersten Mal nicht reagiert usw.

Auf diese Weise wird die Fertigkeit der Patienten, eigene Wünsche zu äußern und auch durchzusetzen, immer besser.

Sofern vertretbar, müssen die im Rollenspiel erworbenen Fähigkeiten anschließend im Alltagsleben erprobt werden. Durch regelmäßiges Üben stellen sich automatisch Erfolge im Umgang mit anderen ein, was zu einer allmählichen Verbesserung der Selbstsicherheit und des Selbstwertgefühls führt.

Was versteht man unter kognitivem Training?

Verbesserung des Denk-vermögens

Sinngemäß übersetzt bedeutet dies soviel wie »Verbesserung des Denkver-mögens«. Hierzu zählt z. B. auch die kognitive Differenzierung (gedank-liche Feinarbeit).

Bei hartnäckigen Konzentrationsstörungen oder beim Gefühl mangel-hafter geistiger Beweglichkeit hat sich die Teilnahme an einem Behand-lungsprogramm zur kognitiven Differenzierung sehr bewährt. Am Anfang handelt es sich hierbei um eine sehr klare und einfache Aufgabenstellung, so dass die Angst vor Blamage oder Überforderung rasch abgebaut und die Lust an geistiger Beschäftigung wieder geweckt wird. Hierzu gibt es mitt-lerweile gut ausgearbeitete PC-Programme (z. B. COGPACK). Durch eine allmähliche Steigerung der Anforderungen kommt es zu spürbaren Ver-besserungen des intellektuellen Leistungsvermögens, was von vielen Pati-enten mit großer Erleichterung registriert wird. Dies ermutigt sie, sich wie-der selbstständig mit anspruchsvolleren und schwierigeren Aufgaben aus-einanderzusetzen, so dass die geistigen »Leistungsreserven« weiter geför-dert werden.

Die Ziele des kognitiven Trainings lassen sich in sieben Teilschritte untergliedern (Kraemer 1999; ▶ Box und ▶ Abschn. 4.1).

> **Ziele des kognitiven Trainings**
> — Verbesserung der Konzentration
> — Verbesserung der Aufmerksamkeit
> — Verbesserung des Gedächtnisses
> — Ordnung und Klarheit des Denkens
> — Verbesserung des Einfallsreichtums
> — Verbesserung der Fähigkeit, soziale Situationen richtig einzu-schätzen
> — Probleme lösen lernen

Eine sehr gut ausgearbeitete und wissenschaftlich erprobte Methode der kognitiv-verhaltenstherapeutischen Techniken wurde von Roder et al.

(2008) in Form des IPT (Integriertes psychologisches Therapieprogramm) entwickelt.

Was sind Entspannungsverfahren?

Darunter vesteht man z. B. die progressive Muskelrelaxation nach Jacobson, die, sinngemäß übersetzt, zu einer fortschreitenden Entspannung der Muskulatur führt.

progressive Muskelrelaxation nach Jacobson

Auch das autogene Training nach I. H. Schultz zählt hierzu. Autogen – »aus sich selbst kommend« – bezieht sich hierbei auf das nicht unserer Willkür unterliegende autonome, also selbstständig arbeitende Nervensystem. Meditation und Yoga werden ebenfalls zu den Entspannungsverfahren gerechnet, sollten aber bei Psychosen nur unter Anleitung eines erfahrenen Therapeuten zur Anwendung kommen.

autogenes Training

❶ Alle diese Verfahren haben zum Ziel, aktiven Einfluss auf das autonome Nervensystem zu nehmen.

Durch das autonome Nervensystem werden unsere Stressverarbeitungsmöglichkeiten ganz wesentlich bestimmt. Je besser es uns gelingt, diesen unwillkürlich arbeitenden Teil des Organismus positiv zu beeinflussen, desto leichter ist es möglich, innerlich aufkommende Ängste, Anspannungen und Stressgefühle abzufangen. Für besonders vulnerable (▶ 2.2) Menschen bietet sich hiermit eine gute Möglichkeit, das eigene dünne Nervenkostüm vor Überlastung zu schützen.

Diese Entspannungsverfahren können als Ergänzung der antipsychotischen Behandlung verstanden werden, da sie mit körpereigenen Kräften zu einer Verringerung der innerseelischen Spannungen führen. Sie müssen unter Anleitung eines erfahrenen Therapeuten erlernt werden. Auch wenn es viele Wochen dauern kann, bis sich ein ausreichender Entspannungseffekt einstellt, lohnt es auf alle Fälle, sich diese Techniken anzueignen. Bei kaum einem anderen Therapieverfahren trifft die alte Weisheit »Übung macht den Meister« so deutlich zu wie bei den Entspannungsverfahren. Wer täglich 2-mal übt, kann nach 4 Wochen ganz sicher eine wesentliche Verbesserung seiner inneren Spannungsregulierung verspüren. Wer die Entspannungstechniken gut beherrscht, kann längerfristig sicher manche Dosis an Zusatzmedikamenten einsparen.

Wie wird eine Familientherapie durchgeführt?

Voraussetzung hierzu ist die Bereitschaft aller Familienmitglieder, die am gleichen Wohnort zusammenleben, regelmäßig an den Therapiesitzungen teilzunehmen.

Während einer Reihe von etwa 10–20 ambulanter Gruppensitzungen wird versucht, das Kommunikationsverhalten untereinander – d. h. wie man miteinander spricht, gemeinsame Probleme löst oder auftauchen-

Verbesserung des Kommunikationsverhaltens

den Ärger bewältigt – zu verbessern. Im Idealfall kann dies zu einer deutlichen Entspannung und positiven Beeinflussung des Familienklimas führen, was sich insgesamt stressvermindernd und somit rückfallverhindernd auswirkt.

Darüber hinaus gibt es auch noch weitergehende Formen der Familientherapie mit einem sog. systemorientierten Ansatz. Derartige Spezialbehandlungen müssen mit einem erfahrenen Psychiater gut abgesprochen und geplant werden. Bei weitergehendem Interesse kann in den entsprechenden Fachbüchern nachgelesen werden (▶ nachfolgender Abschnitt).

Wann kommt eine psychoanalytische Behandlung in Betracht?

Eine mehrjährige klassische Psychoanalyse (gründliches Durcharbeiten aller bewussten und vor allem unbewussten innerseelischen Vorgänge auf Gesprächsbasis mit einem Therapeuten) zählt zu den tiefenpsychologischen Verfahren und kann für viele Patienten eine nicht unerhebliche Belastung darstellen. Deshalb muss während der Behandlung das aktuelle Befinden der Patienten sehr genau im Auge behalten werden, um bei aufkommenden Frühwarnzeichen entsprechend reagieren und gegensteuern zu können.

Durchführung nur bei stabilen Patienten

Diese Behandlungsform kann nur sehr stabilen Patienten, die über längere Zeit keinen Rückfall mehr hatten, empfohlen werden. Der Therapeut sollte dabei unbedingt große Erfahrung in der Behandlung mit Psychosen haben. Eine gleichzeitige antipsychotische Rückfallschutzbehandlung ist dabei unbedingt notwendig.

Literatur

Bäuml J, Pitschel-Walz G (Hrsg) (2008) Psychoedukation bei schizophrenen Erkrankungen. Schattauer, Stuttgart

Behrendt B, Schaub A (Hrsg) (2005) Handbuch Psychoedukation & Selbstmanagement – Verhaltenstherapeutische Ansätze für die klinische Praxis. dgvt, Tübingen

Berger H, Friedrich J, Gunia H (2004) Psychoedukative Familienintervention. Schattauer, Stuttgart

Hahlweg K, Dürr H, Müller U (2006) Familienbetreuung schizophrener Patienten. 2., überarbeitete und erweiterte Aufl, Hogrefe, Göttingen

Klingberg S, Schaub A, Conradt B (2003) Rezidivprophylaxe bei schizophrenen Störungen. Ein kognitiv-verhaltenstherapeutisches Behandlungsmanual. Beltz PVU, Weinheim

Lincoln T (2006) Kognitive Verhaltenstherapie der Schizophrenie. Ein individuenzentrierter Ansatz zur Veränderung von Wahn, Halluzinationen und Negativsymptomatik. Hogrefe, Göttingen

Machleidt W, Garlipp P, Haltenhof H (Hrsg) (2004) Schizophrenie – Behandlungspraxis zwischen speziellen Methoden und integrativen Konzepten. Schattauer, Stuttgart

Pitschel-Walz G, Bäuml J, Gunia H (2005) Psychotherapeutische Verfahren in der Behandlung von schizophrenen Erkrankungen. In: Bäuml J, Pitschel-Walz G, Berger H, Gunia H, Heinz A, Juckel G (Hrsg) Arbeitsbuch PsychoEdukation bei Schizophrenie (APES) Schattauer, Stuttgart, S 35–58

Retzer A (Hrsg) (1996) Die Behandlung psychotischen Verhaltens – Psychoedukative Ansätze versus systemische Ansätze. Carl-Auer-Systeme, Heidelberg

Roder V, Zorn P, Andres K, Pfammater M, Brenner HD (Hrsg) (2008) Praxishandbuch zur verhaltenstherapeutischen Behandlung schizophren Erkrankter. Huber, Bern

Schmitz-Niehus B, Erim Y (2000) Problemlösetraining für schizophrene Patienten – Ein bewältigungsorientiertes Therapie-Manual zur Rezidivprophylaxe. Materialie 48, dgvt, Tübingen

Stark A. (Hrsg) (1996) Verhaltenstherapeutische und psychoedukative Ansätze im Umgang mit schizophren Erkrankten. dgvt, Tübingen

Süllwold L, Herrlich J (1998) Psychologische Behandlung schizophren Erkrankter. 2. überarbeitete Aufl, Kohlhammer, Stuttgart

Vauth R, Stieglitz RD (2006) Chronisches Stimmenhören und persistierender Wahn. Hogrefe, Göttingen

4.2   Ergo-, Kunst- und Milieutherapie

Was sind ergotherapeutische Maßnahmen?

Unter ergotherapeutischen Maßnahmen werden alle Tätigkeiten zusammengefasst, die mit einer handwerklichen Beschäftigung zu tun haben. Vor allem während der Akutphase und in den ersten Wochen und Monaten danach erhalten die Patienten die Gelegenheit, je nach persönlicher Eignung, trotz Konzentrationsstörungen oder mangelhafter Durchhaltefähigkeit, sich entweder mit künstlerischem Gestalten oder ganz einfachen Verrichtungen zu beschäftigen (Ergotherapie). Die Zusammenarbeit in Kleingruppen erleichtert hierbei die Kontaktaufnahme zu anderen und verringert die krankheitsbedingte Isolierung.

handwerkliche Beschäftigung

Durch anspruchsvollere Tätigkeiten wie Töpfern, Weben, Flechten, Holzarbeiten, Buchbinden, Arbeiten mit dem PC, Schreibmaschine schreiben usw. ergeben sich zunächst sehr kleine und dann immer größer werdende Erfolgserlebnisse. Dies ermöglicht eine Stärkung des oft danieder liegenden Selbstwertgefühls.

Zu einem späteren Zeitpunkt der Behandlung wird den Patienten im Rahmen der **Arbeitstherapie** die Wiederaufnahme von leichteren beruflichen Tätigkeiten ermöglicht, um sich gezielt auf den Berufsalltag nach Entlassung aus der Klinik vorzubereiten. Das Zurechtkommen in der Arbeitstherapie ist ein verlässlicher Gradmesser dafür, inwieweit ein Patient wieder gesundet ist und entlassen werden kann.

Arbeitstherapie

In vielen Kliniken werden mittlerweile auch kunst- und musikthrapeutische Aktivitäten sowie Tanz- und Theatergruppen durchgeführt. Dadurch sollen die schöpferischen Kräfte geweckt werden, die das Verarbeiten der psychotischen Symptome und die damit verbundenen Ängste erleichtern.

kunst- und musiktherapeutische Aktivitäten; Tanz, Theater

Durch eine behagliche und möglichst wohnliche Ausgestaltung der Stationen unter aktiver Einbeziehung der Patienten wird im Rahmen von milieutherapeutischen Aktivitäten versucht, die unmittelbare Umgebung ansprechend, die Stimmung positiv beeinflussend und aufbauend zu gestalten.

milieutherapeutische Aktivitäten

Die Verordnung all dieser therapeutischen Aktivitäten wird in Absprache mit dem behandelnden Arzt und den Leitern der einzelnen Therapiegruppen geplant. Dadurch kann am ehesten gewährleistet werden, dass

4

◻ Tab. 4.2. Ergo-, kunst- und milieutherapeutische Maßnahmen während der stationären psychiatrischen Behandlung

Therapieform	Einzelmaßnahmen
Ergotherapie	Töpfern, Modellieren
	Handarbeiten, Batiken
	Stricken, Weben, Nähen
	Flechten, Holzarbeiten
	Feste organisieren
	Basare veranstalten
	Interesse am selbstständigen Arbeiten wieder wecken
	Spaß am gemeinschaftlichen Tun fördern
Arbeitstherapie	Botengänge, Ablegearbeiten, Sortieren, Montieren, Fertigung
	Mitarbeit in Gärtnerei usw.
	Holzverarbeitung, Mechanikertätigkeit, Buchbindearbeiten
	Bürotätigkeit, Schreibmaschineschreiben, PC-Training
	Kochen, Backen, Haushaltstraining, Konzentrationstests usw.
	allmähliches Belastungstraining
	Vorbereitung auf den Wiedereinstieg in den beruflichen Alltag
Kunsttherapie	freies Malen
	geleitetes Malen
	Gruppenbilder gestalten
	Gefühle und Stimmungen mit Farben ausdrücken
	schöpferische Kräfte wecken, Phantasie fördern
	Verarbeitung der krankheitsbedingten Ängste erleichtern
Musik- und Tanztherapie	Zuhören, sich an der Musik freuen (rezeptiv)
	gemeinsames Singen (aktiv), selbst ein Instrument spielen
	Entspannung und Beruhigung bewirken, Genussfähigkeit fördern
Milieutherapie	wohnliche Atmosphäre auf Station schaffen
	gemütliche Ausstattung der Patientenzimmer
	Wohlbehagen und Geborgenheit vermitteln
	den Alltag so angenehm wie möglich gestalten

der schmale Grat zwischen Unter- und Überforderung nicht überschritten wird (zu den verschiedenen Maßnahmen ◘ Tab. 4.2).

4.3 Psychosoziale Maßnahmen, Rehabilitation

Was sind psychosoziale Maßnahmen?

Unter psychosozialer Behandlung versteht man die gezielte Beeinflussung der Alltagssituation der Patienten durch lebenspraktische Maßnahmen. Das heißt, die nähere Umgebung des Patienten soll so umorganisiert werden, dass sich die Betroffenen trotz ihrer krankheitsbedingten Leistungseinbußen wohl fühlen können.

Umgebungsbedingungen an die Leistungsfähigkeit der Patienten anpassen

Durch die medikamentöse Langzeitbehandlung kann die Wahrscheinlichkeit eines erneuten Auftretens der Krankheit zwar verringert, aber nicht automatisch ein erfüllendes und glückliches Leben ermöglicht werden! Hierzu sind begleitende psychosoziale Maßnahmen unerlässlich!

Dass in der Gesellschaft noch viel mehr Verständnis für die Nöte dieser Menschen geweckt werden muss, ist allgemein bekannt. Durch entsprechende Öffentlichkeitsarbeit der in der Psychiatrie tätigen Pflegekräfte und Ärzte sowie von organisierten Betroffenen- und Angehörigengruppen muss der Wissensstand der Bevölkerung über diese Krankheit und das Verständnis für die Schwierigkeiten der Patienten unbedingt verbessert werden!

Aufklärung der Bevölkerung

Welche Rehabilitationsmaßnahmen spielen bei der Behandlung von Psychosen eine Rolle?

Unter Rehabilitation versteht man die schrittweise Wiedereingliederung der Patienten in ihre bisherige Wohn- und Arbeitswelt. Hierzu zählt die zeitlich befristete Vermittlung spezieller Einrichtungen, wie z. B. einer therapeutischen Wohngemeinschaft oder einer Tages- oder Nachtklinik (▶ 4.4, Abschn. »Welche soziotherapeutischen Einrichtungen sind für die Betreuung psychotisch erkrankter Patienten von Bedeutung?«). Hierzu zählt auch die Organisation eines bedarfsgerechten Arbeitsplatzes oder die Kontaktaufnahme mit dem Arbeitgeber, um gemeinsam mit ihm den für die Patienten am besten geeigneten Arbeitsplatz zu finden.

Vermittlung spezieller Einrichtungen und bedarfsgerechter Arbeitsplätze

❶ Wichtig sind auch die Beratung bei finanziellen Problemen und das Hinführen zu einer sinnvollen Freizeitbeschäftigung.

Vor allem bei wiederholt Erkrankten ist die enge Zusammenarbeit zwischen behandelndem Arzt und den Sozialpädagogen in der Klinik bzw. nach der Entlassung mit den entsprechenden Stellen im ambulanten Bereich unerlässlich (Sozialpsychiatrische Dienste, Langzeiteinrichtungen, Reha-Klinik, Patientenclubs usw.).

4

Was versteht man unter sozialpsychiatrisch orientierter Therapie?

Zusammenführen aller psychosozial orientierten Behandlungsmaßnahmen

Wie der Name bereits verrät, werden damit alle Behandlungsmaßnahmen zusammengefasst, die auf die sozialen Gegebenheiten, d. h. vor allem die zwischenmenschlichen Beziehungen und die unmittelbare Umgebung der psychisch kranken Patienten Einfluss nehmen. Diese Behandlung findet typischerweise weniger in der Klinik als vielmehr im ambulanten Bereich statt. Damit werden alle Maßnahmen umschrieben, die den Patienten helfen, wieder ein möglichst von anderen unabhängiges und innerhalb der Wohngemeinde verankertes, normales Leben zu führen.

Sozialpsychiatrische Behandlungskonzepte kommen ganz besonders für jene Patienten in Betracht, die aufgrund eines schweren Krankheitsverlaufs mit langwieriger stationärer psychiatrischer Behandlung einen Teil ihrer Selbstsicherheit und Selbstständigkeit eingebüßt haben und es zunächst nicht schaffen, draußen allein zurechtzukommen. Die gemeindenahe Umsetzung wird in aller Regel ambulant außerhalb der Klinik durch geschultes Fachpersonal (z. B. Sozialarbeiter, Fachkrankenpfleger) durchgeführt.

> ❶ Oberstes Ziel der Behandlung ist das »Auftrainieren« früherer Stärken und die Freilegung verschütteter Fähigkeiten und Talente.

strukturierter Tagesablauf

Durch einen sehr klaren und übersichtlich gestalteten Tagesablauf sind auch sehr unselbstständige und sich antriebslos fühlende Patienten in der Lage, alleine und ohne ständige Ermahnungen ihren Aufgaben und Gemeinschaftsleistungen nachzukommen.

Förderung der Selbstständigkeit

Es wird mit besonderer Sorgfalt darauf geachtet, dass jeder Patient sich selbstständig um seine eigenen Belange kümmert und schrittweise für alle Lebensbereiche wieder Eigenverantwortung übernimmt. Die Patienten sollen dadurch befähigt werden, wieder alleine in ihrer bisherigen Umgebung ohne ständige Unterstützung von anderen zurechtzukommen.

ergotherapeutische Maßnahmen

Neben der medikamentösen Rückfallschutzbehandlung mit Antipsychotika und einer sorgfältig ausgewählten psychotherapeutischen Betreuung (▶ 4.2) kommen vor allem ergotherapeutischen Maßnahmen (▶ 4.3) und der Ausübung einer ans Leistungsvermögen angepassten beruflichen Tätigkeit mit finanziellem Entgelt eine ganz besondere Bedeutung zu.

Welche psychosozialen Einrichtungen sind für die Betreuung psychotisch erkrankter Patienten von Bedeutung?

In ◻ Tab. 4.3 sind die wichtigsten psychosozialen Hilfen für die Bereiche Wohnen, Arbeit, Finanzen, Freizeit und soziale Integration zusammengestellt sowie einige Spezialeinrichtungen aufgeführt, die für die langfristige Behandlung und Rehabilitation von Bedeutung sind.

⬛ Tab. 4.3. Psychosoziale Maßnahmen

Problembereich	Maßnahmen
Wohnen	Nachtklinische Betreuung, therapeutische Wohngemeinschaft, betreutes Einzelwohnen, Übergangswohnheim, Dauerwohnheim, selbstständige Wohnformen usw.
Arbeit	Arbeitstherapie in einer Tagesklinik, beschützende Werkstätte, Patientenfirmen, Berufspraktikum, Umschulungsmaßnahmen, Qualifizierende Maßnahmen, Arbeitsversuch usw.
Finanzen	Sozialhilfe, Wohngeldzuschuss, Wiedereingliederungshilfen, Berentungsmaßnahmen, Schwerbehindertenausweis, Beratung bei finanziellen Problemen usw.
Freizeit	Patientenclubs, Teestube, Patiententreffs, Tagesstätten, Gesprächsangebote in Sozialpsychiatrischen Diensten, Planung von Urlaubsfahrten usw.
Soziale Integration (Kontakte zu den Menschen am Wohnort herstellen usw.)	SPDi (Sozialpsychiatrische Dienste), Selbsthilfeinitiativen von Patienten und Angehörigen, weitere Einrichtungen mit psychosozialem Auftrag, Psychose-Seminare
Spezielle Einrichtungen	Tagesklinik, Nachtklinik, Rehabilitationseinrichtungen, psychosozial arbeitende Spezialstationen, Hometreatment usw.

Aus Platzgründen kann hier keine eingehendere Beschreibung erfolgen, hierzu muss auf die entsprechende Fachliteratur verwiesen werden.

4.4 Postpsychotische Depressionen

Was ist eine postpsychotische Depression?

Mit postpsychotisch ist die Zeit nach der akuten Erkrankung gemeint, also die ersten Monate nach einer akuten Psychose. Viele Patienten fühlen sich während dieses Zeitraumes, der oft ein halbes Jahr und länger dauern kann, niedergeschlagen, erschöpft, antriebsschwach und nicht voll leistungsfähig (▶ 1.5, Abschn. »Was versteht man unter Minussymptomatik?«; ⬛ Abb. 1.3).

Erschöpfungszustand nach einer Psychose

Von einigen Autoren wird dieser Zustand auch als postremissives Erschöpfungssyndrom bezeichnet. Postremissiv heißt dabei so viel wie »die Zeit nach dem Abklingen der akuten Psychose«.

postremissives Erschöpfungssyndrom

Wenn man sich vor Augen hält, wieviel Energie der Organismus während einer akuten Psychose freisetzt und mit welcher Kraft und Beharrlichkeit oft über Monate an wahnhaften Überzeugungen festgehalten wird, kann man sich gut vorstellen, dass die Energiereserven hinterher aufgebraucht sind.

Darüber hinaus ist es für viele Patienten eine sehr bedrückende Erfahrung, über Wochen und Monate hinweg nicht auf dem Boden der Tatsachen gewesen zu sein und sich nun erst wieder mit der »rauhen Wirklich-

deprimierende, kräftezehrende Bewältigungsarbeit

4

keit« auseinandersetzen zu müssen. Das Bewusstwerden dieser krankheitsbedingten Fehleinschätzungen und die Verarbeitung dieser Tatsache können sehr deprimierend und kräftezehrend sein.

Welche Rolle spielen Antipsychotika bei der Entstehung eines depressiv gefärbten Erschöpfungszustandes?

Viele Patienten und Angehörige sind verständlicherweise oft der Meinung, dass diese Beschwerden ausschließlich antipsychotikabedingte Nebenwirkungen seien und entsprechend groß ist der Widerstand gegen die Fortführung einer Langzeittherapie (▶ 3.11, Abschn. »Können depressive Verstimmungen ebenfalls eine Nebenwirkung der Antipsychotika sein?«).

Erschöpfungszustände auch ohne Antipsychotikaanwendung

Solche depressiv gefärbten Erschöpfungszustände im Anschluss an akute Psychosen gab es auch schon vor der Einführung der Antipsychotika, wie Berichte von früheren Psychiatern belegen. Auch ohne Antipsychotika würde also vielen Patienten diese langwierige Zeit der Erschöpftheit und der fehlenden Lebensfreude nicht erspart bleiben.

in hoher Dosis: stark dämpfend; antriebshemmend

Hochpotente typische Antipsychotika können in hoher Dosierung durch ihre dämpfende und antriebsvermindernde Wirkung u. U. depressionsähnliche Symptome zur Folge haben.

> ❶ Um beim Auftreten derartiger Nebenwirkungen rechtzeitig gegensteuern zu können, müssen die Patienten in den ersten Behandlungswochen einen sehr engen Kontakt zu ihrem Psychiater halten.

Bei den alten hochpotenten typischen Antipsychotika ist in diesen Fällen oft eine Dosisverminderung erforderlich. In Ausnahmefällen muss für einige Tage die Medikation vorübergehend abgesetzt werden, bevor man die Behandlung mit einer vorsichtigen Dosierung wieder fortsetzt. Die Gabe eines Antiparkinsonmittels (z. B. Akineton) in Form einer intravenösen Spritze hilft rasch bei der Klärung, ob es sich eher um ein Nebenwirkungsproblem – prompte Besserung nach der Spritze – oder um eine eigenständige Depression handelt – dann kaum merkliche Stimmungsaufhellung nach der Spritze. Das genaue Vorgehen weiß jeder Psychiater.

Treten depressive Verstimmungen unter den neuen Atypika seltener auf?

eindeutige Reduktion depressiver Verstimmungen

Ja! Aufgrund des günstigeren Rezeptorprofils (Empfängerstellen für die Neurotransmitter im Gehirn) sind depressiv gefärbte Erschöpfungszustände mit Bedrücktheit und Grübelneigung unter einer Behandlung mit den neuen Atypika seltener geworden.

Wie bereits in ▶ Kap. 3 ausführlich dargestellt, bewirken die Atypika neben der Dopaminverminderung im mesolimbischen System zur Behandlung der Plussymptome auch eine Erhöhung des Dopamins im mesofrontalen Bereich. Dadurch werden Antrieb, planerisches Denken und Eigeninitiative gestärkt, was sich günstig auf die Minussymptomatik auswirkt. Die neueren Atypika haben deshalb im weitesten Sinne sogar eine antidepressive Wirkung.

In zahlreichen wissenschaftlichen Untersuchungen hat sich mittlerweile gezeigt, dass die neuen Atypika zur Behandlung von manisch-depressiven Erkrankungen sehr geeignet sind (Himmelhochjauchzend – zu Tode betrübt). Dabei werden nicht nur die manischen Höhenflüge (Überdrehtheit), sondern auch die depressiv-verzweifelten Einbrüche mit quälenden Selbstmordgedanken sehr wirksam behandelt.

erfolgreiche Anwendung auch bei manisch-depressiven Erkrankungen

Bei schweren Depressionen wird deshalb in vielen Kliniken mittlerweile neben einem Antidepressivum (zumeist einem SSRI; ▶ Kap. 3) auch ein atypisches Antipsychotikum zur inneren Entspannung und Erleichterung verabreicht.

Es besteht deshalb die berechtigte Hoffnung, dass die sich früher fast regelmäßig einstellenden depressiven Verstimmungen nach dem Abklingen der akuten Psychose durch die Behandlung mit atypischen Antipsychotika deutlich seltener auftreten.

Gibt es einen »Goldenen (medikamentösen) Mittelweg« bei der Behandlung von postpsychotischen Depressionen?

Mit der weitgehenden Vermeidung von hochpotenten typischen Antipsychotika, die während der Langzeitbehandlung oft ein Parkinsonoid (Muskelsteifigkeit) mit allgemeiner Herabgestimmtheit hervorrufen, kann eine ganz wichtige Weichenstellung vorgenommen werden. Wenn unter den eher dämpfenden, niederpotenten Antipsychotika wie Leponex, Zyprexa oder Seroquel ein anhaltender Energiemangel zu beobachten ist, kann die vorübergehende Kombination mit den eher antriebssteigernden Antipsychotika wie Zeldox oder Abilify erwogen werden. Diese Überlegungen müssen selbstverständlich von einem sehr erfahrenen Psychiater vorgenommen werden.

Die richtige Dosis macht's!

Während schwerer depressiver Verstimmungen sollte auf alle Fälle die Zusatzbehandlung mit einem Antidepressivum, möglichst einem SSRI (▶ Kap. 3), versucht werden. Insbesondere bei schizoaffektiven Erkrankungen mit immerwiederkehrenden depressiven Phasen hat sich die langfristige Zusatzbehandlung mit einem Moodstabilizer, wie z. B. Lithium und anderen Präparaten (▶ Kap. 3), bewährt.

Moodstabilizer

So wenig es eine allgemeine Patentlösung für die Behandlung der Plussymptome gibt, so wenig gibt es eine für die Behandlung von Minussymptomen und depressiven Verstimmungen. Dennoch steht mit den heute neu entwickelten Medikamenten eine ganze Reihe von Behandlungsalternativen zur Verfügung, die eine optimistische Grundhaltung rechtfertigen.

Die Kunst der Behandlung besteht auch künftig darin, durch eine ausreichend hohe Dosis die Plussymptomatik fest unter Kontrolle zu haben, ohne durch übermäßige Nebenwirkungen das Wohlbefinden der Patienten zu stark einzuschränken. Dieser »Goldene Mittelweg« der optimalen Dosis kann umso leichter gefunden werden, je genauer und ausführlicher die Patienten ihre behandelnden Ärzte über ihre Beschwerden informieren.

4.5   Welche Maßnahmen haben sich bei der Behandlung von depressiv gefärbten Erschöpfungszuständen bewährt?

Gabe von Antidepressiva

Neben einer Dosisverminderung bei den typischen Antipsychotika und der Umstellung auf ein neueres atypisches Antipsychotikum kann die zusätzliche Verordnung von Antidepressiva (stimmungsaufhellende Medikamente) sinnvoll sein. In hartnäckigen Fällen kann die vorübergehende Wiederaufnahme in eine psychiatrische Klinik erforderlich werden, da dort alle oben beschriebenen Maßnahmen viel intensiver und rascher durchgeführt werden können.

Von entscheidender Bedeutung ist die Fähigkeit der Betroffenen und ihrer Angehörigen, während dieser vorübergehenden Energieflaute nicht den Mut zu verlieren und durchzuhalten. Unter ▶ 5.4 und ▶ 5.5 sind einige Maßnahmen aufgezählt, die sich während solcher Phasen bewährt haben (▶ Box).

Welche Rolle spielt ein therapeutischer Schlafentzug?

kurzfristige Besserung von Verstimmungszuständen

Bei schweren Depressionen werden Schlafentzüge seit vielen Jahren als zusätzliches therapeutisches Verfahren eingesetzt, um hartnäckige Verstimmungszustände zumindest kurzfristig deutlich zu bessern.

Die Patienten werden nach gründlicher Aufklärung angewiesen, ihre Nachtruhe bereits um 20 Uhr zu beginnen, damit sie um 1 Uhr geweckt werden können. Von 1.00-21.00 Uhr des gleichen Tages müssen die Patienten dann konsequent wach bleiben. Auch das kleinste Nickerchen von einigen Sekunden würde den Effekt zunichte machen. Damit die Patienten durchhalten können, empfiehlt sich der Schlafentzug in kleinen Gruppen von 2-4 Teilnehmern. Musik, Kaffeekochen, Gymnastik, gemeinsame Spiele, Spaziergänge usw. sind geeignet, die bleierne Müdigkeit am frühen Morgen zu überwinden.

Ab 5.00-6.00 Uhr morgens beginnt dann plötzlich eine spürbare Stimmungsaufhellung; manche Patienten fühlen sich in den Vormittagsstunden geradezu euphorisch. Diese gebesserte Stimmung bleibt dann meistens den ganzen Tag über bestehen. Ca. 50-60% der Patienten erleben diese positive Stimmungsverbesserung. Sie hält leider nicht sofort durchgehend an, aber das zwischenzeitliche Erleben einer Stimmungsverbesserung ist für viele Menschen ein lebenswichtiges Signal, um weiter durchzuhalten. Der Effekt wird dadurch erklärt, dass es durch den künstlichen Schlafentzug im Gehirn zu einer Mehrausschüttung von stimmungsaufhellenden Hormonen kommt, die zu einer Erholung des inneren Biorhythmus beitragen.

Bei schizophren erkrankten Menschen mit depressiven Verstimmungen ist dieses Verfahren nicht so weit verbreitet, kann aber in enger Absprache mit dem behandelnden Arzt durchaus versucht werden. Am besten sollte dies zum ersten Mal im Rahmen einer stationären Behandlung erfolgen, um die Patienten entsprechend vorzubereiten.

Manche erfahrene Patienten machen später auch zuhause Schlafentzüge zusammen mit ihren Angehörigen, die damit auch ihre Solidarität beweisen und den Erkrankten in ihren schwersten Stunden besonders zur Seite stehen. Auf keinen Fall sollte ein Schlafentzug ohne ausreichende antipsychotische Behandlung durchgeführt werden, um keine neuerliche Psychose zu riskieren. Die gründliche Absprache eines Schlafentzuges mit dem behandelnden Arzt versteht sich von selbst.

nie Schlafentzug ohne antipsychotische Behandlung

Behandlung von depressiv gefärbten Erschöpfungszuständen
- Ursache durch einen Psychiater genau abklären lassen!
- Behandlungsversuch mit Antiparkinsonmittel (z. B. Akineton)
- Dosis verringern
- Umstellen auf ein anderes Antipsychotikum
- Antidepressivum
- Moodstabilizer
- Schlafentzug (nur in stationärer Behandlung)
- Vorübergehende Krankschreibung
- Unterstützung durch die Angehörigen
- Zusätzliche Psychotherapie
- Psychosoziale Maßnahmen
- Evtl. Wiederaufnahme in die Klinik

Wie sollen sich die Angehörigen während depressiver Verstimmungszustände verhalten?

Durch Verständnis für die krankheitsbedingten Leistungseinbußen können die Angehörigen den Patienten sehr viel Druck wegnehmen, den sie sich meist selbst auferlegen. Gerade in dieser schweren Zeit der Verzagtheit und des Haderns mit demSchicksal kommt den co-therapeutischen Fähigkeiten der Angehörigen eine enorme Bedeutung zu.

Verständnis und Geduld

❶ Die Patienten brauchen in dieser Zeit, in der sie an sich selbst zweifeln, das Gefühl, dass zumindest die anderen den Glauben an sie und ihre Fähigkeiten nicht verloren haben!

Besonders hilfreich erweisen sich regelmäßige Kontakte zu guten Freunden und Bekannten; aber die Patienten sollten sich das Recht vorbehalten, bereits vereinbarte Verabredungen auch wieder abzusagen. Bei Überreiztheit und Nervosität ist es besser, sich rechtzeitig zurückzuziehen, als sich vollends zu überlasten.

regelmäßige Kontakte zu Freunden und Bekannten

4

**bei schweren postpsycho-
tischen Depressionen:
intensive Medikation und
Psychotherapie**

Diese nach dem Abklingen der akuten Psychose relativ häufig auftretenden depressiv gefärbten Erschöpfungszustände können bei einem Teil
der Patienten auch in sehr schwere Depressionen übergehen. Die Behandlung dieser schweren depressiven Verstimmungen muss auf alle Fälle von
einem Psychiater übernommen werden, der dann neben einer konse-
quenten antidepressiven Medikation auch die intensive psychotherapeutische Betreuung übernehmen wird und am besten abschätzen kann, wann
eine stationäre Behandlung erforderlich ist.

Was können die Patienten selbst gegen eine depressive Verstimmung tun?

**regelmäßige körperliche
Betätigung**

Wer rastet, der rostet! Dieser Spruch gilt insbesondere während dieser
mehrmonatigen Erschöpfungsphase. Eine regelmäßige körperliche Betätigung wie Gymnastik, Schwimmen, Joggen, Radfahren usw. steigert nicht
nur das körperliche Wohlbefinden, sie mildert auch zusätzlich bestehende antipsychotisch bedingte Nebenwirkungen. Körperliche Aktivität wirkt
sich immer günstig auf die Gemütsverfassung aus!

**Berufstätigkeit weiter aus-
üben; u. U. krankschreiben
lassen**

Die Beibehaltung einer beruflichen Tätigkeit ist ebenfalls dringend
anzuraten. Dabei heißt es aber, mit seinen Kräften zu haushalten und Über-
forderungen zu vermeiden. Es dürfen nie die letzten Reserven verbraucht
werden! Bei anhaltendem Überforderungsgefühl sollen sich die Patienten
rechtzeitig einige Tage krankschreiben lassen. Ausreichender Schlaf von
täglich mindestens 8 Stunden Dauer sollte eine Selbstverständlichkeit sein.

❗ In dieser Krankheitsphase kommt der psychotherapeutischen Behandlung eine ganz herausragende Bedeutung zu!

Um möglichst rasch aus dieser depressiven Verstimmung wieder herauszu-
kommen, können z. B. durch folgende Maßnahmen die Selbstheilungskräfte aktiviert werden:
- Erstellung von Tagesplänen,
- Aufbau positiver Aktivitäten,
- Selbstverstärkungsübungen,
- kognitive Umstrukturierung (gedankliche Umpolung negativer Grübel-
  inhalte usw.) und
- viele andere Techniken zur Hebung des Selbstwertgefühls.

Können diese depressiven Verstimmungen chronisch (d. h. dauerhaft bestehend) werden?

**meist vollständige
Erholung**

Nein! Auch wenn die Stimmungslage noch so lange niedergeschlagen und
mutlos sein sollte, es kommt ganz sicher wieder zu einer vollständigen
Erholung und Wiederherstellung der ursprünglichen Gemütsverfassung!
Patienten und Angehörige müssen sich dieses Naturgesetz immer wieder
vor Augen halten, um nicht zu resignieren und in Verzweiflung zu geraten.

Viele Patienten fragen sich in solchen Phasen, ob es sich hierbei nicht um einen sog. Residualzustand (das könnte man in etwa mit »anhaltendem Schwächezustand« übersetzen) handeln könnte, gegen den man nichts machen könne und der auf Dauer bestehen bleibe (▶ 1.3, Abschn. »Wie sieht der langfristige Verlauf dieser Krankheit aus?«). Diese Sorge ist aus der Sicht der Betroffenen durchaus verständlich.

❶ Aber schwere Depressionen – selbst im Rahmen eines sog. Residuums (s. oben) – sind als eigenständiges Krankheitsgeschehen zu betrachten, die durch eine entsprechende Behandlung ganz sicher gebessert werden können!

Wie soll man sich bei Selbstmordgedanken verhalten?

Viele Patienten fühlen sich in dieser Zeit derart hoffnungslos, dass sie neben all den Antriebs- und Durchhalteproblemen noch zusätzlich von Selbstmordgedanken gequält werden.

Nur wenn die Betroffenen im Gespräch das Gefühl haben, dass ihre Not verstanden wird, finden sie den Mut, von ihrer inneren Verzweiflung zu berichten. Wenn sie dann Selbstmordgedanken äußern, dürfen diese niemals als unsinnig und übertrieben abgetan werden, sondern müssen immer als »Warnsignal und Hilfeschrei« verstanden werden, dass die Betroffenen mit ihrer seelischen Kraft am Ende sind.

geäußerte Selbstmordgedanken ernst nehmen

Sofern sich Verzweiflung und Niedergeschlagenheit trotz eines behutsamen und vertrauensvollen Gesprächs nicht beeinflussen lassen, muss unbedingt ein Arzt hinzugezogen werden. Durch entsprechende Zusatzmedikation kann der augenblickliche Leidensdruck entscheidend gelindert werden. Damit wird vor allem die scheinbare Ausweglosigkeit, dass „alles sowieso keinen Sinn mehr hat«, durchbrochen. Manchmal ist es überlebensnotwendig, Patienten vorübergehend in einer psychiatrischen Klinik stationär aufzunehmen, um sie vor den destruktiven (zerstörerischen) Kräften ihrer inneren Verzweiflung zu schützen. Hinterher sind alle Patienten froh darüber, dass man sie in dieser schweren Zeit nicht sich selbst überlassen hat.

ggf. Arzt aufsuchen oder stationärer Klinikaufenthalt

Müssen schwere depressive Verstimmungszustände immer in einer psychiatrischen Klinik behandelt werden?

Nicht unbedingt, sofern keine akuten Selbstmordgedanken vorliegen. Bei schweren Erschöpfungszuständen mit lang anhaltender Energielosigkeit kann die vorübergehende Eingliederung in eine Übergangseinrichtung oder in eine therapeutische Wohngemeinschaft sinnvoll sein (▶ 4.4).

In einer Gemeinschaft mit regelmäßiger Betreuung ist es häufig leichter, diese schweren Monate zu überbrücken. Aber auch die Rückkehr in die eigene Familie kann wohltuend und stabilisierend sein, wenn die Familienmitglieder ausreichend Bescheid wissen über die Krankheit und die erfor-

verschiedene Behandlungsmöglichkeiten

derlichen Behandlungsmaßnahmen und Verständnis für die Situation der Erkrankten aufbringen können. Deshalb ist es zu empfehlen, dass die wichtigsten Bezugspersonen an einer Angehörigengruppe teilnehmen ▶ 4.6, Abschn. »Welche Bedeutung haben Angehörigengruppen?«).

4.6   Zur Rolle der Angehörigen

Wie können die Angehörigen den Patienten bei der Bewältigung ihrer Krankheit helfen?

Wichtige Ansprechpartner für Ärzte

Co-Therapeuten-Funktion

Die Angehörigen sind oft wichtige Ansprechpartner der Ärzte. Durch ihren regelmäßigen Kontakt mit den Patienten können sie als erste die beginnenden Krankheitszeichen (Frühwarnzeichen) registrieren und entsprechende Hilfestellungen geben. In diesem Sinne kann von einer Co-Therapeuten-Funktion der Angehörigen gesprochen werden.

Bei entsprechender Aufklärung werden sie das Rückzugsverhalten der Patienten dann nicht mehr als »Faulheit« missverstehen, sondern begreifen, dass dies einen wichtigen Selbstschutzmechanismus darstellen kann.

❗ Wenn die Angehörigen die Patienten aktiv entlasten, deren Rückzug erlauben, Stresseinflüsse abschirmen und den Patienten das beruhigende Gefühl vermitteln, dass sie trotzdem geschätzt und gemocht werden, können sie einen immens wichtigen Beitrag zur Verhinderung erneuter Rückfälle leisten!

Welche Verhaltensweisen von Angehörigen haben sich besonders bewährt?

Vermeiden von verletzender und abwertender Kritik

Unter ▶ 2.8 (Abschn. »Was sind HEE-Verhaltensweisen bei Angehörigen?«) wurde beschrieben, welcher Umgangsstil ein erhöhtes Erkrankungsrisiko heraufbeschwört. »Kritikfreudigkeit«, »feindselige Ablehnung« und »Bevormundung« gelten als besonders rückfallgefährdend, weil dadurch beim Patienten eine starke innere Konfliktspannung erzeugt wird. Wenn es den Angehörigen gelingt, verletzende und abwertende Kritik zu vermeiden, die Patienten, so wie sie sind, zu akzeptieren und deren Wunsch nach Eigenständigkeit soweit wie möglich zu respektieren, dann wirkt sich das unmittelbar positiv auf die Gemütsverfassung der Patienten aus.

Zu Hause, in der Familie, empfiehlt es sich, klare Absprachen zu treffen, wer für welchen Bereich zuständig ist. Für Patienten mit einer psychotischen Erkrankung kann es sehr quälend und verunsichernd sein, unausgesprochene Erwartungen zu spüren, ohne nun genau zu wissen, welche häuslichen Leistungen von ihnen erwartet werden. Trotz der Krankheit ist es vielen Patienten möglich, kleinere Aufgaben im Haushalt zu übernehmen.

❗ **Eine übertriebene Schonung kann genauso unangenehm und kränkend erlebt werden wie eine unsensible Überforderung.**

Da viele Patienten unmittelbar nach der akuten Erkrankung von Selbstzweifeln geplagt werden und voller Pessimismus in die Zukunft blicken, stellt die freundschaftliche Zuwendung der Angehörigen häufig den einzigen »Lichtblick« im grauen Alltag dar.

freundschaftliche Zuwendung der Angehörigen

Die meisten Angehörigen haben ein sehr feines Gespür dafür, wie sie ihren erkrankten Patienten helfen können und wann diese Zuspruch und Aufmunterung brauchen. Sie sollen sich deshalb ruhig auf ihr Gefühl verlassen; durch ihren täglichen Umgang haben sie einen enormen Erfahrungsschatz und besitzen in dieser Beziehung häufig sehr viel mehr praktisches Wissen als die professionellen Helfer!

Welche Bedeutung haben Angehörigengruppen?

Wie bereits erwähnt, sind die Angehörigen wichtige Ansprechpartner und im weitesten Sinne auch Co-Therapeuten der professionellen (hauptberuflichen) Helfer. Durch ihre oft unerschütterliche Geduld, ihren mutmachenden Zuspruch und ein gelassenes Zuwarten-Können bieten sie den Patienten oft die denkbar besten Bedingungen, allmählich wieder gesund zu werden.

❗ **Vor allem bei schwerkranken Patienten, die den Anforderungen vieler therapeutischer Einrichtungen nicht gewachsen sind, bedeutet die Familie oft die einzige Zufluchtsstätte!**

Es hängt jedoch mit der Schwere dieser Erkrankung zusammen, dass die damit verbundenen Belastungen nicht immer leicht sind und es zwangsläufig zu Reibereien, Streit und Ärger kommt. Deshalb hat sich die Teilnahme an Angehörigengruppen sehr bewährt, weil die Betroffenen durch den gemeinsamen Erfahrungsaustausch erkennen, dass überall ähnliche Probleme und Schwierigkeiten auftreten. Dadurch wird die vermeintliche Einmaligkeit des eigenen Schicksals wieder zurechtgerückt.

hilfreicher Erfahrungsaustausch der Angehörigen

Anfangs werden solche Gruppen meist unter professioneller Leitung durchgeführt, bevor sie später in Form einer Selbsthilfegruppe, d. h. in eigener Regie der Gruppenmitglieder, weiterbetrieben werden.

Wesentliche Aufgabe der Angehörigengruppe ist es, die Teilnehmer über die wichtigsten Hintergründe der Erkrankung und die erforderlichen Behandlungsmaßnahmen zu informieren. Nur wenn die Angehörigen ebenfalls überzeugt sind, dass die Durchführung einer antipsychotischen Rückfallschutzbehandlung sinnvoll und nützlich ist, werden sie die Patienten bei auftretenden Zweifeln zur Fortführung der Behandlung gewinnen können. Damit können die Angehörigen einen eminent wichtigen Beitrag zur langfristigen Gesunderhaltung ihrer erkrankten Familienmitglieder leisten! (▶ Box)

Aufklärungsarbeit

Psychoedukative Gruppen für Angehörige. (Mod. nach Bäuml et al. 2005)

— **Informationsinhalte**
  – Krankheitsbegriff, Diagnosenmanagement
  – Symptomatik
  – Ursachen (Dopamin-Modell)
  – Vulnerabilitäts-Stress-Modell
  – Medikation und Nebenwirkungen
  – Psychotherapeutische Verfahren
  – Psychosoziale Maßnahmen, Angehörigen-Selbsthilfeorganisationen
  – Frühwarnzeichen, Krisenplan, eigene Psychohygiene

— **Emotionale Entlastung**
  – Erfahrungsaustausch untereinander
  – Co-Therapeuten-Treffen
  – Vermeintliche Einmaligkeit des eigenen Schicksals relativieren
  – Sich gegenseitig Mut und Hoffnung machen
  – Schuldgefühle ansprechen können
  – Schamgefühle äußern können
  – »Unheilige« Gedanken von sich geben können
  – Auf Verständnis und Wohlwollen der anderen treffen
  – Von den Erfahrungen anderer lernen
  – Vom Optimismus der anderen profitieren
  – Lobbyfunktion für die Patienten übernehmen

Es muss besonders betont werden, dass die Angehörigen nicht nur das Recht, sondern auch die Pflicht haben, auf ihr eigenes seelisches Wohlergehen zu achten. Wenn sie es schaffen, sich trotz aller Probleme einen persönlichen Freiraum zu erhalten und sich etwas Gutes zu tun, dann kommt dies in jedem Fall auch ihren Patienten zugute!

❶ Wenn es den Angehörigen gut geht, wirkt sich das immer positiv auf die erkrankten Familienmitglieder aus!

weitere Kontaktstellen für Angehörige

Mittlerweile gibt es in allen Bundesländern Geschäftsstellen, die die Zusammenarbeit der einzelnen Angehörigeninitiativen fördern. Sowohl dort als auch beim Bundesverband der Angehörigen in Bonn selbst können Adressen erfragt werden, wer in Wohnortnähe als Ansprechpartner bei Interesse an einer Angehörigengruppe infrage kommt. Auch in vielen Kliniken gibt es mittlerweile Angehörigengruppen; Auskünfte hierzu können die behandelnden Ärzte erteilen. Am Ende des Buches befindet sich eine Zusammenstellung der Adressen von zentralen Angehörigen-Selbsthilfeorganisationen.

Warum ist das Engagement der Angehörigen so wertvoll?

Der heutige Zeitgeist beflügelt die Phantasie aller Menschen, das Leben möglichst interessant und angenehm zu gestalten. Die sog. Fun-Philosophie (Spaßgesellschaft) ist nicht nur ein zufälliges Schlagwort, es spiegelt das Selbstverständnis und das Lebensgefühl vieler Zeitgenossen wider! Es ist natürlich erlaubt und legitim, sich das Leben so schön und angenehm wie möglich zu machen.

Patienten selbst aber auch Familien mit einem psychotisch erkrankten Angehörigen können derartige Schlagworte oft nur mit einer gewissen Bitterkeit oder mit Galgenhumor zur Kenntnis nehmen. Viele der selbstverständlichen Annehmlichkeiten des normalen Alltags stehen oft über längere Zeiten gar nicht zur Diskussion. Das ständige Sich-kümmern-müssen, das ständige Sich-kümmern-wollen und die stete Bereitschaft, Verantwortung für die Erkrankten zu übernehmen, schränken den Radius der Lebensgestaltung oft erheblich ein.

Es ist eine wunderbare Sache, wenn sich Angehörige um ihre erkrankten Familienmitglieder kümmern, für sie sorgen und für sie da sind. Auf dieser Selbstverständlichkeit basiert die Existenz unseres Sozialsystems, dadurch ist überhaupt erst ein gut funktionierendes Zusammenleben möglich.

Die meisten Patienten wissen dieses Engagement ihrer Angehörigen sehr zu schätzen und sind ihnen sehr dankbar. Die Krankheit verbietet es ihnen aber oft, diese Dankbarkeit entsprechend zu zeigen. Wer immer wieder erleben darf, wie wohl und wie geborgen sich viele Patienten im Kreise ihrer Angehörigen fühlen, wenn die akute psychotische Erkrankung abgeklungen und die vorhergegangenen psychotisch bedingten Unterstellungen und Missverständnisse ausgeräumt sind, begreift, welch wertvolles Geschenk ein funktionierender Familienverband sein kann.

Deshalb ist es dem Autor ein echtes Bedürfnis und großes Anliegen, diese Tatsache besonders zu würdigen.

❶ An dieser Stelle vielen Dank und großen Respekt all den Angehörigen, die sich ihrer Co-Therapeuten-Aufgabe den Erkrankten gegenüber weiterhin stellen!

4.7 Rechtliche Bestimmungen

Wie kommt ein Behandlungsvertrag zustande?

Meistens gehen Patienten zum Arzt, weil es ihnen schlecht geht und sie sich durch die Behandlung eine Linderung ihres Leidens erhoffen. Arzt und Patient schließen einen Vertrag, ohne dass dies von beiden extra betont wird. Solch ein Behandlungsvertrag ist aber nur möglich, wenn Patienten einwilligungsfähig sind, d. h. die Fähigkeit besitzen, die Bedeutung der ärztlichen Maßnahmen zu verstehen. Dies ist bei den meisten körperlich Erkrankten automatisch der Fall. In Notfällen (z. B. Bewusstlosigkeit) kann der Arzt

Einwilligungsfähigkeit des Patienten

4

Aufklärung durch den behandelnden Arzt

davon ausgehen, dass die Behandlung im mutmaßlichen Interesse des Patienten erfolgt (mutmaßliche Einwilligung).

Bevor ein Patient in die Behandlung einwilligt, muss er jedoch ausführlich über die Behandlung, mögliche Risiken, Behandlungsalternativen und Folgen einer Nichtbehandlung aufgeklärt werden.

Schwieriger wird es jedoch bei offensichtlich Kranken und behandlungsbedürftigen Patienten, die sich nicht behandeln lassen wollen. Dies treibt insbesondere oft Angehörige zur Verzweiflung, weil auch sie unter den Folgen der Erkrankung leiden und die Betroffenen durch »vernünftige« Argumente einfach nicht zu überzeugen sind.

Wann muss eine Zwangseinweisung erfolgen?

Selbst- und/oder Fremdgefährdung

Wenn aufgrund der seelischen Erkrankung eine akute Gefahr für den Patienten und/oder andere Menschen zu befürchten ist (Selbst- oder Fremdgefährdung) und die Patienten nicht bereit sind, freiwillig in eine Klinik zu gehen, müssen sie notfalls auch gegen ihren Willen dorthin eingeliefert werden.

In solchen Fällen ist eine sinnvolle Verständigung mit den Patienten oft nicht mehr möglich. So kann es vorkommen, dass sich manche Patienten in vermeintlichem Selbstschutz vor »den gefährlichen Strahlen ihrer Feinde« in der Wohnung verbarrikadieren oder plötzlich ziellos aus dem Haus fliehen, um ihren »Verfolgern« zu entkommen.

Zunächst sollte in jedem Fall der ärztliche Notdienst ins Haus gerufen werden; bereits am Telefon sollte man die Rettungsleitstelle bitten, einen Arzt zu schicken, der Erfahrung mit derartigen Situationen besitzt. Durch den Notarzt lassen sich dann doch die meisten Patienten zur Einnahme von Medikamenten und zur Aufnahme in eine Klinik gewinnen.

Sofern eine handgreifliche Auseinandersetzung zu befürchten ist, muss zusätzlich die Polizei hinzugezogen werden. Durch deren »Amtsautorität« gelingt es dann meistens auf friedlichem Wege, die Patienten in eine Klinik zu bringen. In diesen Fällen muss unverzüglich eine richterliche Unterbringung durchgeführt werden. Hierzu ist ein ärztliches Zeugnis an das zuständige Amtsgericht bzw. Vormundschaftsgericht weiterzuleiten.

Wann muss eine Unterbringung zur Anwendung kommen?

Wenn die im vorausgehenden Abschnitt beschriebenen Voraussetzungen vorliegen – seelische Erkrankung bei gleichzeitiger Fremd- und/oder Selbstgefährdung – und die Patienten nicht freiwillig bereit sind, in eine Klinik zu gehen, müssen sie erforderlichenfalls auch gegen ihren Willen in ein psychiatrisches Krankenhaus gebracht werden. Es lässt sich gar nicht vermeiden, dass es hierbei immer wieder zu kritischen Augenblicken kommt. Die zu treffende Entscheidung gleicht häufig einer Gratwanderung zwischen Freiheitsberaubung und unterlassener Hilfeleistung.

Die Unterbringung des Betroffenen in einer psychiatrischen Klinik kann durch den gesetzlichen Betreuer (► 4.8, Abschn. »Was ist eine gesetzliche Betreuung«), die Klinik selbst oder Behörden zwar beantragt werden, darf aber nur durch den zuständigen Richter am Amtsgericht beschlossen werden. Dieser muss über die stationäre Aufnahme, die fehlende Einwilligung und über die drohenden Gefahren durch ein ärztliches Zeugnis umgehend informiert werden und den Betroffenen dann anhören. Er legt auch eine zeitliche Begrenzung der Unterbringungsdauer fest, die zunächst einen Zeitraum von bis zu 6 Wochen umfasst. Eine weitergehende Unterbringung muss ausführlich schriftlich begründet und vom Amtsgericht jedes Mal wieder neu genehmigt werden.

nur mit Beschluss durch das Amtsgericht

Die gesetzlichen Vorschriften zur Unterbringung finden sich bei den entsprechenden Paragraphen im Gesetz über die Angelegenheiten der Freiwilligen Gerichtsbarkeit (FGG), in den Landesgesetzen über die Unterbringung psychisch Kranker [z. B. Unterbringungsgesetz, Psychisch Kranken-Gesetz (PsychKG), Bayerisches Unterbringungsgesetz] und im Bürgerlichen Gesetzbuch (zivilrechtliche Unterbringung nach BGB).

Wie soll man sich verhalten, wenn die Patienten beim Eintreffen des Notarztes sich plötzlich »ganz normal« geben?

Gelegentlich kommt es vor, dass sich vorher sehr erregte und uneinsichtige Patienten beim Eintreffen des Notarztes plötzlich sehr gefasst und ruhig verhalten und eher die Angehörigen nervös und aufgeregt wirken. Manche Notärzte werden dadurch sehr verunsichert und wissen nicht, wem sie nun glauben sollen. Entsprechend zurückhaltend und vorsichtig reagieren sie dann auf das Drängen der Angehörigen, den Patienten, »der jetzt nur so friedfertig tue ...« zu behandeln oder in eine Klinik einzuweisen.

In solchen Fällen sollte man den Notarzt bitten, in einer Klinik oder einer psychiatrischen Praxis anzurufen, in der die Patienten aus einer früheren Akutphase bekannt sind, damit er Zusatzinformationen zur vorliegenden Erkrankung bekommt und sich über das weitere Vorgehen beraten lassen kann. Dies entschärft häufig die angespannte Situation und kann vor Fehlentscheidungen schützen.

Rückfragen bei behandelnden Kliniken oder Nervenärzten

Wie sollen sich die Angehörigen nach einer Zwangseinweisung den Patienten gegenüber verhalten?

Verständlicherweise führt eine Zwangseinweisung zunächst zu einer Abkühlung der Beziehung. Deshalb sollten die Angehörigen unmittelbar danach nicht auf einen Besuch drängen, falls die Patienten sie in den ersten Tagen nicht sehen wollen.

Hinterher gehört es zu den selbstverständlichen Aufgaben eines jeden Arztes, zum richtigen Zeitpunkt ein gemeinsames Gespräch mit Patient und Angehörigen zu führen, um über so wichtige Themen wie Verletztheit, Ent-

gemeinsames Gespräch zwischen Arzt, Patient und Angehörigen

täuschung, Schuld- und Schamgefühle usw. zu sprechen. Durch Versachlichung des Problems und eine faire Aussprache ist es möglich, die beiderseitige Betroffenheit abzubauen und den entstandenen »Scherbenhaufen« aus dem Weg zu räumen.

Was ist eine gesetzliche Betreuung?

Die meisten Patienten erfahren durch ihre Familie, Sozialpsychiatrische Dienste, Institutsambulanzen, Tagesstätten usw. hinreichend Unterstützung bei der Erledigung ihrer Angelegenheiten. Auch haben inzwischen zahlreiche Betroffene für bestimmte Entscheidungen einer Vertrauensperson eine beglaubigte Vollmacht erteilt.

In Ausnahmefällen reicht eine solche Unterstützung nicht mehr aus und der Betroffene selbst oder sein Arzt schlägt die Einrichtung einer gesetzlichen Betreuung vor.

Schutz, Fürsorge und Unterstützung eines Patienten

Die Betreuung wird im §1896 des BGB (Bürgerliches Gesetzbuch) geregelt und ist zum Schutz jener Patienten gedacht, die aufgrund einer psychischen Krankheit oder einer körperlichen, geistigen oder seelischen Behinderung momentan nicht in der Lage sind, sich um ihre eigenen Belange entsprechend zu kümmern.

Das jetzt gültige Betreuungsgesetz trat zum 01.01.92 in Kraft und hat die frühere Pflegschaft und Entmündigung abgelöst. Durch die Neuregelung des Betreuungsgesetzes wurden die Rechte der Patienten gestärkt und die Qualität der Betreuung verbessert. Die Betreuer sind verpflichtet, mehr als bisher auf die Wünsche und Vorstellungen der Betroffenen Rücksicht zu nehmen. Vor allem soll künftig mehr die Personenfürsorge und weniger die Verwaltung der Vermögensangelegenheiten im Mittelpunkt stehen.

❶ **Eine Betreuung kann im Grunde genommen nur mit Zustimmung der Patienten und für einen befristeten Zeitraum eingerichtet werden.**

Ausnahmen

Allerdings hat der Gesetzgeber einige Ausnahmen vorgesehen: Wenn z. B. mit dem Patienten keine sinnvolle Verständigung möglich ist, weil er entweder sehr verwirrt ist, nach einem Unfall im Koma liegt oder durch eine akute Psychose der Bezug zur Realität stark beeinträchtigt ist, kann auch ohne die ausdrückliche Zustimmung der Patienten eine Betreuung für besondere Aufgabenbereiche errichtet werden. Üblicherweise handelt es sich hierbei um die Gebiete »Vermögensangelegenheiten«, »Bestimmung des Aufenthaltsortes«, »Zuführung zur ärztlichen Behandlung« usw.

amtlich bestellter Betreuer

Das heißt, für diese genannten Bereiche ist zum Schutze der Patienten ein amtlich bestellter Betreuer zuständig. Es gehört zu dessen Aufgaben, mit den Patienten in regelmäßigem Kontakt zu bleiben, um die aktuellen Probleme zu erfassen und anstehende Entscheidungen zu treffen. Vor allem bei finanziellen Angelegenheiten kann dies eine große Entlastung für Patienten sein, die sich aufgrund ihrer Erkrankung augenblicklich nur schwer für etwas entscheiden können, sich eine Risikoabschätzung nicht zutrauen oder befürchten, den Überblick nicht zu besitzen.

Bei der »Zuführung zur ärztlichen Behandlung« kann es jedoch durchaus zu Meinungsverschiedenheiten kommen, wenn der Betreuer die ärztlich empfohlene Behandlung mit Antipsychotika als sinnvoll betrachtet, der Patient sie aber ablehnt. Wenn es dann zwischen Betreuer und Patient zu keiner Einigung kommt und Gefahr für den Patienten selbst oder andere besteht, muss notfalls eine Unterbringung – wie in ▶ 4.8, Abschn. »Wann muss eine Unterbringung zur Anwendung kommen?« beschrieben – durchgeführt werden. Bei bestehender Betreuung kann die Unterbringung auch vom Betreuer in die Wege geleitet werden; hierzu ist das Einverständnis des Patienten nicht erforderlich. Allerdings muss diese »Zwangsmaßnahme« ebenfalls von einem Richter auf ihre juristische Unbedenklichkeit hin überprüft werden.

Als Betreuer kommen zunächst die Familienmitglieder in Betracht, sofern die Patienten damit einverstanden sind und die Angehörigen sich dieser Aufgabe gewachsen fühlen. Andernfalls werden vom Vormundschaftsgericht dafür geeignete Personen – zumeist Rechtsanwälte oder Berufsbetreuer – vorgeschlagen.

Erwähnenswert ist noch, dass mit der Errichtung einer Betreuung nicht mehr – wie früher – die Geschäftsfähigkeit automatisch aufgehoben wird.

Geschäftsfähigkeit bleibt erhalten

Die Betreuungsstellen der Gemeinden, die Betreuungsvereine und die Vormundschaftsgerichte haben umfangreiches Informationsmaterial zum Thema gesetzliche Betreuung und beraten die Betroffenen und deren Angehörige sehr gerne.

Was tun bei unüberlegten Geldausgaben?

Damit ist nicht der zusätzliche Kinobesuch gemeint, obwohl das Konto fast schon überzogen ist, sondern wirklich sehr hohe Geldausgaben z. B. im Rahmen einer akuten Psychose. Patienten kaufen sich dann teure Kleidung, Autos, unternehmen kostspielige Reisen und leben plötzlich ganz erheblich über ihre sonstigen Verhältnisse. Ist die Psychose abgeklungen, stehen die Patienten oft vor einem finanziellen Ruin. Es ist jedoch möglich, Geschäfte und Verträge, die in der Zeit der akuten Krankheitsepisode abgeschlossen wurden, rückgängig zu machen. Das ist dann der Fall, wenn davon ausgegangen werden kann, dass der Betroffene sich in einem »die freie Willensbildung ausschließenden krankhaften Zustand« befand, d. h. nicht geschäftsfähig war. Dies muss durch einen Facharzt für Psychiatrie in einem Attest festgestellt werden. Kommt es bei Erkrankten immer wieder zu sehr hohen Geldausgaben, sollte die Einrichtung einer gesetzlichen Betreuung mit den Betroffenen besprochen werden (▶ 4.8, Abschn. »Was ist eine gesetzliche Betreuung?«)

Wann ist das Führen von Kraftfahrzeugen erlaubt?

Im Rahmen einer akuten und schweren Psychose sind Patienten zum Führen von Kraftfahrzeugen (Kfz) nicht geeignet. Das heißt, Auto und selbst

Mofa fahren, sind in dieser Zeit für die Erkrankten und andere Verkehrsteilnehmer sehr riskant. Sowohl das Reaktionsvermögen als auch die Konzentration sind oft erheblich vermindert und Verkehrssituationen können nicht mehr realistisch eingeschätzt werden. Nach Abklingen der akuten Erkrankung muss stets geprüft werden, ab wann die Fahrtauglichkeit wieder besteht. Feste Fristen gibt es nicht zu beachten. Allgemein dürfen keine schweren Symptome mehr bestehen, z. B. Stimmen, die zum Schnellfahren auffordern, aber auch der Antrieb und die Konzentration müssen ausreichend gebessert sein. Die Einnahme von Antipsychotika schließt die Eignung, ein Kfz zu fahren, nicht aus. Lediglich bei bestimmten Nebenwirkungen wie Muskelsteifigkeit, starkem Zittern der Hände oder anhaltender Müdigkeit sollte auf das Autofahren zunächst verzichtet werden. Die antipsychotische Langzeitbehandlung wiederum ist die Voraussetzung für die Wiederherstellung der Verkehrstüchtigkeit. Als Mindestvoraussetzung gilt die Empfehlung, dass frühestens 14 Tage nach der letzten Veränderung der Medikation wieder ans Autofahren gedacht werden kann. In diesen 14 Tagen muss das Befinden allerdings sehr stabil gewesen sein und es dürfen keine nennenswerten psychotischen Erlebnisse oder depressionsbedingten Hemmungen vorgelegen haben. Das genaue Vorgehen sollte in jedem Fall mit dem behandelnden Arzt abgesprochen werden. Im Zweifelsfalle lohnt sich der Besuch einer Fahrschule; in Begleitung eines erfahrenen Fahrlehrers kann die aktuelle Fahrtüchtigkeit am besten ausprobiert werden.

4.8   Krisenplan und Frühwarnzeichen

Was ist ein Krisenplan?

Der Krisenplan soll ein Leitfaden für die Betroffenen und deren Angehörige beim Auftreten von Frühwarnzeichen sein, um rasch das Richtige zu tun (▶ Box).

> **Krisenplan**
> - Frühwarnzeichen ernst nehmen!
> - »Eiserne Ration« einnehmen (muss mit dem Arzt schon vorher abgesprochen werden)
> - Vertraute Angehörige informieren
> - Abschalten, Stress verringern, sich Ruhe gönnen, sich krank schreiben lassen
> - Vorstellung beim Nervenarzt oder in einer psychiatrischen Klinik
> - Notfalls stationäre Aufnahme in einer psychiatrischen Klinik

❶ **Am wichtigsten ist es, diese Frühwarnzeichen ernst zu nehmen und sie nicht einfach »unter den Tisch zu kehren«! Jede Stunde kann hier von entscheidender Bedeutung sein!**

Das heißt nun nicht, dass jede vorübergehende Gereiztheit oder Schlafstörung dramatisiert werden sollte. Aber die Patienten und ihre Angehörigen müssen hellhörig bleiben, um bei länger anhaltender Schlaflosigkeit, Konzentrationsstörungen, nervöser Gereiztheit und Misstrauen gegenüber anderen an die Möglichkeit des Wiederaufflackerns einer Psychose zu denken. Das Nicht-wahrhaben-wollen der ersten Krankheitssymptome ist zwar aus der Sicht der Betroffenen gut verständlich. Ein zu langes Abwarten verringert jedoch die Chance, durch rechtzeitiges medikamentöses Gegensteuern den Ausbruch einer neuen Psychose zu verhindern (▶ 1.4).

Frühwarnzeichen ernst nehmen

Was ist die wichtigste Erst-Maßnahme?

Sofern sich die ersten Anzeichen für einen drohenden Rückfall bemerkbar machen – innere Unruhe, Schlaflosigkeit, Gereiztheit, ängstliches Misstrauen, Konzentrationsschwierigkeiten usw. – müssen unverzüglich Antipsychotika in ausreichender Dosierung eingenommen werden. Alle Patienten sollten deshalb mit ihren behandelnden Ärzten rechtzeitig darüber sprechen, ob sie nicht im Krisenfall selbstständig eine bereits vorher vereinbarte Dosis einnehmen können.

Einnahme von Antipsychotika

❶ Eine entsprechende »eiserne Ration« sollte stets griffbereit sein. Ein kleines Pillendöschen in der Handtasche oder im Sakko sollten zur Grundausstattung aller Patienten zählen.

Die bei einem beginnenden Rückfall erforderliche Anfangsdosis liegt dabei deutlich über der bisherigen Medikation. Nur eine sicher wirksame Tagesdosis (z. B. Risperdal 6 mg, Zyprexa 20 mg, Seroquel 800 g, Taxilan 100–300 mg) bietet die Chance, den Wettlauf mit der Psychose zu gewinnen.

Was können die Angehörigen bei Frühwarnzeichen tun?

Von entscheidender Bedeutung ist, dass sie in den Krisenplan eingeweiht sind! Durch den regelmäßigen Kontakt zu den Patienten können sie sehr früh erkennen, wenn sich ungewöhnliche Verhaltensweisen abzeichnen. Dadurch haben sie die Chance, unentschlossene und zögerlich werdende Patienten zur raschen Medikamenteneinnahme zu gewinnen und gemeinsam mit ihnen den behandelnden Arzt aufzusuchen.

gut informierte Angehörige ermuntern zu Medikation und Arztbesuch

Die meisten Patienten sind trotz anfänglichem Zögern hinterher sehr dankbar, wenn ihnen durch den beherzten Beistand ihrer Angehörigen eine neuerliche Psychose erspart werden konnte!

Wann soll man sich krankschreiben lassen?

Im Zweifelsfall sofort! Lieber eine Woche Pause zuviel, als einen Tag zu wenig! Frühwarnzeichen sind stets ein Hinweis, dass das Nervenkostüm

sofortige Erholungsphase

einer Zerreißprobe ausgesetzt und das seelische Leistungsvermögen überfordert ist. Auslösend können hierbei sowohl Auseinandersetzungen am Arbeitsplatz, Probleme mit der Familie, mit Freunden und Bekannten, als auch ein Zuviel an privaten Unternehmungen sein.

Auch zufällig auftretende körperliche Erkrankungen wie eine Grippe, Kreuzschmerzen oder eine zu strapaziöse Diät können das Fass zum Überlaufen bringen.

> ❶ Durch eine sofortige Erholungsphase mit Rückzug und Stressvermeidung bei gleichzeitiger Erhöhung der Medikation kann eine drohende Psychose häufig gestoppt werden!

Soll beim Auftreten von Frühwarnzeichen in jedem Fall ein Psychiater oder eine psychiatrische Klinik aufgesucht werden?

sofortiger Arztbesuch

Ja! Auch wenn die Frühwarnzeichen z. B. abends erstmals aufgetreten sind und durch eine selbstständige Medikamenteneinnahme am nächsten Morgen wieder verschwunden sein sollten, muss unbedingt der behandelnde Arzt darüber informiert werden.

Solch eine kritische Situation muss immer Anlass sein, die derzeitige Behandlung mit einem Fachmann neu zu überdenken. Es muss dann geklärt werden, ob die Medikation erhöht werden soll, ob nicht doch ein stationärer Entlastungsaufenthalt sinnvoll wäre oder ob nicht weitere psychotherapeutische oder psychosoziale Hilfen organisiert werden müssen (► Box).

Fragen, die nach dem Auftreten von Frühwarnzeichen zu klären sind
- Medikation regelmäßig eingenommen?
- Dosiserhöhung erforderlich?
- Umstellung auf ein anderes Präparat?
- Zusätzliche Medikamente?
- Krankschreibung?
- Vorübergehend zu Angehörigen oder Freunden ziehen?
- Stationäre Aufnahme zur Entlastung?
- Zusätzliche Psychotherapie?
- Psychosoziale Maßnahmen?
- Sonstiges?

Was können die Angehörigen tun, wenn der Patient jegliche Behandlung ablehnt?

Bei einer beginnenden Psychose können das Krankheitsgefühl und die Bereitschaft zur Behandlung rasch schwinden. Die Angehörigen sollten deshalb mit dem Patienten in Kontakt bleiben und ihn nicht alleine lassen. Häufig spüren die Patienten doch, dass irgend etwas nicht stimmt und sind plötzlich spontan bereit, Medikamente einzunehmen oder eine Klinik aufzusuchen, wenn verständnisvolle Ansprechpartner in der Nähe sind.

Erfahrene Angehörige gehen hier äußerst behutsam vor. Beschimpfungen, Vorwürfe oder Drohungen verschlechtern die Situation. Häufig hilft es, wenn man die Patienten sachlich aber sehr bestimmt auf die Abmachungen hinweist, die bereits vorher für den Fall einer wieder auftretenden Psychose abgesprochen worden sind.

sachlich, aber bestimmt auf Abmachungen hinweisen

Welche Verhaltensweisen der Angehörigen haben sich in Notfallsituationen am meisten bewährt?

Ruhe und ein freundlich-bestimmtes Auftreten helfen den Patienten am meisten. Die Angehörigen sollten sich in dieser Situation immer wieder ins Gedächtnis rufen, dass das Verhalten ihres erkrankten Familienmitgliedes keine persönliche Schikane ihnen gegenüber ist.

Auch wenn sich eine beginnende Psychose in zeitlichem Zusammenhang mit einem familiären Streit ereignen sollte, liegt das Hauptproblem in einer Erkrankung des Nervenstoffwechsels und nicht im Familienklima allein oder in der Persönlichkeit der Patienten begründet!

ruhiges und freundlich-bestimmtes Auftreten

Schlussbemerkungen

5.1   Wichtige therapeutische Verbesserungen   – 166

5.2   Bedeutung von Selbsthilfe- und professionellen
       Organisationen   – 167

5.3   Mitwirkungsmöglichkeiten der Erkrankten   – 169

5.4   Weiterführende Literatur und Adressen   – 171

5.1   Wichtige therapeutische Verbesserungen

Was sind die wichtigsten medikamentösen Verbesserungen in den letzten 15 Jahren seit Erscheinen der Erstausgabe dieses Buches?

Als wichtigste Veränderung und Verbesserung hat sich die Einführung der atypischen Antipsychotika seit Anfang der 90er Jahre des letzten Jahrhunderts erwiesen. Früher musste von vielen Patienten das Parkinsonoid (Muskelsteifigkeit) mehr oder weniger schicksalhaft hingenommen werden. Dieses scheinbar unvermeidbare Übel ist mittlerweile zur Ausnahme geworden. Das eckige, eingebundene Gangbild und das salbig glänzende Gesicht müssen heute nicht mehr sein!

Dieser deutliche Fortschritt kann nicht darüber hinwegtäuschen, dass dafür andere Nebenwirkungen, insbesondere das metabolische Syndrom (Veränderung des Zucker- und Fettstoffwechsels mit erheblicher Gewichtszunahme) deutlich zugenommen haben. Deshalb müssen Ernährungsberatungsprogramme in Kombination mit regelmäßiger körperlicher Bewegung zur Selbstverständlichkeit im Rahmen der Langzeitbehandlung werden. Die Forschung nach besseren, weniger mit Nebenwirkungen behafteten Medikamenten muss mit aller Energie weiter vorangetrieben werden!

Oberstes Prinzip jeglicher Behandlung muss deshalb weiterhin das gemeinsame »Herumprobieren« von Patienten und Psychiatern sein, um die am besten wirksame und gleichzeitig am besten verträgliche medikamentöse »Mischung« zu finden. Auch wenn dies oft ein mühsamer Prozess ist, so gibt es keine Alternative zu diesem Vorgehen! Bei der heutigen Auswahl an Psychopharmaka lässt sich mit Sicherheit bei entsprechender Geduld für alle Patienten eine weitgehend optimale Behandlung finden.

Welche verbesserten psychotherapeutischen Maßnahmen stehen heute zur Verfügung?

Der Schwerpunkt der psychotherapeutischen Behandlung bei schizophren erkrankten Patienten liegt nach wie vor auf verhaltenstherapeutischem Gebiet. Durch gezielte Anpassung der Therapiekonzepte an die Bedürfnisse schizophren Erkrankter hat sich eine spezielle Richtung, die bewältigungsorientierte Therapie (Klingberg et al. 2003; Vauth 2006; Roder et al. 2008) entwickelt. Mehr und mehr Psychologen spezialisieren sich auf die Behandlung von schizophren erkrankten Patienten, so dass die Therapiemöglichkeiten in den letzten Jahren deutlich besser geworden sind. Mittlerweile ist es jedem Erkrankten möglich, bei entsprechender Beharrlichkeit einen geeigneten Therapieplatz zu finden. Das kann im Idealfall der behandelnde Psychiater sein, so dass medikamentöse und psychotherapeutische Behandlung in einer Hand liegen. Diese Behandlung kann aber auch an psychologische Psychotherapeuten mit entsprechender Erfahrung hinsichtlich Psychosen delegiert werden, wenn der Psychiater selbst diese Form der Therapie nicht übernehmen kann.

5.2 Bedeutung von Selbsthilfe- und professionellen Organisationen

Welche Rolle spielt die Selbsthilfe-Organisation der Betroffenen?

1992 haben sich die Betroffenen in der Klinik Bedburg-Hau in NRW zum »Bundesverband Psychiatrie-Erfahrener« (BPE) zusammengeschlossen. Die Geschäftsstelle befindet sich in Bonn, die Mitgliederzahl liegt derzeit bei etwa 1000. Diese Selbsthilfe-Organisation ist ein Hoffnungsträger für viele Erkrankte und erfüllt sie mit Stolz und Genugtuung. Zu Recht können sie hoffen, dass von diesem Kreis die Interessen und Bedürfnisse der Betroffenen langfristig sowohl gegenüber den professionellen Helfern als auch den Sozialpolitikern am glaubwürdigsten vertreten werden. Alle professionellen Helfer sind gut beraten, den Kontakt zu dieser Form der Selbsthilfe zu pflegen.

BPE in Bonn

Die Adressen sind im Anhang zu finden.

Welche neuere Entwicklung gibt es bei den Angehörigen-Selbsthilfe-Organisationen?

Die Angehörigen haben sich bereits 1985 zum Bundesverband der »Angehörigen psychisch Kranker e.V.« (ApK) in Bonn zusammengeschlossen. Inzwischen gibt es in allen Bundesländern eigene Landesverbände, die Adressen sind im Anhang des Buches abgedruckt. Die Mitgliederzahl ist mittlerweile auf über 10.000 angestiegen. Mit wachsender Mitgliederzahl werden die Angehörigen und damit auch die von ihnen vertretenen Betroffenen mehr und mehr von der Politik wahrgenommen und bei allen größeren sozialpolitischen Maßnahmen gehört. Betroffene und Angehörige haben Sitz und Stimme in den entsprechenden Fachgremien, so dass deren Stimme auf kommunaler Ebene nicht mehr überhört werden kann. Trotz dieser erfreulichen Entwicklung gibt es noch viel zu verbessern und es liegt an den psychiatrisch Tätigen, die sich ehrenamtlich engagierenden Betroffenen und Angehörigen möglichst tatkräftig zu unterstützen, um ihnen zu helfen, eine einflussreiche Lobby zugunsten der Erkrankten aufzubauen.

ApK in Bonn

Was sind Psychose-Seminare?

Die Psychose-Seminare sind eine trialogisch besetzte Veranstaltung; sie wurden 1989 erstmals von Thomas Bock und Dorothea Buck in Hamburg ins Leben gerufen. **Trialogisch** bedeutet, dass alle drei an der Behandlung beteiligten Parteien (Betroffene, Angehörige und professionelle Helfer) zu einem gleichberechtigten Erfahrungsaustausch zusammenkommen.

Betroffene, Angehörige und Profis

Hierbei sollen weniger die wissenschaftlich abgesicherten und in Studien gewonnenen Erkenntnisse vorgestellt werden, als vielmehr ein praktischer Erfahrungs- und Meinungsaustausch erfolgen, wie alle Beteiligten die therapeutische Alltagsarbeit erleben.

Dieser unvoreingenommene Blick über den »eigenen Tellerrand« erlaubt eine ganz unverkrampfte und unvoreingenommene Wahrnehmung der geheimen Wünsche, Ängste, aber auch Stärken der anderen Beteiligten.

Dies soll zu mehr Verständnis füreinander und zu einem Abbau von Vorurteilen führen.

Derzeit gibt es im deutschen Sprachraum mehr als 170 Psychose-Seminare, die in der Regel 14-tägig stattfinden mit je 20–50 Teilnehmern. Bei Interesse können die Ansprechpartner in allen Psychiatrischen Kliniken oder Sozialpsychiatrischen Diensten erfragt werden.

Was sind Anti-Stigma-Aktionen?

Die Erfahrung der letzten Jahrzehnte hat gezeigt, dass die beste Kooperation zwischen Patienten, Angehörigen und professionellen Helfern wenig bringt, wenn die Erkrankten nicht von der Allgemeinheit akzeptiert und integriert werden. Die Vorurteile, »Berührungsängste« und die Zurückhaltung der Mitbürger stellen die größte Hürde für die problemlose Eingliederung der Erkrankten in den Lebensalltag dar.

Aufklärung der Öffentlichkeit

Deshalb hat sich die Psychiatrie in Zusammenarbeit mit Betroffenen- und Angehörigen-Organisationen zum Ziel gesetzt, die Öffentlichkeit entsprechend aufzuklären.

Durch regelmäßige Kontakte mit der Presse, mit Filmemachern, mit den Kulturverantwortlichen und vor allem mit Politikern wird versucht, den unvoreingenommenen Kontakt mit psychisch Kranken zur Normalität werden zu lassen.

Durch Pressekonferenzen, gemeinsame Kunstausstellungen, Theateraufführungen, Podiumsdiskussionen usw. ist es am besten möglich, den nicht erkrankten Mitbürgern zu zeigen, welche wunderbaren Begabungen, welche faszinierenden Persönlichkeiten und welche liebenswerten Menschen hinter den psychisch Erkrankten stecken.

Auch wenn im Augenblick die Fortschritte erst ganz allmählich zu spüren sind, wird diese Anti-Stigma-Strategie dazu führen, dass in absehbarer Zeit psychisch Kranke genauso akzeptiert und integriert werden wie andere Erkrankte auch.

Welche Ziele verfolgt die Deutsche Gesellschaft für Psychoedukation (DGPE)?

Um die flächendeckende Versorgung mit Psychoedukativen Gruppen zu gewährleisten, haben sich alle auf diesem Gebiet in Deutschland arbeitenden Psychiater und Psychologen bereits 1996 zur »Arbeitsgruppe für Psychoedukation bei schizophrenen Erkrankungen« zusammengeschlossen. Um die zwischenzeitlich erarbeiteten Standards und Erkenntnisse in den

DGPE seit 2005

Routine-Alltag umsetzen zu können, wurde 2005 die »Deutsche Gesellschaft für Psychoedukation« (DGPE) mit Sitz in München gegründet.

Alle psychiatrisch-psychotherapeutisch Tätigen sowie alle Betroffenen und Angehörigen sind eingeladen, sich dieser Organisation anzuschließen.

Dadurch soll es möglich werden, die Behandlungssituation mittelfristig nachhaltig zu verbessern, um allen Betroffenen eine faire Chance zu geben, ihr Leben möglichst selbst bestimmt und selbstbewusst führen zu können.

Unter der Internet-Adresse: www.dgpe.de können weitere Informationen eingeholt werden.

www.dgpe.de

5.3   Mitwirkungsmöglichkeiten der Erkrankten

Welche Rolle spielen Behandlungsvereinbarungen?

Das Modell der Behandlungsvereinbarung wurde in den 90er Jahren in Bielefeld entwickelt (Dietz et al. 1998) und stellt eine hervorragende Möglichkeit dar, für jeden Patienten ein genau auf ihn und seine Bedürfnisse zugeschnittenes Notfallkonzept zu entwickeln. Die Patienten können zusammen mit Angehörigen bzw. Freunden und Ärzten ihres Vertrauens eine schriftliche Vereinbarung abschließen, welche medikamentösen und psychotherapeutisch/psychosozialen Maßnahmen sie sich im Falle einer akuten Wiedererkrankung mit abnehmender Krankheitseinsicht und Behandlungsbereitschaft wünschen. Dieser Akt der Vertrauensbildung trägt dazu bei, dass sich die Betroffenen im Falle einer wieder auftretenden akuten Psychose mit weniger Angst und weniger Vorbehalten einer neuerlichen Behandlung unterziehen.

für die eigenen Bedürfnisse maßgeschneidertes Notfallkonzept

Da dieses Vorgehen relativ aufwändig ist und einer guten Organisation bedarf, wird es noch nicht in allen Kliniken angeboten. Bei Bedarf leisten hierbei Betroffenen- und Angehörigen-Selbsthilfeverbände wertvolle Unterstützung.

Welche verbesserten Mitwirkungsmöglichkeiten haben die Erkrankten selbst?

Um eine Behandlung mit voller Überzeugung durchzuhalten, muss man sich sehr gut über die Erkrankung und die zur Verfügung stehenden Therapiemöglichkeiten informiert haben. Nur wer alle Möglichkeiten optimal kombiniert und nutzt, hat die besten Chancen, ein selbst bestimmtes und von anderen weitgehend unabhängiges Leben zu führen.

Das Image der Erkrankten in der Öffentlichkeit hängt sicher auch davon ab, wie gut sich die Betroffenen in ihrem sozialen Umfeld integrieren. Die beste Anti-Stigma-Arbeit besteht darin, dass sich die Erkrankten so gut behandeln lassen, dass die Umgebung nur wenig von ihrer Erkrankung merkt.

gut behandelte Patienten sind die beste Anti-Stigma-Aktion

Wenn die Erkrankten also selbst die Stigma-Problematik bessern wollen, gibt es eigentlich kein Argument, sich der erforderlichen Behandlung zu entziehen. In gleichem Maße, wie alle Erkrankten einen Anspruch darauf haben, bei schweren und nicht ausreichend zu beeinflussenden Erkrankungen von der Allgemeinheit unterstützt und getragen zu werden, so sehr sollten sie auch darauf achten, alle zur Verfügung stehenden therapeutischen Maßnahmen zu nutzen, um möglichst stabil zu bleiben.

Das Rückgrat dieser Behandlung besteht in der regelmäßigen und ausreichenden antipsychotischen Rückfallschutzbehandlung. Um den Betroffenen und deren Angehörigen sowohl die fachliche als auch die psychotherapeutisch-moralische Unterstützung geben zu können, sollte in absehbarer Zeit eine flächendeckende Versorgung mit Psychoedukativen Gruppen in allen Kliniken und komplementären Einrichtungen (ambulante Behandlungs- und Beratungsstellen) gewährleistet sein.

Muss man die antipsychotische Rückfallschutzbehandlung nach dem ursprünglich vereinbarten Zeitraum immer abbrechen ?

erfolgreiche und gut vertragliche Medikation beibehalten

Nein! Selbstverständlich ist das natürliche Bedürfnis vieler Patienten zu verstehen, die Medikation nach dem ursprünglich vereinbarten Zeitraum auch abzusetzen. Diese Absetzempfehlungen rühren auch noch aus der Zeit vor Einführung der Atypika her. Die drohende Gefahr der Entwicklung von Spätdyskinesien (unwillkürliche Muskelbewegungen, vor allem im Gesichtsbereich) musste stets sehr kritisch bedacht werden, um bei der Vermeidung der möglichen negativen Auswirkungen eines neuen Rückfalls nicht ein noch größeres Handicap in Form von unwillkürlichen Bewegungen in der Gesichts- und Nackenmuskulatur zu riskieren.

Aus heutiger Sicht gibt es aber kaum noch zwingende Gründe, eine erfolgreiche und gut verträgliche antipsychotische Langzeitbehandlung aus prinzipiellen Gründen abzubrechen.

❶ Wer im normalen Lebensalltag gut mithalten und nicht bei jedem unvorhergesehenen Ereignis in eine neuerliche psychotische Krise hineinschlittern will, ist mit der zunächst unbegrenzten Beibehaltung der Rückfallschutzmedikation gut beraten. Diese Entscheidung muss selbstverständlich mit den behandelnden Psychiatern sehr gut abgesprochen werden.

Was sind die unerlässlichen Voraussetzungen für einen positiven Behandlungsverlauf?

Hintergrundwissen, Kooperation zwischen Angehörigen und behandelndem Arzt

Um mit der Krankheit möglichst gut zurechtzukommen, müssen Patienten und Angehörige über die wesentlichen Hintergründe der Krankheit und die erforderlichen Behandlungsmaßnahmen gut Bescheid wissen. Der Patient selbst und seine nächsten Angehörigen zählen zu den wichtigsten Co-Therapeuten des behandelnden Arztes! Wichtig ist der enge Kontakt zum Arzt, mit dem aufkommende Fragen und Probleme besprochen werden können. Er kann vor allem ergänzende psychotherapeutische und psychosoziale

Maßnahmen in die Wege leiten, ohne dadurch die Gefahr einer Überforderung heraufzubeschwören.

> **❶** Wer das Wiedererkrankungsrisiko möglichst gering halten will, muss über einen Zeitraum von mindestens 2 Jahren Antipsychotika in angemessener Dosierung einnehmen.

Dabei sind die unvermeidbaren Nebenwirkungen einer solchen Behandlung stets den negativen Konsequenzen eines Rückfalls gegenüberzustellen.

Die »goldenen Regeln für Patienten«, die in der nachfolgenden Übersicht aufgelistet sind, sollen abschließend noch einmal vor Augen führen, was sich für den langfristigen Gesundungsverlauf als besonders vorteilhaft erwiesen hat.

Einhalten der »goldenen Regeln«

»Goldene Regeln« für Patienten
- Enge Zusammenarbeit mit dem Psychiater und den beteiligten Therapeuten
- Regelmäßige Einnahme der Medikamente
- Rechtzeitig zusätzliche psychotherapeutische und psychosoziale Maßnahmen ergreifen
- Längere Überforderung und Stress vermeiden
- Aufgaben dem jeweiligen Leistungsvermögen anpassen
- Regelmäßige Pausen und Erholungsphasen einlegen
- Zwischenziele setzen!
- Geduld mit sich haben!
- Sich belohnen(!!!) für geleistete Aufgaben
- Guten Kontakt zu den Angehörigen halten
- Gut Bescheid wissen über Medikamente und die Behandlung auftretender Nebenwirkungen
- »Eigener Experte« auf dem Gebiet der psychotischen Erkrankungen werden!

5.4   Weiterführende Literatur und Adressen

Welche weiterführende Literatur und welche Adressen können interessierten Lesern empfohlen werden?

Natürlich können in diesem insgesamt doch knapp gefassten Buch nicht alle Aspekte zum Krankheitsbild der Psychosen aus dem schizophrenen Formenkreis ausführlich dargestellt werden. Deshalb befindet sich im ▸ Kap. 6 (Literatur) eine Liste von Büchern und Manualen, die interessierten Lesern empfohlen werden können. Da es inzwischen unzählige Schriften und Veröffentlichungen zu diesem Thema gibt, die kaum noch zu überblicken sind, kann diese Liste keinen Anspruch auf Vollständigkeit erheben. Zusätzlich sind im ▶ Kap. 7 (Anhang) alle wichtigen Adressen von Selbsthilfeorganisationen und unterstützenden Einrichtungen zusammengestellt.

»Bitte, geben Sie mir Rückmeldung zu diesem Buch«

Ich freue mich stets über Kritik und Anregungen zum vorliegenden Buch. Dieser Ratgeber lebt von der aktiven Mitgestaltung durch seine Leser! Auf die erste Ausgabe dieses Buches habe ich über 300 Zuschriften erhalten, die ich alle sehr sorgfältig durchgelesen habe und die Anregungen daraus wurden in dieser Neuauflage so weit als möglich berücksichtigt. Bitte teilen Sie mir auch künftig mit, was Sie brauchbar finden und was man Ihrer Meinung nach besser machen sollte. Insbesondere interessiert mich, mit welchen Therapieverfahren Sie gute Erfahrungen gemacht haben und was Ihnen weniger geholfen hat und worauf es bei einer erfolgreichen psychiatrisch-psychotherapeutischen Behandlung aus Ihrer Sicht ankommt. Besonders beschäftigt mich immer wieder die Frage, wie wir Menschen mit fehlender Krankheitseinsicht besser helfen könnten, damit sie nicht schutzlos ihrer Krankheit ausgeliefert sind. Für Anregungen, eigene Erfahrungsberichte und weiterführende Ideen hierzu wäre ich Ihnen sehr verbunden!

Ich bedanke mich schon im Voraus für Ihre aktive Unterstützung und wünsche Ihnen und Ihren Angehörigen viel Kraft und Erfolg bei der langfristigen Krankheitsbewältigung.

Ihr Josef Bäuml

Sollten Sie zu diesem Buch Fragen haben und kritische Anregungen, Ergänzungsvorschläge, Verbesserungsideen oder anderweitige Kommentare abgeben wollen, würde sich der Autor sehr über Ihre Zuschrift freuen!

Adresse des Autors
Klinik für Psychiatrie und Psychotherapie der TU München
Klinikum rechts der Isar
Priv.-Doz. Dr. med. Josef Bäuml
Ismaninger Str. 22
81675 München
Fax: 0049-89-4140-4837
E-Mail: J.Baeuml@lrz.tum.de

Literatur

6.1   Psychoedukationsmanuale   – 174

6.2   Literatur für Laien   – 175

6.3   Fachbücher   – 176

6.1   Psychoedukationsmanuale

Psychosen aus dem schizophrenen Formenkreis

Amering M, Sibitz I, Gössler R, Katschnig H (2002) Wissen – Genießen – Besser leben. Ein Seminar für Menschen mit Psychose-Erfahrung. Psychosoziale Arbeitshilfen 20. Psychiatrie, Bonn

Bäuml J, Pitschel-Walz G, Berger H, Gunia H, Heinz A, Juckel G (2005) Arbeitsbuch Psycho-Edukation bei Schizophrenie (APES). Manual für die Gruppenleitung. Schattauer, Stuttgart

Bäuml J, Pitschel-Walz G (2008) Psychoedukative Interventionen bei schizophrenen Erkrankungen. Konsensusbuch. Schattauer, Stuttgart

Behrendt B (2001) Meine persönlichen Warnsignale – ein psychoedukatives Therapieprogramm zur Rezidivprophylaxe bei schizophrener und schizoaffektiver Erkrankung. Manual für Gruppenleiter. dgvt, Tübingen

Behrendt B (2004) Psychoedukative Gruppen für Angehörige schizophren oder schizoaffektiv Erkrankter. Manual für Gruppenleiter. dgvt, Tübingen

Berger H, Friedrich J, Gunia H (2004) Psychoedukative Familienintervention (PEFI) – Manual zu Grundlagen und Praxis. Schattauer, Stuttgart

Brönner M, Betz C, Schröter S, Pitschel-Walz G, Bäuml J (2007) »Wellness«-Therapie bei schizophrenen Psychosen. In: Becker T, Bäuml J, Pitschel-Walz G, Weig W (Hrsg) Rehabilitation bei schizophrenen Erkrankungen. Deutscher Ärzte-Verlag, Köln, S. 250–259

Deger-Erlenmaier H, Heym S, Sellner B (1997) Die Angehörigengruppe – ein Leitfaden für Moderatoren. Psychosoziale Arbeitshilfen 12. Psychiatrie, Bonn

Hahlweg K, Dürr H, Dose M, Müller U (2006) Familienbetreuung schizophrener Patienten. Ein verhaltenstherapeutischer Ansatz zur Rückfallprophylaxe. Hogrefe, Göttingen

Kieserg A, Hornung WP (1996) Psychoedukatives Training für schizophrene Patienten (PTS). dgvt-Verlag, Tübingen

Kissling W, Rummel C, Pitschel-Walz G (2003) Psychoedukation für Patienten mit schizophrenen Psychosen und deren Angehörige – Einführungsmanual für das Behandlungsteam. Pfizer NeuroScience , Eigenverlag

Klingberg S, Schaub A, Conradt B (2003) Rezidivprophylaxe bei schizophrenen Störungen – ein kognitiv-verhaltenstherapeutisches Behandlungsmanual. Beltz, Weinheim

Luderer HJ (1991) Schizophrenie – Leben mit der Krankheit. Ein Leitfaden zur Arbeit mit Patienten und deren Angehörigen (Folienset). Eigenverlag Tropon, Köln

Pfammatter K, Brenner HD (2002) Therapiemanual zur Psychoedukation und Krankheitsbewältigung (PKB). In: Roder V, Zorn P, Andres K, Pfammatter K, Brenner HD (Hrsg) Praxishandbuch zur verhaltenstherapeutischen Behandlung schizophren Erkrankter. Huber, Bern, S 157–214

Wienberg G, Schönemann-Wurmthaler S, Sibum B (2003) Schizophrenie zum Thema machen – Grundlagen und Praxis. Pegasus – Manual und Materialien. Psychiatrie, Bonn

Affektive und andere Erkrankungen

Erfurth A, Dobmeier M, Zechendorff F (2005) Kurzpsychoedukation für bipolare Patienten. Thieme, Stuttgart

Jelley R, Elmer OM (2005). HOPE – Handlungsorientierte Psychoedukation bei bipolaren Störungen. dgvt, Tübingen

Meyer TD, Hautzinger M (2004) Manisch-depressive Störungen. Ein kognitiv-verhaltenstherapeutisches Behandlungsmanual. Beltz, Weinheim

Pitschel-Walz G, Bäuml J, Kissling W (2003) Psychoedukation bei Depressionen. Manual zur Leitung von Patienten- und Angehörigengruppen. Elsevier, Urban & Fischer, München

Pitschel-Walz G (2003) Lebensfreude zurückgewinnen. Ratgeber für Menschen mit Depressionen und deren Angehörige. Mit einem Vorwort von J Bäuml. Elsevier, Urban & Fischer, München

Rentrop M, Reicherzer M, Bäuml J (2007) Psychoedukation bei Borderline-Störung. Manual zur Leitung von Patienten- und Angehörigengruppen. Elsevier, Urban & Fischer, München

Schaub A, Bernhard B, Gauck L (2004) Kognitiv-psychoedukative Therapie bei bipolaren Erkrankungen. Ein Therapiemanual. Hogrefe, Göttingen

Schaub A, Roth E, Goldmann U (2006). Kognitiv-psychoedukative Therapie zur Bewältigung von Depressionen. Ein Therapiemanual. Hogrefe, Göttingen

Wagner P, Bräunig P (2004). Psychoedukation bei bipolaren Störungen. Ein Therapiemanual für Gruppen. Schattauer, Stuttgart

Wilms HU, Bull N, Wittmund B, Angermeyer MC (2005). Hilfen für Partner psychisch kranker Menschen. Ein Gruppenmanual für Angehörige chronisch psychisch kranker Menschen. Psychiatrie, Bonn

6.2   Literatur für Laien

Ratgeber

Arieti S (1997) Schizophrenie, Ursachen, Verlauf, Therapie, Hilfen für Betroffene. 5. Aufl, Piper, München

Bäuml J (1994) Psychosen aus dem schizophrenen Formenkreis – ein Ratgeber für Patienten und Angehörige. Springer, Berlin Heidelberg New York Tokyo

Beitler H (2000) Psychose und Partnerschaft. Psychiatrie, Bonn

Brill KE (1999) Psychisch Kranke im Recht. Ein Wegweiser. 2. Aufl, Psychiatrie, Bonn

Dietz A, Pörksen N, Voelzke W (Hrsg) (1998) Behandlungsvereinbarungen. Vertrauensbildende Maßnahmen in der Akutpsychiatrie. Psychiatrie, Bonn

Finzen A (2000) Schizophrenie. Die Krankheit verstehen. Psychiatrie, Bonn

Finzen A (2001) Schizophrenie. Die Krankheit behandeln. Psychiatrie, Bonn

Häfner H (2000) Das Rätsel Schizophrenie. Eine Krankheit wird entschlüsselt. Beck, München

Hell D, Schüpbach D (2004) Verständnisgrundlagen – Orientierungshilfen für Patienten und Angehörige. 2. neubearbeitete Aufl, Springer, Berlin Heidleberg, New York Tokyo

Kissling W, Pitschel-Walz G (Hrsg) (2003) Mit Schizophrenie leben – Informationen für Patienten und Angehörige. Schattauer, Stuttgart

Knuf A, Gartelmann A (1997) Bevor die Stimmen wieder kommen. Vorsorge und Selbsthilfe bei psychotischen Krisen. Psychiatrie, Bonn

Luderer HJ (1998) Schizophrenie. Mit der Krankheit umgehen lernen.Thieme, Stuttgart

Stark FM, Esterer I, Bremer F (Hrsg) (1997) Wege aus dem Wahnsinn. Therapie bei psychischen Erkrankungen. 2. Aufl, Psychiatrie, Bonn

Stark FM (1998) Psychosen – Psychotische Störungen erkennen, behandeln und bewältigen. Mosaik, München

Erfahrungsberichte von Betroffenen

Bock T, Deranders JE, Esterer I (1996) Stimmenreich. Mitteilungen über den Wahnsinn. 5. Aufl, Psychiatrie, Bonn

Romme M, Escher S (1997) Stimmenhören. Stimmenhören akzeptieren. Psychiatrie, Bonn

Schiller I, Bennet A (1995) Wahnsinn im Kopf. Mein Weg durch die Hölle der Schizophrenie. Lübbe, Bergisch-Gladbach

Stark FM, Bremer F, Esterer I (Hrsg) (2000) Ich bin doch nicht verrückt. Erste Konfrontation mit psychischer Krise und Erkrankung. 2. Aufl, Psychiatrie, Bonn

Bücher zur Angehörigenarbeit

Anstadt S (1992) Alle meine Freunde sind verrückt. Aus dem Leben eines schizophrenen Jungen. Bericht einer Mutter. Piper, München

Beeck K (2004) Netz und Boden – Unterstützung für Kinder psychisch kranker Eltern. Broschüre c/o Katja Beeck, Akazienallee 3a, 14050 Berlin

Bundesverband der Angehörigen psychisch Kranker (Hrsg) (2007) Mit psychisch Kranken leben. Rat und Hilfe für Angehörige. Psychiatrie, Bonn

Dachverband Psychosozialer Hilfsvereienigungnen (Hrsg) (1997) Familien helfen sich selbst. Ein Leitfaden für Angehörige psychisch Kranker. Neuaufl, Bundesverband für Angehörige psychisch Kranker, Bonn

Deger-Erlenmaier H (1994) Wenn nichts mehr ist, wie es war… Angehörige psychisch Kranker bewältigen ihr Leben. 3. Aufl, Psychiatrie, Bonn

Deger-Erlenmaier H, Titze E, Walter KH (Hrsg) (1997) Jetzt will ich's wissen. Rat und Hilfe für Angehörige psychisch Kranker. 2. Aufl, Psychiatrie, Bonn

Dörner K, Egetmeyer A, Koenning K (Hrsg) (1995) Freispruch der Familie. Neuaufl, Psychiatrie, Bonn

Hattebier E (1999) Reifeprüfung. Eine Familie lebt mit psychischer Erkrankung. Psychiatrie, Bonn

Mattejat F, Lisofsky B (2000) Nicht von schlechten Eltern. Kinder psychisch Kranker. 2. Aufl, Psychiatrie, Bonn

6.3   Fachbücher

Alanen YO (2001) Schizophrenie. Entstehung, Erscheinungsformen und die bedürfnisangepaßte Behandlung. Klett-Cotta, Stuttgart

Andreasen NC (2001) Brave new brain. Springer, Berlin Heidelberg New York Tokyo

Angermeyer MC, Bull N, Wilnes HU, Wittmund B (2005) Hilfen für Partner psychisch kranker Menschen. Psychiatrie, Bonn

Arieti S (1985) Schizophrenie. Piper, München

Bäuml J, Pitschel-Walz G, Kissling W (1996) Psychoedukative Gruppen bei schizophrenen Psychosen für Patienten und Angehörige. In: Stark A (Hrsg) Verhaltenstherapeutische Ansätze im Umgang mit schizophrenen Erkrankungen. dgvt, Tübingen, S 217–255

Bäuml J, Pitschel-Walz G, Berger H, Gunia H, Juckel G, Heinz A (2005) Arbeitsbuch Psycho-Edukation bei Schizophrenie. Schattauer, Stuttgart

Becker T, Bäuml J, Pitschel-Walz G, Weig W (2007) Rehabilitation bei schizophrenen Erkrankungen. Deutscher Ärzteverlag, Köln

Behrendt B, Schaub A (2005) Handbuch Psychoedukation und Selbstmanagement. dgvt, Tübingen

Benedetti G (1998) Psychotherapie als existentielle Herausforderung. 2. Aufl, Vandenhoeck & Rupprecht, Göttingen

Bock T (Hrsg) (1997) Lichtjahre – Psychosen ohne Psychiatrie. Krankheitsverständnis und Lebensentwürfe von Menschen mit unbehandelten Psychosen. Psychiatrie, Bonn

Böker H (Hrsg) (2000) Depression, Manie und schizoaffektive Psychosen. Psychodynamische Therapien, einzelfallorientierte Forschung und Psychotherapie. Psychosozial, Gießen

Brill KE, Marschner R (2005) Psychisch Kranke im Recht. Ein Wegweiser. 4., akt. und erw. Aufl, Psychiatrie, Bonn

Dörner K (1984) Freispruch der Familie. Psychiatrie, Weinheim

Dörner K, Plog U, Teller C, Wendt F (2004) Irren ist menschlich. 2. Ausgabe der überarbeiteten und aktualisierten Neuauflage 2002. Psychiatrie, Bonn

Fiedler P, Finzen T, Mundt C (1986) Gruppenarbeit mit Angehörigen schizophrener Patienten. Psychologie, München

Finzen A (2004) Schizophrenie. Die Krankheit verstehen. Psychiatrie, Bonn

Häfner H (2000) Das Rätsel Schizophrenie. Eine Krankheit wird entschlüsselt. Beck, München

Hartwich P, Grube M (2003) Psychosen - Psychotherapie. 2., überarb. und erw. Aufl, Stein-
kopff, Darmstadt

Hell D, Fischer-Gestefeld M (1993) Schizophrenien. Springer, Berlin Heidelberg New York Tokyo

Jürgens A, Marschner R, Kröger D, Winterstein P (2002) Betreuungsrecht kompakt. 5., neubearbeitete Auflage. Beck, München

Katschnig H (1989) Die andere Seite der Schizophrenie – Patienten zu Hause. 3., überarb.
Aufl, Psychologie, München

Kieserg A, Hornung WP (1994) Psychoedukatives Training für schizophrene Patienten. Ein
verhaltenstherapeutisches Behandlungsprogramm zur Rezidivprophylaxe. dgtv, Tübingen

Kipp J, Unger HP, Wehmeier PM (1996) Beziehung und Psychosen. Leitfaden für den verste-
henden Umgang mit depressiven Patienten. Thieme, Stuttgart

Kösters W (1992) Vom Ich zum Wir. Selbsthilfegruppen. Trias, Stuttgart

Krausz M, Naber D (Hrsg) (2000) Integrative Schizophrenietherapie. Behandlungsphiloso-
phie und Interventionen, Karger, Basel

Machleidt W, Haltenhof H, Garlipp P (Hrsg) (1999) Schizophrenie – eine effektive Erkrankung ? Pänomenologie, Psychodynamik und Therapie. Schattauer, Stuttgart

Mentzos S (2000) Psychose und Konflikt. 4. Aufl, Vandenhoeck & Ruprecht, Göttingen

Naber D, Lambert M (2003) Schizophrenie. Thieme, Stuttgart

Roder V, Zorn P, Andres K, Pfammatter M, Brenner HD (2008) Praxisbuch zur verhaltenstherapeutischen Behandlung schizophren Erkrankter. Huber, Bern, Göttingen, Toron-
to, Seattle

Rössler W (2004) Psychiatrische Rehabilitation. Springer, Berlin Heidelberg New York Tokyo

Scharfetter C (1999) Schizophrene Menschen. Mit einem Geleitwort von Manfred Bleuler. 5.
Aufl, Psychologie Union, Weinheim

Schiller L (1995) Wahnsinn im Kopf. Bastei Lübbe, Bergisch-Gladbach

Schmauß M (2006) Schizophrenie – Pathogenese, Diagnostik und Therapie. UNI-MED-Ver-
lag, Bremen

Zöllner HM (1997) Psychiatrie in Lebens- und Leidensgeschichte. Thieme, Stuttgart

Anhang

A1   Adressen von Angehörigengruppen in den
      deutschen Bundesländern sowie in Österreich
      und der Schweiz   – 180

A2   Internetadressen von Selbsthilfeorganisationen   – 184

A3   Selbsthilfeorganisationen der Betroffenen   – 186

A4   Organisationen, die sich für die Belange psychisch
      Kranker einsetzen   – 187

A1 Adressen von Angehörigengruppen in den deutschen Bundesländern sowie in Österreich und der Schweiz

Bundesverband der Angehörigen psychisch Kranker (ApK)

53119 Bonn, Oppelner Str. 130,
Tel.: 0228-632646 (beraten und unterstützen beim Aufbau neuer Angehörigengruppen. Herausgabe der »Psychosozialen Umschau«, einer vierteljährlich erscheinenden Zeitschrift mit Informationen über Anliegen und Entwicklungen der Gemeindepsychiatrie).
Die BApK bietet telefonische Selbsthilfeberatung zu folgenden Zeiten an:
montags, dienstags und donnerstags von 15.00–19.00 Uhr;
Tel.: 0180-5950951 (30ct/min) oder 0228-632646
E-Mail: beratung.bapk@psychiatrie.de

Baden-Württemberg

Landesverband der Angehörigen psychisch Kranker e. V.:
Geschäftsstelle
Hebelstr. 7
76448 Durmersheim
Tel.: 07245-916615
Fax: 07245-916647
E-Mail: lvbwapk@t-online.de
Hompage: www.lvbwapk.de

Bayern

Landesverband der Angehörigen psychisch Kranker e. V.:
Geschäftsstelle
Pappenheimstr. 7
80335 München
Sprechstunden:
Montag, Dienstag und Donnerstag 10.00–13.00 Uhr
Mittwoch 14.00–18.00 Uhr
Tel: 089-51086325
Fax: 089-51086328
e-Mail: lvbayern_apk@t-online.de
Homepage: www.lvbayern-apk.de

Berlin

Landesverband der Angehörigen psychisch Kranker e. V.:
Geschäftsstelle
Mannheimer Str. 32
10713 Berlin
Sprechstunden:
Montag bis Donnerstag 14.00–18.00 Uhr
Tel.: 030-86395701
Fax: 030-86395702
E-Mail: info@ang-psych-kr.de
Homepage: www.ange-psych-kr.de

Brandenburg

Angehörigengruppe am Sozialpsychiatrischen Dienst e. V.:
c/o Klaus Meynersen
Pestalozzistr. 153
14612 Falkensee
Tel. und Fax: 03322-235412
E-Mail: meynersen@psychiatrie-selbsthilfe-brandenburg.de
Homepage: www.psychiatrie-selbsthilfe-brandenburg.de

Hamburg

Landesverband der Angehörigen psychisch Kranker e. V.:
Geschäftsstelle
Postfach 710121
22161 Hamburg
Sprechstunde:
Mittwoch 10.00–12.00 Uhr
Tel.: 040-65055493 (AB)

Hessen

Landesverband der Angehörigen psychisch Kranker e. V.:
Geschäftsstelle
Ludwigstr. 32
63067 Offenbach
Sprechstunden:
Montag bis Donnerstag 9.00–16.00 Uhr
Freitag 9.00–13.00 Uhr
Tel.: 069-811255
Fax: 069-811253

Mecklenburg-Vorpommern

Landesverband der Angehörigen psychisch Kranker e. V.:
Geschäftsstelle
Henrik-Ibsen-Str. 20
15106 Rostock (Evershagen)
Sprechstunden:
Montag bis Freitag 10.00–16.00 Uhr (AB)
Tel. und Fax: 0381-722025
E-Mail: vorstand@lichtblick-newsletter.de
Homepage: www. lichtblick-newsletter.de

Niedersachsen u. Bremen

Angehörigengruppe der Angehörigen psychisch Kranker (AANB):
Geschäftsstelle
Wedekindplatz 3
30161 Hannover
Sprechstunden:
Montag bis Freitag 10.00–13.00 Uhr
Tel.: 0511-622676
Fax: 0511-622677
E-Mail: info@aanb.de
Homepage: www.aanb.de

Nordrhein-Westfalen

Landesverband der Angehörigen psychisch Kranker e. V.:
Geschäftsstelle
Graelstr. 35
48153 Münster
Sprechstunden:
Mittwoch 9.30–11.30
Tel.: 0251-5209522
Fax: 0251-5209523
E-Mail: angehoerige-lv-nrw@t-online.de
Homepage: www.lv-nrw-apk.de

Rheinland-Pfalz

Landesarbeitsgemeinschaft Angehöriger psychisch Kranker e. V.:
c/o Monika Zindorf
Postfach 3001
55020 Mainz
Sprechstunden:
Montag bis Mittwoch und Freitag 10.00–16.00 Uhr
Tel.: 06131-53972 (AB)

Fax: 06131-557128
E-Mail: H.-W.Zindorf@t-online.de

Saarland

Landesverband der Angehörigen psychisch Kranker e. V.:
c/o Irma Klein
Königsberger Str. 42
66121 Saarbrücken
Sprechstunden:
Montag bis Freitag 8.00–18.00 Uhr
Tel. und Fax: 0681-831682

Sachsen

Landesverband der Angehörigen psychisch Kranker e. V.:
Geschäftsstelle
Lützner Str. 75
04177 Leipzig
Sprechstunden:
Dienstag 15.00–18.00 Uhr
Tel.: 0341-9128317
Fax: 0341-4785898
E-Mail: WEGE-Leipzi@t-online.de
Homepage: www.lvapk-sachsen.de

Sachsen-Anhalt

Landesverband der Angehörigen psychisch Kranker e. V.:
Geschäftsstelle
Taubenstr. 4
06110 Halle
Sprechstunden:
Dienstag 14.00–18.00 Uhr
Donnerstag 10.00–12.00 Uhr
Tel. und Fax: 0345-6867360
E-Mail: apk-lv@freenet.de

Schleswig-Holstein

Landesverband der Angehörigen und Freunde psychisch Kranker e. V.:
c/o Ernst Maß
Volkerstr. 14
23562 Lübeck
Tel.: 0451-4988929
Fax: 0451-4994336

7

Thüringen

**Landesverband der Angehörigen psychisch
Kranker e. V.:**
Geschäftsstelle
Bahnhofstr. 1a
07641 Stadtroda
Sprechstunden:
Montag bis Donnerstag 8.00–15.00 Uhr
Tel. und Fax: 036428-56218
E-Mail: irenenorberger@arcormail.de

Österreich

**HPE – Hilfe für Angehörige psychisch Erkrankter
e. V.:**
Bernardgasse 36/4/14
A-1070 Wien
Sprechstunden:
Montag, Mittwoch und Donnerstag 9.00–15.00
Uhr
Tel.: 01-5264202 und 5267854
Fax: 01-5264200

HPE – Oberösterreich
Volksfeldstr. 17
A-4020 Linz
Sprechstunden:
Montag 11.00–14.00 Uhr
Donnerstag 17.00–19.00 Uhr

HPE – Steiermark
Hans-Sachs-Gasse 1 (Hof)
A- 8010 Graz
Sprechstunden:
Dienstag 15.00–17.00 Uhr
Donnerstag 9.00–11.00 Uhr

HPE – Tirol
Zentrum-Innsbruck der Gesellschaft für
psychische Gesundheit
Karl-Schönherr-Str. 3
A-6020 Innsbruck
Sprechstunden:
Donnerstag 14.00–16.00 Uhr
Tel.: 0512-589051

AHA – Angehörige helfen Angehörigen
Gabelsbergerstr. 149
A-5020 Salzburg
Sprechstunden:
Dienstag 13.00–18.00 Uhr
Donnerstag 9.30–11.30 Uhr
Tel.: 0662-876534

Schweiz

Schweizerischer Dachverband
Geschäftsstelle
Langstr. 149
CH-8004 Zürich
Tel. und Fax: 01-2403877
E-Mail: vask@bluwin.ch
URL: www.vask.ch

**VASK – Vereinigung der Angehörigen von
Schizophrenie-Kranken e. V.:**
VASK Aargau
Postfach 1045
CH-5610 Wohlen 1

VASK Bern
Postfach 8704
CH-3001 Bern
Tel.: 031-3116408

VASK Glarus
Postfach 864
CH-8750 Glarus

VASK Graubünden
Postfach
CH-7208 Malans
Tel.: 081-3537101

VASK Luzern
Postfach 128
CH-6210 Sursee
E-Mail: vaskluzern@hotmail.com

VASK Ostschweiz
Postfach 1530
CH-9102 Herisau
Tel.-Nr. erfagen bei Tel. 143 oder
Tel.: 071-2231413

VASK Zürich
Postfach 6161
CH-8023 Zürich
Tel.: 01-404868

VASK-AFS Ticino
casella postale 1302
CH-6616 Losone

Assoc. Le Relais Genf
Rue de Savoises 11-15
CH-1205 Genève
Tel.: 0878801001

Europäische Initiativen

European Union of Family Organization (EUFAMI)

Deutsche Sektion
c/o Annegret Eck
Uerdinger Str. 26
40474 Düsseldorf
Tel.: 0211-452507
Fax: 0211-452207

A2   Internetadressen von Selbsthilfeorganisationen

http://www.psychiatrie.de

Gemeinsame Internetseite des Bundesverbandes der Angehörigen psychisch Kranker e. V. (BApK), des Bundesverbandes der Psychiatrie-Erfahrenen e. V., des Dachverbandes Psychosozialer Hilfsvereine, der Deutschen Gesellschaft für Soziale Psychiatrie und des Psychiatrie-Verlags

http://www.psychiatrie-aktuell.de

Informationsmaterial mit Unterstützung vom Berufsverband der Nervenärzte (BVDN); Bundesverband der Angehörigen psychisch Kranker (BApK), Janssen-Gilag GmbH (Neuss), Medcon Health Content AG (Köln); Rechtsanwaltskanzlei Sträter (Bonn), Schattauer Verlag (Stuttgart), Urban & Fischer Verlag (München) – Stand: März 2002

http://www.forumseele.de

Internetseite des »Forum für seelische Gesundheit« in Mainz, einem gemeinnützigen Verein, dem Ärzte, Wissenschaftler, Journalisten und karitativ engagierte Unternehmer angehören. Der Verein hat sich zum Ziel gesetzt, auf die Situation psychisch Kranker aufmerksam zu machen und ihre Integration zu fördern

http://www.kompetenznetz-depression.de

Internetseite vom »Kompetenznetz Depression«, einem Zusammenschluss von verschiedenen Projekten, die vom Bundesministerium für Bildung und Forschung (BMBF) gefördert werden

http://www.buendnis-depression.de

Internetseite des »Nürnberger Bündnis gegen Depression«, einem Teilprojekt des »Kompetenznetz Depression« mit allgemeinen Informationen zum Thema Depression und vielen Hinweisen und Links zu örtlichen Einrichtungen

http://www.verein-horizonte.de

Internetseite vom Horizonte e. V. – Verein zur Förderung affektiv Erkrankter, einem Zusammenschluss von Betroffenen und Professionellen, die sich für die Betreuung und Wiedereingliederung von depressiv und manisch Erkrankten sowie Öffentlichkeitsarbeit einsetzen

http://www.dgbs.de

Internetseite der Deutschen Gesellschaft für bipolare Störungen e. V., einer Fachgesellschaft zur Förderung von Forschung, Öffentlichkeitsarbeit und Zusammenarbeit mit Patienten, die von bipolaren Störungen betroffen sind

http://www.depressionen.ch

Internetseite von »Equilibrium«, einem Schweizer Verein zur Bewältigung von Depressionen, der eine Selbsthilfeorganisation von Betroffenen und Angehörigen ist und von einem Fachbeirat, dem Psychiater und Psychologen angehören, unterstützt wird

http://www.nakos.de

Internetseite der Nationalen Kontakt- und Informationsstelle zur Anregung von Selbsthilfegruppen der Deutschen Arbeitsgemeinschaft der Selbsthilfegruppen e. V. (DAG SHG e. V) in Kooperation mit ZDF online, der Internetseite des Zweiten Deutschen Fernsehens, Bereich Medizin & Gesundheit

http://www.bpe.berlinet.de

Internetseite mit Informationen des Bundesverbandes der Psychiatrie-Erfahrenen e. V.

http://www.bapk.de

Internetseite der Familien-Selbsthilfe Psychiatrie, dem Bundesverband der Angehörigen psychisch Kranker e. V.

http://www.eufami.org

Internetseite der EUFAMI (European Federation of Family Associations of People with Mental Illness), mit Informationen, Umfragen und Chatroom für Betroffene und Angehörige

http://www.gamian-europe.com

Internetseite der GAMIAN (Global Alliance of
Mental Illness Advocacy Networks); europäische Initiative zur Förderung einer Antistig-
matisierungskampagne gegen affektive Erkrankungen, an der zurzeit 25 europäische Länder
beteiligt sind

http://www.wfsad.de

Internetseite der WFSAD (World Fellowship
for Schizophrenia and Allied Disorders); welt-
weite international gemeinnützige Organisation zur Verbesserung der Situation von Menschen mit Schizophrenie oder anderen psychischen Erkrankungen und ihrer Familien.
Der WFSAD gehören nationale Organisationen aus 22 Ländern als Mitglied an sowie
über 50 kleinere Gruppen als assoziierte Mitglieder.

Über die angegebene Internetseite können
auch weitere hilfreiche Seiten (z. B. private
Seiten, Seiten regionaler Selbsthilfegruppen,
Gesundheits- und Beratungsdienste), Litera-
turhinweise oder Adressen gefunden werden

http://www.psychoedukation.net

Internetseite für Betroffene, angehörige und
Fachleute; wird von Fa. Janssen unterstützt

A3   Selbsthilfeorganisationen der Betroffenen

Landesarbeitsgemeinschaft Baden-Württemberg im Bundesverband Psychiatrie-Erfahrener e. V.
c/o Ursula Ziegler
Ginsterweg 7
74348 Lauffen
Tel.: 07133-139762
Fax: 07133-139763

Bayerischer Landesverband Psychiatrie-Erfahrener e. V.
c/o Sonja Wietzler-Winkler
Thalkirchnerstr. 10
80337 München
Tel. und Fax: 089-26023025
E-Mail: BayPli@gmx.de

Landesverband Psychiatrie-Erfahrener in Hamburg e. V.
c/o Wolfgang Heuer
Stell. Steindamm 39 B
22527 Hamburg
Tel.: 040-540 62 28

Landesverband Psychiatrie-Erfahrener Mecklenburg-Vorpommern e. V.
c/o Wolfgang Mundt
Schiffbauerring 20
18109 Rostock
Tel.: 0381-7680214

Landesarbeitsgemeinschaft Psychiatrie-Erfahrener Niedersachsen (LPNE) e. V.
Geschäftsstelle
Carin Möllenberg
Berliner Str. 15
30457 Hannover
Tel.: 0511-432921

LAG NRW
c/o die Entfesselten
Kopernikusstr. 53
40225 Düsseldorf
Tel. und Fax: 0221-315394
E-Mail: Matthias.Seibt@ruhr-uni-bochum.de

Landesverband Psychiatrie-Erfahrener Rheinland-Pfalz e. V.
c/o Eckhard Bauer
Schlesierstr. 46b
65582 Diez
Tel. 06432-3149

Landesverband Psychiatrie-Erfahrener Saar e. V.
LVPE Saar e. V.
Bismarckstr. 106a
66121 Saarbrücken
Tel. und Fax: 0681-9067769

Landesarbeitsgemeinschaft Psychiatrie-Erfahrener Sachsen
c/o KISS Dresden
Ehrlichstr. 3
01067 Dresden
Tel.: 0351-4826353

Landesverband Psychiatrie-Erfahrener Schleswig Holstein
c/o Dagmanr Barteld-Paczkowski
Kaiserstr. 49
22524 Itzehoe
Tel. und Fax: 04821-952739

Landesverband Psychiatrie-Erfahrener Thüringen
c/o Christine Theml
Dornburger Str. 59
07743 Jena
Tel.: 03641-444486

A4 Organisationen, die sich für die Belange psychisch Kranker einsetzen

NAKOS – Nationale Kontakt- und Informationsstelle zur Anregung und Unterstützung von Selbsthilfegruppen der Deutschen Arbeitsgemeinschaft Selbsthilfegruppen e. V.
Wilmersdorferstr. 39
10627 Berlin
Sprechstunden:
Dienstag, Mittwoch und Freitag 9.00-13.00 Uhr
Donnerstag 13.00-17.00 Uhr
Tel.: 030-31018960
Fax: 030-31018970
E-Mail: selbsthilfe@nakos.de
Homepage: www.nakos.de

Deutsche Arbeitsgemeinschaft Selbsthilfegruppen e. V.
DAG SHG e. V.
Friedrichstr. 28
35392 Gießen
Tel.: 0641-9945612
Homepage: www.dag-selbsthilfegruppen.de

Deutsche Gesellschaft für Bipolare Störungen e. V.
Geschäftsstelle
Querheide 1
21149 Hamburg
Tel.: 040-85408883
Fax: 040-85408884
E-Mail: DGBS.eV@t-online.de
Homepage: www.dgbs.de

Horizonte e. V. – Verein zur Förderung affektiv Erkrankter
c/o Bezirkskrankenhaus Haar
Ansprechpartner:
Herr Dr. Dr. A. Hütz
Postfach 1111
85529 Haar
Tel.: 0700-55228822
Beratungshotline fürBetroffene:
Dienstag und Donnerstag 18.00-20.00 Uhr
E-Mail: webmaster@verein-horizonte.de
Homepage: www.verein-horizonte.de

Forum für seelische Gesundheit
Psychiatrische Klinik der Universität Mainz
Untere Zahlbacher Str. 8
55131 Mainz
Tel.: 06131-280751
Fax: 06131-280753

Bayerische Anti Stigma Aktion (BASTA)
Gegen Diskriminierung psychisch Kranker
Kontaktadresse: BASTA
Herr Dr. Roland Beitinger
Möhlstr. 26
81675 München
Tel.: 089-4140-6674
Fax: 089-4140-4898
E-Mail: roland.beitinger@lrz.tum.de
Homepage: www.openthedoors.de

Deutsche Gesellschaft für Psychoedukation (DGPE) e.V.
Ismaninger Str. 22
81675 München
Tel.: 089-4140-4206
www.dgpe.de

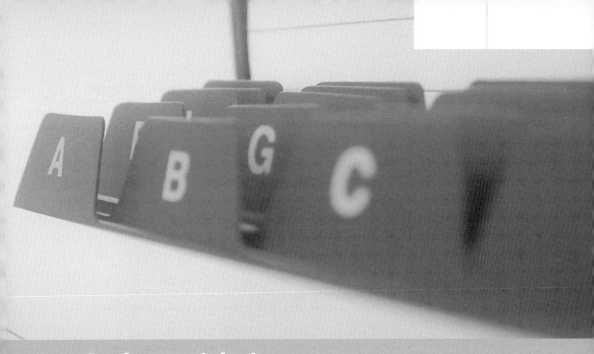

Sachverzeichnis

A

Ablenkungsversuche 49
Absetzen, vorzeitig 96
absolute Wahngewissheit 3
Adressen 171
affektaktualisierende Therapien 133
affektive Erkrankungen 174
Akathisie 105
Akkomodationsstörungen 107
Aktivitätenaufbau 137
Alkohol 122
Allergien 113
Amisulprid (Solian) 83
amphetaminhaltige Substanzen 122
Angehörige 38, 59, 149, 161,152
Angehörige psychisch Kranker e.V. 167
Angehörigenarbeit 62, 137, 176
Angehörigengruppen 153
– deutscher Bundesländer 180
– EUFAMI 183
– Österreich 182
– Schweiz 182
Angehörigen-Selbsthilfe-Organisati-
  onen 167
Angemutetsein, bedeutungsvoll 45
Anspannung 14
Antidepressiva 66, 68, 71
Antiparkinsonmittel 71
Antipsychotika 37, 38, 64, 71, 72, 94
– atypische 66, 75, 78
– Dosierung 86
– hochpotent 102
– mittel- und niedrigpotent 102
– typische 66, 75, 76, 146
Anti-Stigma-Arbeit 4, 168, 169
Anxiolytika (Angstlöser) 67, 68
apparative Untersuchungsmethoden
  25
apriorische Gewissheit 15
Arbeit 145
Arbeitstherapie 141, 142
Aripiprazol (Abilify) 85
Asenapin 86
Atypika 77, 78, 146
– mit eher hochpotenter Wirkung 80
– mit eher niederpotenter Wirkung 80
Aufklärungsarbeit 62, 135, 153
ausbleibender Therapieerfolg 91
autogenes Training 139

B

Bayerische Anti Stigma Aktion (BASTA)
  187
Beendigung der Langzeitbehandlung
  98

Behandlungsvereinbarungen 169
Behandlungsvertrag 155
Berufstätigkeit 150
Betreuer 158
Beurteilungsinstrumente, standardi-
  siert 24
Bewältigungsmechanismen 56
bewältigungsorientierte Therapie 166
Bewältigungsversuche 49
Bezug zur Lebensgeschichte 45, 47
blande Psychose 22
Blutbildveränderungen 115

C

Cannabis 50, 122
CCT (craniales Computertomogramm)
  26
Chromosomenuntersuchungen 26
Clozapin (Leponex) 79, 82
COGPACK 138
Compliance 62
Coping 36, 37
»Co-Therapeuten«-Funktion der Ange-
  hörigen 152

D

D_2-Rezeptoren 73
Denkstörungen 2, 14
Depotmedikation 92, 93, 94
depressive Verstimmungen 119
Deutsche Gesellschaft für Psychoeduka-
  tion (DGPE) 168, 187
Diagnosestellung 23
Dopamin 41, 74
doppelte Buchführung 16
Dosierungsbereich 80
Drogen 122, 123

E

EEG (Elektroenzephalogramm) 26
EE-Konzept 57
eineiige Zwillinge 50
Einsichtsfähigkeit 2
Einwilligungsfähigkeit des Patienten
  155
eiserne Ration 161
Elektrokrampfbehandlung (EKT) 92,
  126
Eltern-Kind-Beziehung 53, 54
emotionale Entlastung 136
Energieeinbuße 18
Entbindung 35
Entspannungsverfahren 131, 139
erbliche Faktoren 50

Erfahrungsaustausch 63
Erfahrungsberichte von Betroffenen
  175
Ergotherapie 141, 142
Erhaltungsdosis 90
Erregung 14
Erschöpfungszustand 145
Exstasy 122

F

Fachbücher 176
»Fachchinesisch« 134
Fahrtüchtigkeit 122
Familientherapie 59, 131, 139
Fehldiagnosen 5
fehlende Wirksamkeit 89
Feindseligkeit 58
Fieberanstieg 117
fieberhafte Katatonie 117
Filterfunktion 44
Finanzen 145
Flüssigkeitsdefizit 109
Freizeitbeschäftigung 143, 145
Fremdbeeinflussung 15
Frühdyskinesien 102, 104
frühkindliche Entwicklung 35, 53
Frühwarnsymptome/Frühwarnzeichen
  9, 11, 10, 56, 96, 160–162
Frühwarnzeichentraining 137
Fühlen 2
Führen von Kraftfahrzeugen 124, 159

G

Galaktorrhö 112
Gedankendrängen 14
Gedankenverarmung 16
Geldausgaben, unüberlegt 159
gelockerte Assoziationen 14
genetische Forschung 52
Gesamtbehandlungsplan 99
gesetzliche Betreuung 158
Gespräche mit dem Pflegepersonal
  132
Gesprächs-Psychotherapie 62
Gewichtszunahme 110
Glaukomanfall 109
»Goldene Regeln« 171
Gruppen für Angehörige 154

H

Halluzinationen 15
– akustische 15
– körperliche 15
– optische 15

Handeln 2
Harnverhaltung 109
Haschisch 122
HEE-Konzept 58, 59
Heilungsaussichten 7
Herz, Reizleitung 116
Honey-moon-Effekt 97
Hypnotika 67

I

Ich-Störungen 15
individuelle Dosis 87
Informationssturm 46
innere Fehlschaltungen 48
Internetadressen
– bapk 184
– buendnis-depression 184
– dgpe 168, 187
– eufami 184
– psychiatrie 184
– psychiatrie-aktuell 184
– verein-horizonte 184
Intervallbehandlung 99
IPT (Integriertes psychologisches Therapieprogramm) 139

K

katatone Schizophrenie 21, 117, 127
Kinderwunsch 120
kognitives Training 138
kognitiv-verhaltenstherapeutischer
   Behandlungsplan 137
Kokain 122
Kombinationsbehandlung 90
Kommunikationstraining 137
körperliche Betätigung 150
körperliche Faktoren 50
Krampfanfälle 117
Krankheitseinsicht 12
Krankheitseinsicht, fehlend 172
Krankheitsgefühl 13, 163
Krankheitskonzeptbildung 131
Krankheitsverlauf 60
krankschreiben lassen 161
Krisenplan 160
Kritik 58
kritischer Grenzwert 33
Kunsttherapie 142
Kür-Programm 135
Kurzzeitdepot 93

L

Laborbestimmungen 25
Langzeittherapie 96, 98

lebensgeschichtlich bedingte Konflikte
   130
Leberwerte 112
Life-events 36
Liquordiagnostik 26
Literatur für Laien 175
Lithium 70
Lobbyfunktion für die Patienten 154
LSD 122

M

mad oder *bad* 18
malignes neuroleptisches Syndrom
   103, 117, 118, 127
Marihuana 122
Medien, Berichterstattung 31
medikamentöse Langzeitbehandlung
   60
Medikation 36
Menstruationsstörungen 112
mesofrontale Region 41, 72
mesolimbische Hirnregionen 41
mesolimbisches System 72
metabolisches Syndrom 80, 81, 111
Milchfluss 112
Milieutherapie 141, 142
Minussymptomatik 16, 18, 19, 119
Mitwirkungsmöglichkeiten der Erkrank-
   ten 169
molekulargenetische Forschungen 128
Moodstabilizer 69, 71, 91, 147
Müdigkeit 107
multifaktorielles Bedienungsgefüge 30
Mundtrockenheit 106
Musik- und Tanztherapie 142
Mut und Hoffnung 136

N

Nachtklinik 145
Nebenwirkungen 79, 80
– extrapyramidalmotorische 101, 102,
   103
– psychovegetative 101, 103, 106
– sonstige 101, 110
nebenwirkungsorientierte Behandlung
   88
Negativsymptomatik 16
Neologismen 14
Nervenumschaltstellen 41
»Nestwärme« 55
Neuroleptika 71
neuroleptische Schwelle 75
Neurotransmitter 41
Niedergeschlagenheit 120
nigrostriatales System 43, 72

NMR (Nuklear-Magnet-Resonanz-Untersuchung) 27

O

Obstipation (Darmträgheit) 108
Ödeme 113
Olanzapin (Zyprexa) 83
Östrogen-Vorteil 9

P

Paliperidon (Invega) 85
Parkinsonoid 104
PET (Positronen-Emissions-Tomo-
   gramm) 27
Persönlichkeitsveränderungen 125
Pflicht-Programm 135
pharmakogene Depression 119
Plussymptomatik 13, 18, 19
positiver Behandlungsverlauf 170
positiver Knick 9
postpsychotische Depression 17, 19,
   145
postremissives Erschöpfungssyndrom
   17, 145
Prodomalsyndrome 10
Progressive Muskelrelaxation nach
   Jacobson 139
Prolaktin 112
Psychiatrie-Erfahrene 167
psychoanalytische Behandlung 140
Psychoedukation 38, 62, 134, 135
Psychoedukationsmanuale 174
Psychoedukative Gruppen 63
Psychoedukative Verfahren 130
Psychohygiene 154
Psychopharmaka 63
Psychosen aus dem schizophrenen
   Formenkreis 6
psychosefähig 39
Psychosen 2
– drogeninduzierte 23
– endogene 7
– exogene 7
– Häufigkeit 40
– hebephrene 20
– paranoid-halluzinatorische 20
– schizophrene 20
– Ursachen 30
– verworrene 109
Psychose-Seminare 145, 167
psychosoziale Hilfen 38
psychosoziale Maßnahmen 36–38,
   62, 143
Psychotherapie 36–38, 130

psychotische Erlebnisinhalte 40
psychotische Krise 170

Q

QT$_c$-Zeit 115
Quetiapin (Seroquel) 84
Quick-Metabolizer 87

R

Ratgeber 175
Reaktionsgeschwindigkeit 108
Rebound-Psychose 99
regelmäßige Untersuchungen 118, 119
Rehabilitation 62, 143, 144
Reizüberflutung 42, 44, 45
Residualzustand 8
Risikogene 52
Risperidone (Risperdal) 83
Rollenspiele 137
Rückfallgefahr 95, 97, 133
Rückfallschutzbehandlung 62, 95, 170
Rückzugsmöglichkeiten 132
Rückzugsverhalten 18

S

Sauerstoffmangel bei Geburt 52
Schamgefühle 154
schizoaffektive Psychosen 22
schizophrene Psychosen, Unterformen
   20
schizophrenes Residuum 21
Schizophrenie
– katatone 21
– undifferenzierte 21
»schizophrenogene« Mutter 53
Schwangerschaft 120, 121
Schwindelgefühle 107
Selbst- und/oder Fremdgefährdung
   156
Selbstbehandlung 50
Selbsthilfe-Organisationen 167
Selbsthilfeorganisationen der Betrof-
   fenen 186
Selbstmordgedanken 70, 151
Selbstsicherheitstraining 137
Selbstzeugnisse 24
Sensibilisierung der Haut 110
Sertindol (Serdolect) 86
Sexualität, nachlassend 111
Sinnfindung 136
Sitz- und Bewegungsunruhe 105
Slow-virus-Infektion 31
somatische Faktoren 52
soziale Integration 145

sozialpsychiatrisch orientierte Therapie
   144
Sozialpsychiatrische Dienste 143, 145
Spätdyskinesien 97, 105
Speichelfluss 106
Stationspersonal 132
»Stimmenhörer« 28
Stimmungsstabilisierer 67
Störung der Informationsverarbeitung
   44
Straftaten 6
Stress 34, 36, 57
stützende Psychotherapie 131
Suchtmittel 23
Synapsen 40, 43, 74
synaptischer Spalt 40, 41

T

Tagesklinik 145
therapeutische Verbesserungen 126,
   166
therapeutischer Schlafentzug 148
Therapiebausteine 63
tiefenpsychologische Verfahren 62,
   131
Tranquilizer 71
Transkranielle Magnetstimulation (TMS)
   127
Trauerarbeit 136
Trialogische Gruppen 167
Trugwahrnehmungen 47, 48
tuberoinfundibuläres System 72
Typika 76, 78

U

Überforderung 57, 171
Überfürsorglichkeit 58
Überleitungszeit im Herzen 84
undifferenzierte Schizophrenie 21
Unterbringung 156
Untersuchung, körperlich 5, 24

V

Veränderungen des Blutbildes 114
Vergiftungsangste 31
Verhaltenstherapie 62, 131, 136
Verlauf der Erkrankung 8
Verwirrtheitszustände 109
Vorpostensyndrome 10
Vorsorgeuntersuchungen 53
Vorurteile 4
Vulnerabilitäts-Stress-Modell 33, 34,
   39, 130

W

Wahnstimmung 14
weiterführende Literatur 171
Wiedererkrankungsrisiko 171
Willensstärke 28
Wirklichkeit
– allgemeine 2
– private 2
Wirkungsdauer 92
Wohnen 145
Wollen 2

Z

Zerfahrenheit 14
Ziprasidone (Zeldox) 84
Zwangseinweisung 156, 157
zweieiige Zwillinge 40, 50